给老爸老妈的健康红宝书

JIACANGTIANXIA

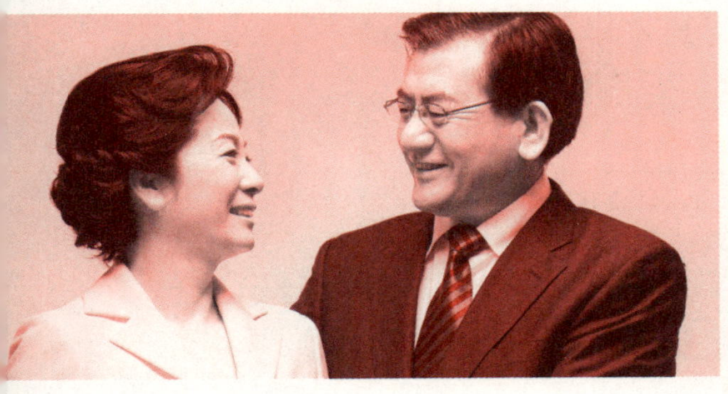

GEILAOBALAOMADEJIANKANGHONGBAOSHU

哈尔滨出版社

图书在版编目(CIP)数据

给老爸老妈的健康红宝书 / 崔钟雷主编.—哈尔滨：哈尔滨出版社，2010.8
（家藏天下）
ISBN 978-7-5484-0129-2

Ⅰ. ①给… Ⅱ. ①崔… Ⅲ. ①老年人－保健－基本知识 Ⅳ. ①R161.7

中国版本图书馆 CIP 数据核字（2010）第 078550 号

书　　名：给老爸老妈的健康红宝书

主　　编：崔钟雷
副 主 编：王丽萍　范秀楠　冯　雪
责任编辑：韩伟锋　李金秋
责任审校：陈大霞
装帧设计：稻草人工作室

出版发行：哈尔滨出版社（Harbin Publishing House）
社　　址：哈尔滨市香坊区泰山路 82-9 号　**邮编：**150090
经　　销：全国新华书店
印　　刷：北京朝阳新艺印刷有限公司
网　　址：www.hrbcbs.com　www.mifengniao.com
E-mail：hrbcbs@yeah.net
编辑版权热线：（0451）87900272　87900273
邮购热线：（0451）87900345　87900299　87900220（传真）　或登录**蜜蜂鸟**网站购买
销售热线：（0451）87900201　87900202　87900203

开　　本：889×1194　1/16　**印张：**13.5　**字数：**170 千字
版　　次：2010 年 8 月第 1 版
印　　次：2010 年 8 月第 1 次印刷
书　　号：ISBN 978-7-5484-0129-2
定　　价：19.90 元

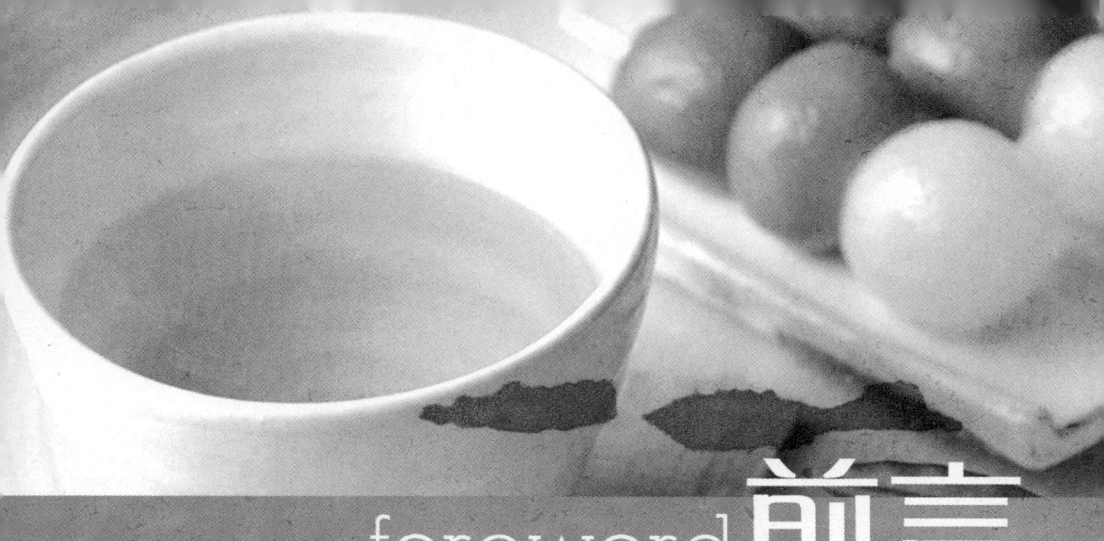

foreword 前言

在物质生活越来越丰富的今天，人们在追求物质基础的同时，更加向往获得的身体的健康和内心的安宁。的却，让自己拥有健康，让自己保持健康，是一件幸福的事。而让自己和家人生活的快乐、健康，则是每个人送给自己和家人最好的礼物。

怀着这样美好的愿望，我们特地编写了这套《家常天下》丛书。她像是一位益友，在你身体不舒服的时候，只要牢记她的叮嘱，一定可以让你重新绽放笑颜；她像是一位智者，将她所知道的养生知识倾囊相授，让你为自己的健康负起责任来，树立起“关爱生命，远离疾病”的观念，并且在追求长寿的道路上获益良多；她更像是一位常住家中的私人医生，随时随地为你的健康出谋划策，保证健康常伴左右。因为有了她的存在，家庭主妇不必再劳苦于厨房之中，学会书中的妙招就能轻松搞定；因为有了她的存在，读者朋友可以通过自我按摩保健，从此远离亚健康；因为有了她的存在，新手妈妈不再无助，书中的喂养知识和智力开发方法可以让宝宝茁壮成长；因为有了她的存在，中年人可以健康常在，老年人可以笑口常开。

罗丹曾说，生活中不是缺少美，而是缺少发现美的眼睛。生活的美千姿百态，绚丽缤纷，只要你细心观察，用心体验，平淡繁杂的生活就能变得井井有条、情趣丰富。我们衷心地希望读者能在《家藏天下》丛书中感受到生活的一种从容之美。

目录

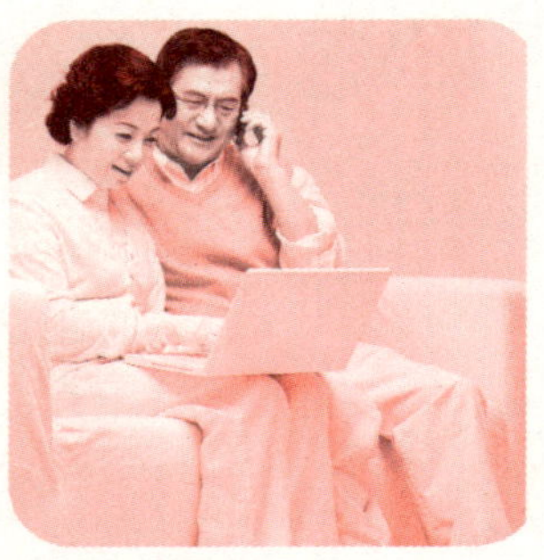

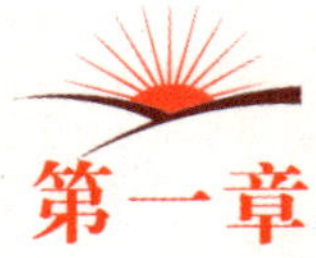

第一章

长寿有道 养生有法

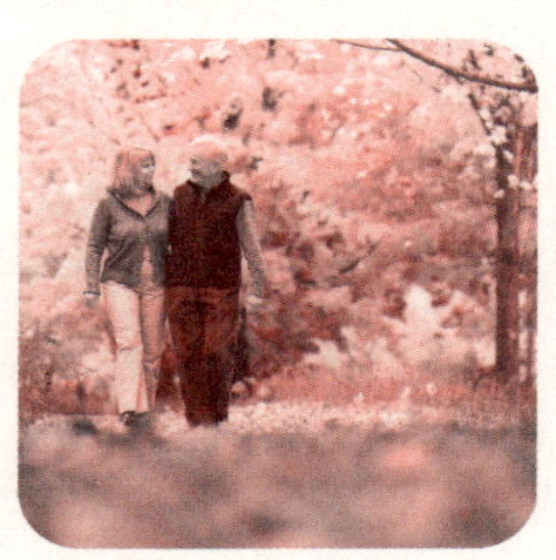

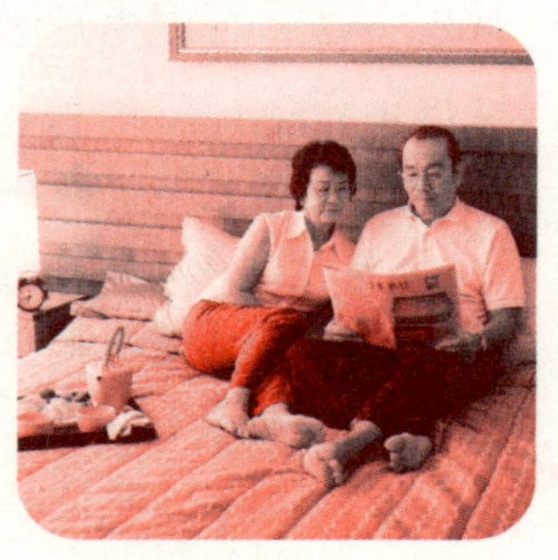

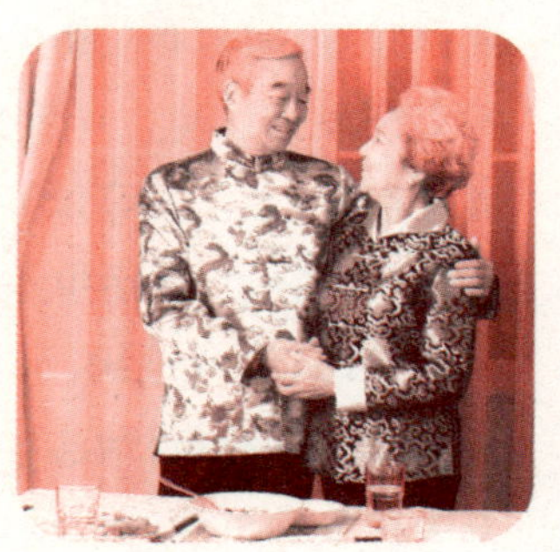

Contents

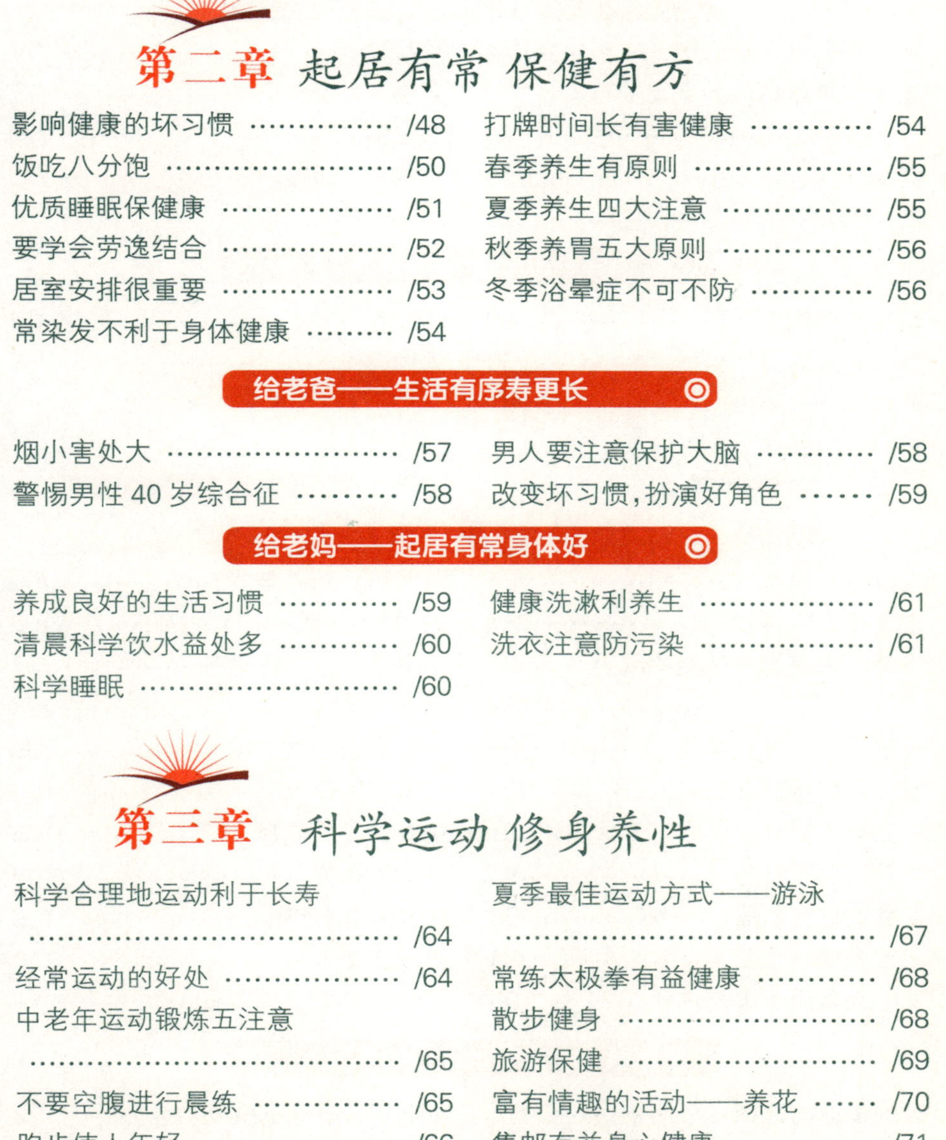

第二章 起居有常 保健有方

第三章 科学运动 修身养性

目录

Contents

目录

第六章 心灵鸡汤 两性健康

给老爸——笑口常开心情好

给老妈——性静温雅享人生

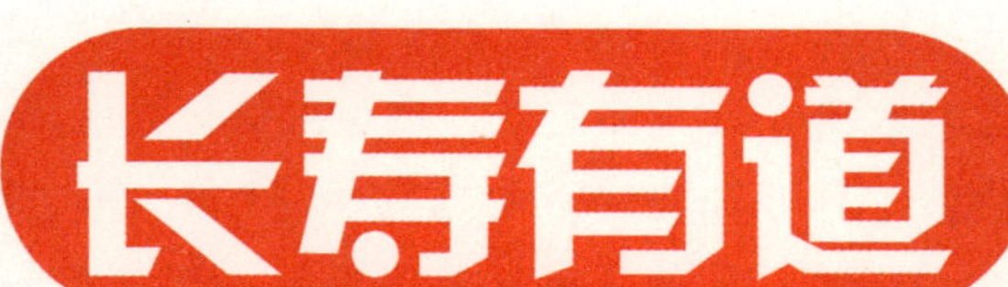

CHANGSHOU YOU DAO YANGSHENG YOU FA

养生有法

PART 1
第一章

人的寿命到底有多长

❶影响健康的因素

a.保持健康应从预防先天性疾病开始，先天性疾病包括先天性心脏病、先天性脊柱裂、先天性脑水肿、先天性痴呆、先天性失明及耳聋、先天性脊柱及四肢畸形等等，有的能预防，有的还无法预防。

b.要避免心理疾病，如学习压力过重、工作负担太大、人际交往矛盾、家庭暴力伤害等等，可以说，影响健康、长寿的因素很多。

c.注意空气污染(特别是室内装修后的有毒气体、汽车尾气等)、不洁的饮水(如假冒的蒸馏水、矿泉水等)、注水猪肉、瘦肉精、有毒大米、有毒酱油、农药超标的水果及蔬菜、进口的转基因大豆、地沟油、用激素喂养的鸡和鱼等等，这些都损害人的健康。

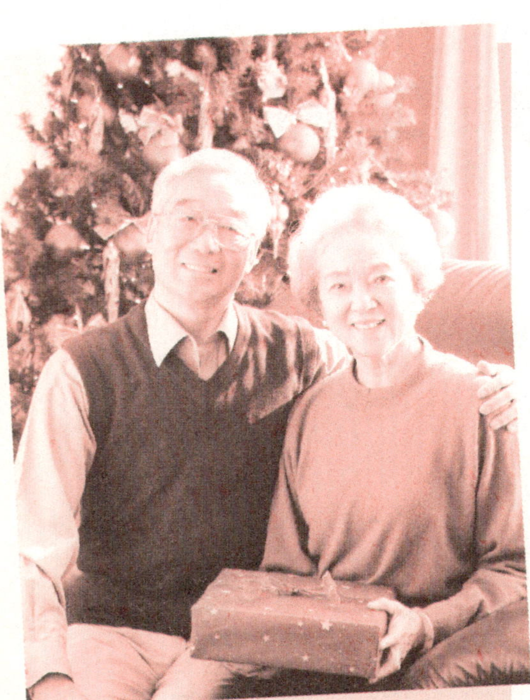

❷健康是人生最宝贵的财富

4 000 多年前，有些地区的人平均寿命只有 18 岁左右，新中国成立前，中国人的平均寿命才 30 多岁，随着时代的进步、人们生活条件的改善、医学科学的发展，人类的寿命也在逐步延长。按照生物学原理，哺乳动物的寿命是其生长期的 5—7 倍。人的生长期是用最后一颗牙齿长出来的时间(25 岁左右)来计算的，因此，人的寿命最短是 100 岁，最长是 175 岁，正常应该是 120 岁。在我国的一些山区，空气新鲜，饮水清洁，水果、蔬菜、粮食均无污染，故长寿人口多，百岁左右的老人每一万人中就有几十乃至上百人名，调查他们长寿的秘诀，概括起来就是：精神乐观、坚持劳动、早睡早起、粗茶淡饭。

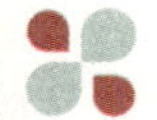

目前，国内外对于中老年的界定还没有一个统一的标准。根据我国的传统习惯，常把 40 岁左右的人称为中年人。有些学者认为，中年人是指

30—55 岁的人，还有些学者认为是指 35—60 岁的人，而 60 岁以后的人则称为老年人。这些观点都有一定的道理。从人体正常生理功能的角度出发，30—40 岁的人，正处于身体强壮、精力旺盛的阶段；而 40—50 岁的人，多处于稳定、平衡的阶段；50—60 岁的人，则处于由强转弱、生理功能减退、出现衰老的阶段，这时便步入了老年阶段。结合我国的具体社会情况（婚姻、家庭、就业、退休以及平均寿命等），根据中华医学会老年医学会的建议，60 岁以上为老年人，45—59 岁为老年前期。按照这个界限，处于 30—60 岁范围的人应统称为中年人，30—40 岁称为中年初期，40—50 岁为中年中期，50—60 岁称为中年后期，60 岁以上称为老年。当然，对中老年的界定不是绝对的，不同的历史时期、不同的地区对中老年的年龄段有不同的理解。在古罗马时代，欧洲人的平均寿命只有 29 岁，而 1980 年世界人口的平均寿命已达 61 岁。随着科学技术的发展、生活水平的提高以及对自身营养的加强，人类的寿命还会延长，那时可能 60—70 岁或者更高的年龄才会被界定为中年。另外每个人的体质又有所不同，有的人身体强壮有力，而有的人则未老先衰，因此对中老年的界定就更不相同了。

中老年人的身体变化

❶外表

皮肤一旦出现皱纹、斑点、干燥等老化现象，就表示表皮已经开始变薄，这也是皮肤老化的象征。

在皮肤的最底层有一层皮下组织，在此组织中，可经由细胞分裂不断产生新的表皮。另一方面，也可以将旧的表皮变成污垢，使其脱落。所谓的老化，即是因为这个最底层的细胞分裂速度退化的缘故。

额头逐渐突出，原来浓密的头发也开始变得稀疏，这即是头发老化的体现。

有些男性对于皮肤的衰老不以为然，但是对于毛发的逐渐减少，却心存恐惧。但尽管如此，也无可奈何。如果头发稀疏，或是出现秃头，会令人感觉很老。因此只要头发稍微变少，便会引起人们的注意。对男性本人而言，这是相当重大的问题。

头发的形态因个人差异会有很大的不同。有些人最早在 25 岁以后或是 30 岁左右，便会开始秃头；而有些人直到五六十岁，还保持着像年轻人一样浓密的头发。这到底是什么原因呢？

通常头发每天都会长 0.3—0.4 毫米。如果年轻人有 10 万根头发，加起来一天会长 30—40 米。

这种快速成长，是由于发根毛球

的细胞加速分裂的缘故。人体内再也没有比这个地方的细胞增殖速度更快的组织了。因此，头发每天都需要吸收丰富的营养。

如果身体营养状态恶劣，首先遭殃的便是头发，营养失调会造成脱发。此外，身体内部一些细小的变化，例如荷尔蒙分泌异常，压力的累积，都会引起严重的脱发，或是形成白发。

总之，促使头发成长的细胞分裂如果停止的话，便会导致脱发。

匀称适中的身材较臃肿、瘦弱或比例不均的身材，更能给人一种年轻健康的感觉。许多人结婚之后身体开始发胖，男性出现肚腩，女性腰肢渐粗，尤其产后女性的身段更是一落千丈。还有些人因体质关系，容貌枯槁瘦弱，这些都会令人有"年纪不轻"的感觉。

年纪渐大，肌肉便会出现松弛现象，这也很容易呈现老态。

身材不美观，除了先天的骨骼构造不匀称或身体功能失调引起的肥胖外，日常缺乏运动、饮食不调等也是影响身材的主要因素。

不妨从镜中检视自己，看看是否有隆起的腹部、衣服不能掩饰的赘肉、局部积累脂肪、腰长腿短等身材弱点。针对这些弱点，从运动、节制饮食及衣着打扮等方面来补救，会得到适当程度的改善。

我们应该了解，先天体质的优良与年轻绝对相关，但并不是影响年轻的唯一因素：即使天生拥有不老之身，若缺乏后天调养，也终归徒然。

除了天生的体质外，还有什么因素会影响衰老的速度呢？

心境年轻便是一个很重要的因素。心理与姿态是互为表里的，一个人意气消沉时，自然就会下巴突出，双肩下垂，一副失魂落魄的样子，让人觉得老了好几岁。反之，当人心情愉快时，不知不觉就会抬头挺胸、充满朝气，自然给人一种年轻的印象。时时保持一颗年轻的心，外表自然看起来年轻。除了保持一颗年轻的心外，服饰也能衬托出一个人的年轻。西方的老年人常喜欢穿颜色鲜艳的服装，便是基于这种心理。另外，平时多充实精神生活、多培养一些爱好，常与年轻人接触，也都是保持年轻的好方法。

身体衰老的另一个症状就是眼睛老化。

也许你最近开始觉得看不清楚报纸杂志上的文字，一定要把距离拉远才能看得到，这就是眼睛老化的症状，也就是人们常说的老花眼。

随着年龄的增大，尤其是中年中期（40岁左右），睫状肌调节功能的减弱和晶状体弹性的减小较明显，使眼的前后径变短，如40岁的人平均有四屈光度调节力，而到50岁调节

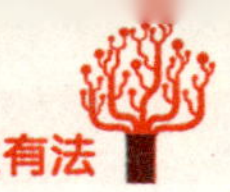

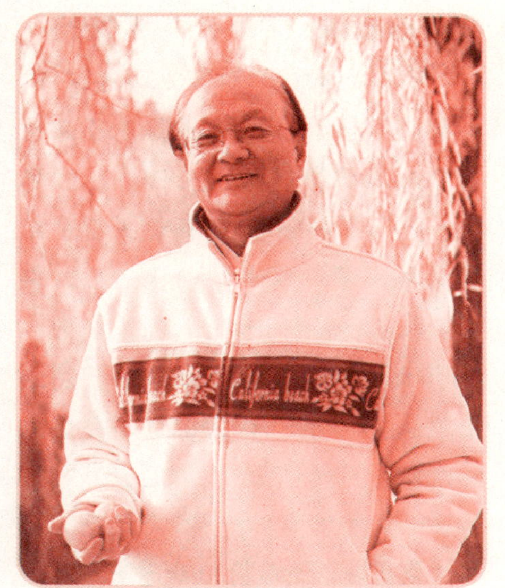

力平均减到一屈光度，这样使过去能看清楚的近物体，必须移远才能看清楚。随着年龄的增长，此种现象越来越明显，这就是平常人们常说的“老花眼”，医学上称为远视。中年人如果在日常生活中看书、写字时间稍长即感头晕、眼痛时，就有患远视的可能。

另一种眼睛老化的现象，便是白内障。患了白内障，即使戴了眼镜，看东西也会一片混浊，这也是一种必然的老化现象。任何人到60岁以后，都会出现不同程度的白内障。

在眼球内，由睫状体上皮细胞分泌和血管渗出而产生的一种液体称为房水，房水对角膜和晶状体不但有营养作用，而且使眼球内形成一定压力，能维持眼的形状。房水充盈眼球而呈现的压力称为眼内压，任何引起房水回流障碍的因素都可使眼内压升高，使视神经受损，从而导致青光眼。房水、晶状体和玻璃体都是透明体，加上角膜，组成眼的折光系统。晶状体无色透明，随着年龄的增长，晶状体会出现不同程度的混浊，被称为“白内障”，为老年人的多发病。

可是这种老花眼或是白内障的老化现象，并非是某日早上醒来时忽然出现的，而是从20岁以后便开始逐渐地老化。

眼部所出现的老化现象，只凭戴眼镜是不会停止的，而且体内器官也会随着眼部的老化而逐渐地降低功能。

❷内分泌

内分泌器官位于身体的不同部位，如大脑中的脑下垂体、丘脑、松果体，颈部的甲状腺、甲状旁腺，两侧肾脏上方的肾上腺，上腹部的胰腺，女性下腹部的卵巢，男性阴囊中的睾丸等都具有各不相同的生理功能，由这些器官分泌的激素进入血液，可以调节人体的生理功能。

中老年人的内分泌器官随着年龄的增长会发生组织结构的变化及不同程度的萎缩，这会使激素的分泌在质量与数量方面发生变化，从而加重衰老的速度而引起其他疾病。

随着中老年男性激素分泌的逐渐减少，相应的骨质疏松的发病率也在增高。除此之外，据统计，中老年男性常因雄性激素减少而引起前列腺肥大，情况严重时前列腺比正常增大15—20倍，会出现排尿困难、尿潴留等症状。

男性心脑血管病的发生率和死亡率均高于女性，原因之一是男性雄性激素会减少血液中高密度脂蛋白胆固醇（高密度脂蛋白胆固醇HDL—C，俗称“好胆固醇”；低密度脂蛋白胆固醇LDL—C，俗称“坏胆固醇”）的含量，高密度脂蛋白胆固醇可预防动脉硬化，但如果高密度脂蛋白胆固醇减少则会诱发心脑血管病和高血压等。

肾上腺的外周组织称为皮质，中心部分称为髓质。肾上腺的皮质部位能够分泌皮质素、雄激素、雌激素等。但当肾上腺皮质激素分泌失调时可引起蛋白质、脂肪和碳水化合物等物质的代谢紊乱。如果肾上腺髓质分泌的肾上腺素、多巴胺、去甲肾上腺素等失调时，则会影响心血管功能。

当中老年人的胰腺功能逐步衰退时，抗胰岛素的激素却在增高，但由于周围组织对糖的利用率降低，因此会引发中老年糖尿病。

中老年人内分泌功能失调可引起机体内环境改变，当外界带来不良刺激如大手术、急性感染、严重的打击和精神刺激时，会很难适应，易发生严重的疾病。同时，内分泌失调也是加速机体衰老的原因。

③脑组织功能

有些人自认为对某人印象深刻，但却记不起他的名字，或是想不起自己常光顾的饭店、酒吧、咖啡厅的名称。随着年龄的增长，每个人都会出现这种现象，这也是老化的一大特征。和其他能力一样，人的记忆力在20岁时达到巅峰，20岁以后开始逐渐衰退。人出生时，大约有140亿个脑细胞，可是从20岁以后便开始减少，一天可能有10—20万个脑细胞会遭到破坏。随着脑细胞逐渐衰老死亡，记忆力也会逐渐衰退，这是一种自然规律。

和体力的衰退一样，脑细胞减少的情况因人而异。即使每天都在用脑，但每天都摄取脑细胞新陈代谢所必需的食物，则脑细胞的减少会抑制在每天10万个以下。反之，即使不用脑，但如果脑细胞所需的营养不足，则一天会有20万个以上的脑细胞死亡。

总的来看，脑细胞老化的表现，

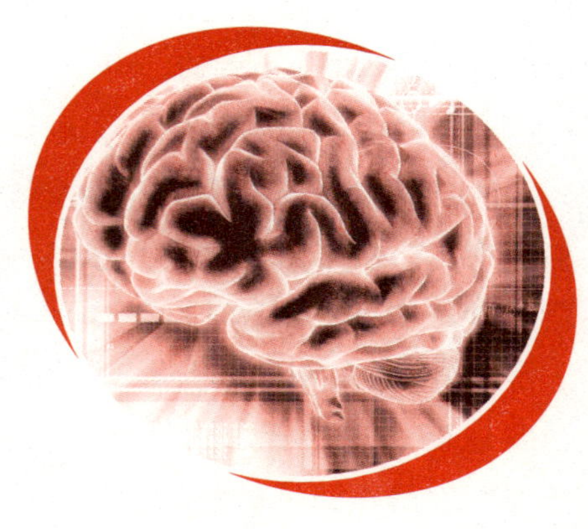

是所有器官中最为极端的。

因为通常成人的脑重量在1.1—1.4千克，占体重的2%。可是令人惊奇的是，即使我们躺着休息时，脑还是要消耗身体全部能量的20%，如果心跳没有停止，但是呼吸停止，则首先表现出来的是缺氧的脑死现象。脑会消耗大量的氧气，脑细胞必须消耗大量的能量，因此，脑细胞需要吸收大量的营养才能够使新陈代谢正常地进行。

脑是管理全身运动、感觉、语言及内脏运动的最高司令部，是人体内起主导作用的器官，它支配和调整其他各系统、各器官的功能，从而保证了机体的完整性和统一性，并使人体能适应和改造外界各种复杂的环境。如左侧内囊区大脑发生故障，动脉就会发生血栓，出现脑梗塞，右侧发生故障会出现偏瘫、言语不利、口眼歪斜等症状。

人到中年，中枢神经系统的兴奋与抑制过程比较平衡，思维和情感也比较稳定。当外界环境有不良情绪、语言文字的渲染与干扰时，其排斥力较强，往往具有稳定的工作效率，无论脑力劳动还是体力劳动，效率都较高。

人到中年后期，大脑细胞会不断减少，大脑逐渐萎缩，重量逐渐减轻，脑中的空腔（脑室）渐渐扩大，脑脊液增多，脑组织内的水分、蛋白质、脂肪、核糖核酸等含量及它们的转换率都随着年龄的增长而逐渐降低，由于脑细胞的一种代谢产物——褐色素随年龄的增长而增多，从而影响脑细胞的正常功能：脑的工作能力降低，需要从事较慢的活动和承担较轻的工作负荷，较易出现疲劳、记忆力减退、睡眠欠佳等状况，现实生活逐渐缺乏感情色彩，这种情况在中年后期将越来越明显。延缓脑细胞的衰老变化，减慢中老年人脑细胞的各种衰老变化过程，是中老年保健工作的重要任务。

4 呼吸系统

正常成年人的肺泡总面积可达到50平方米，是体表面积的25—30倍。据统计，一个人在安静状态时，每天吸入的空气约有12 000升。20岁时肺活量可达3 500—4 000毫升，80岁的老年人肺活量与青壮年相比，要减少40%—50%，原因在于老年人每次呼气后肺泡内残留气体会有所增加。与青壮年相比，60岁时肺内可有40%的残留气体，青年人只有25%的肺内残留气体，70岁时残留气体可高达50%。

从出生到老年的几十年寒暑中，人的呼吸道不停地与外界的各种粉尘、气体和微生物接触，随着年龄的增长，呼吸道不断缓慢地发生老化。

到老年之后，鼻黏膜萎缩、变薄，气管软骨钙化，分泌物减少，细支气管腔部分被阻或变小，气管环的弹性降低，会使肺外形变小，表面不平。

人的机体组织新陈代谢需要排出体内的二氧化碳，吸入空气中的氧气，人体内氧气贮存量很少，只能够满足几分钟代谢的需要。正常成年人的肺有2—6亿个肺泡，肺泡为弹性囊样组织，毛细血管网和肺泡之间结成网状的弹性纤维和胶原纤维，是很薄的毛细血管膜，通称呼吸膜。每次氧气通过呼吸进入肺中，再经过呼吸膜进入毛细血管，与血红蛋白结合形成氧合血红蛋白，并运送到全身器官和组织，组织代谢排出的二氧化碳再经过呼吸膜进入肺泡排出体外。

由于老年人毛细血管及肺泡周围弹性纤维消失或减少，呼吸膜的有效面积减少，气体交换量的减少降低了血中运氧量，使机体的有氧代谢受到影响。肺组织有很强的代偿能力，在日常生活和一般活动中，老年人没有心肺疾病时，肺功能是可以满足身体需要的。如果老年人经常参加体育活动，如散步、打太极拳等，那么他的肺功能可以保持基本完好，这证明衰老引起的呼吸机能衰退，可以通过体育锻炼来延缓。

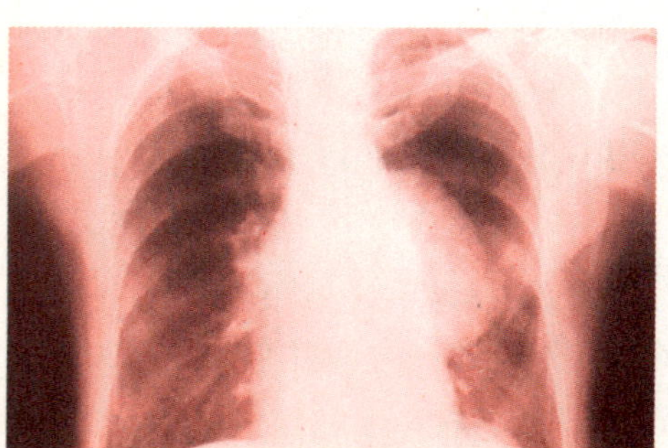

据调查，我国慢性支气管炎的患病率平均为4%；而50岁以上的人，患病率高达13%—18%；60岁以上者，比30—40岁的人患病率高6—7倍，这说明老年人比其他年龄段的人更容易患慢性支气管炎。

老年人为什么容易患慢性支气管炎？

随着年龄的增长，老年人生理调节机能减退，防御反射能力逐渐降低，导致上呼吸道对有害刺激的反应性减退，因此容易引起下呼吸道损害。

随着年龄的增长，老年人膈肌、呼吸肌、韧带萎缩和肋骨硬化，导致胸廓变硬，胸部变形呈筒状，胸椎后凸较明显，肺组织弹性不断减弱，容易形成“老年性肺气肿”。再加上老年人肺部血液流量、肺活量减少，呼吸功能储备也逐渐变小，而肺内残留气体量逐渐增多，由于毛细血管和肺泡减少导致气体交换减少，另外支气管黏膜下层细胞减少，脂肪和结缔组织增多，黏液腺及黏膜萎缩等变化，使老年人对内源性毒物和外源性的抵抗能力降低。

动脉硬化、心血管系统的变化

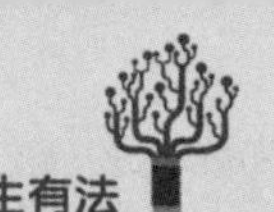

等，影响着肺及支气管的血液供应，导致肺功能减退，也是老年人容易患慢性支气管炎的原因之一。

老年人的呼吸道黏膜纤毛上皮发生萎缩、脱落，阻碍黏液与纤毛系统的清除功能，再加上免疫功能下降，也是下呼吸道容易遭受损伤的原因之一。

❺心血管系统

随着年龄的增长，血管也会发生一系列变化。血管壁生理性硬化逐渐明显，在50岁以后血管壁弹性有所减退，并且不少中老年人同时伴有血管壁脂质沉积，导致血管壁弹性日趋下降、脆性增加，使中老年人血压经常升高；脏器组织中毛细血管的阻力增大导致各组织中血流量减少，易发生组织器官的营养障碍；血流速度减慢，血管脆性增加，明显增加了中老年人发生心血管意外的概率，如脑血栓、脑溢血等的发病率明显高于青年人。

心血管的退行性变化

随着年龄的增加，中老年人心血管结构和功能发生退行性变化，主要表现为血管弹性下降，纤维消失，血管壁硬化。血管内膜可能会出现动脉粥样硬化斑块，血管壁外壁变硬，中层有钙质沉着，血管失去弹性。心脏内瓣膜钙化，心尖区有较响的收缩期杂音，动脉壁弹性逐渐丧失，使舒张期血压下降，收缩期血压上升。

心肌的舒张和收缩保证全身的血液循环，而冠状动脉供给心肌营养和血液，当老年人冠状动脉硬化后，冠状动脉梗塞或狭窄容易导致心肌缺血。

心脏病和冠状动脉的疾病，都可能引起心脏排血量下降，心功能衰退。随着年龄的增长，冠状动脉的血流量逐渐减少。65岁的老年人比25岁的青年人心脏排血量减少30%—40%。老年人因为肌肉松弛，心外周阻力加大，心搏出血量减少，循环时间延长，一旦发生急重病，易出现心功能不全。

动脉粥样硬化

随着年龄的增长，动脉粥样硬化也不断增加。心绞痛、冠心病也随年龄的增长而增多。有观点认为，预防动脉粥样硬化应从青少年时期开始。动脉粥样硬化可以预防，可以治疗，也可以用体疗、药疗、调节情绪等方式维持几十年不发生血管梗塞，甚至可以治愈。

动脉粥样硬化的患病时间长，硬化斑块会破坏动脉血管壁，使血管壁变薄，容易形成动脉瘤。动脉瘤破裂很容易造成死亡。目前较好的方法是定期体检，及早发现病情，及时通过手术切除。

体内“自由基”增多，可能会使氧化细胞内的不饱和脂肪酸形成脂质过氧化物，在体内积聚过多的脂质过氧化物可能变成脂褐质。脂褐质在皮肤内积存称为"老年斑",还可积存在脑、心肌、肾上腺、睾丸、卵巢、骨骼肌、肾和肝细胞中,可能会引起严重疾病,如高血压、脑萎缩、脑出血,也可能导致死亡。

高血压易引发脑血管病

在人的一生中,心脏昼夜不停地跳动,随着年龄的增长,它和其他器官一样,功能也会逐渐减退。其主要表现为纤维组织增多,心肌萎缩,心肌中脂褐素沉积,导致颜色呈深褐色;心内膜肥厚,瓣膜钙化和纤维化,窦房结起搏细胞数量减少,传导系统内特殊心肌纤维减少,因此心率可能发生或快或慢的变化,甚至会产生心律失常。

随着年龄的增长,血管坚硬度逐渐增加,血管壁弹性逐渐降低,增加了外周血管的阻力,减少了各器官的供血量,尤其是肾、脑、肝等重要器官,在一定程度上也使这些脏器的生理功能受到影响。

随着年龄的增长,心脏排血能力逐渐降低,因此心脏输出的血量逐渐减少,冠状动脉血流量也会随之减少。60—70 岁的老年人,血液输出量与 20—30 岁的人相比约为后者的 30%—40%,平均每年会减少 0.75%—1.0%。

血压是血液在血管中流动所产生的压力,包括收缩压和舒张压。心脏收缩时产生的压力叫收缩压,一般

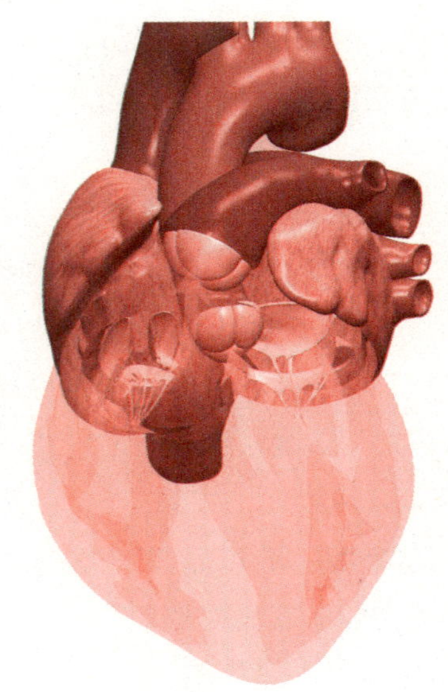

为 13.3—16 千帕(100—120 毫米汞柱),心脏舒张时产生的压力叫舒张压,一般为 8—10.6 千帕(60—80 毫米汞柱)。因为血管壁弹性逐渐降低,致使血压逐渐增加。

因为血压升高,使心脏排血费力,导致心肌的负担加大,逐渐引起心脏肥大,增加心肌本身的耗氧量,减退心肌的储备能力,从而阻碍了心脏功能。

正常人的收缩压平均每年增加约 0.5%,舒张压平均每年增加约 0.73%。正常收缩压的数字应该是年龄加 90,这只是反映动脉收缩压随年龄的增长逐渐增加而已,但超过 70 岁后这个公式就不适用了。

心功能不足,不同程度地存在于老年群体中,但这并不能证明只要是老年人心脏就一定有问题。老年人的

心脏排血量，在一般情况下可以维持全身循环的基本需要，但也不能忽视心功能不足的危害性，应有针对性地进行防治。

6 消化系统

消化系统与外界环境之间也是协调统一的。比如，随着气候、饮食条件、生活规律的改变，正常消化器官的机能也会发生适应性变化。应特别注意的是，消化系统的功能也随着年龄的增长发生退行性改变，吸收、消化、排泄等机能相对减弱，这就是老年人易患肠功能紊乱病的生理原因。消化系统退化影响消化腺的分泌和消化道的运动，两者的相互配合非常密切。消化运动增强时，会增加消化液的分泌；相反，消化运动减弱，也减少消化液分泌，这两者相互作用，才能正常地进行消化吸收。另外，运动、吸收和分泌也是相互促进，相互协调的。小肠运动能促进吸收，而吸收的物质又可以增加消化液的分泌。比如，胆汁酸盐进入肠腔后，帮助脂肪进行吸收和消化，而吸收后的胆汁酸盐又能刺激肝脏分泌胆汁。

消化功能与机体其他功能之间是密切协调，相互配合的。在消化过程中，循环系统的机能活动都相对加强，流进消化器官的血量也会增多，这利于营养物质的吸收和消化。由于老年人消化系统功能衰退，身体各部分机能也会出现退化现象。

例如，舌头上的味蕾可以品尝到酸、甜、苦、辣、咸等味道。老年人，尤其是高龄老年人因为味觉细胞逐渐减少，对咸、甜的感觉明显下降，有些中老年人的膳食就会增加盐、糖的摄入。但从科学的饮食观念讲，老年人这样调整膳食是不正确的，因为盐摄入过多，会诱发动脉粥样硬化、高血压；糖摄入过多，会引起肥胖。因此，可适当增加香味、辛辣味的调味品，增加老年人的食欲。老年人体内锌的含量越少，味觉功能越差，应当适当给老年人补锌。

消化机能减弱也一样会影响到老年人的牙齿，使老年人牙齿松动、脱落，咀嚼功能下降。牙口不好，就会减少蛋白质的摄入，相对地增加碳水化合物的摄入，容易引发肥胖。故此，

健康提示

人体的心血管系统由心脏、静脉、动脉和毛细血管组成，是人体系统的重要部分。运动可大大改善心血管系统的机能。经常参加健身锻炼可使人体的心脏容量增大、心肌增强、血管的弹性增强、血液输出量提高，使人体能够承受更大的负荷，还可以提高血液输送养分的能力，提高人整体的营养水平，增强体质。

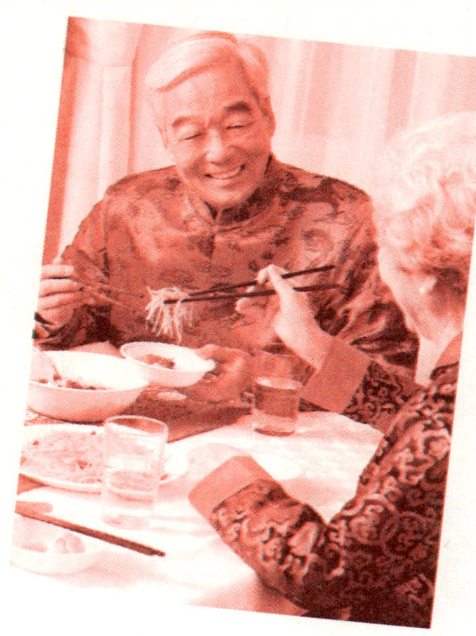

老年人应安装假牙，来增加咀嚼能力。只有营养吸收好，才能改善健康状况。

因为老年人的消化道各种腺体发生萎缩，各种酶会明显减少，体酶的活性降低，所以各种营养素的吸收会逐渐减少。老年人消化功能明显下降，还会使胃黏膜变薄，消化道肌纤维萎缩，胃肠道绒毛逐渐萎缩，出现胃、结肠、小肠松弛与扩张，肠蠕动缓慢，消化液分泌量减少，容易发生便秘。

老年人经常因为动脉粥样硬化、微血管梗塞、心功能不全、低血压等疾病，导致肠道供血不足或缺血。

60 岁老年人的肝脏血流量与 20 岁青年人相比减少近一半。老年人肝脏体积可能缩小，肝细胞萎缩，蛋白质的合成能力降低，解毒能力降低。胰腺内胰岛素分泌减少，B 细胞数量减少，耐糖量差，糖尿病发病率会明显增加。

在正常人群的交流中，交谈是传递信息和表达彼此心意的主要方式。人人都希望在与别人交流时口气清新，给双方带来好的心情。但是，口臭经常给许多人带来不快和烦恼。

导致口臭的原因很复杂，其中消化道疾病是发生口臭的主要原因。

消化道狭窄的疾病：如先天性食管狭窄、食管失弛缓症、胃扭转、肠梗阻、十二指肠梗塞等，因为食物、分泌物的贮留、发酵及腐败菌的作用，会出现口腔异味，导致口臭。

消化道炎症疾病：如食管炎、反流性食管炎、慢性肠炎、慢性胃炎、溃疡性结肠炎等。由于慢性炎症性的疾病，引起消化道动力障碍，胃内容物排出缓慢、贮留、反流而导致口臭。

消化道的肿瘤：食管癌、肠癌、胃癌，都是因为占位病变之故，影响排空，消化道发生动力障碍而贮留食物，从而出现异味，导致口臭。

胃内幽门螺杆菌的感染引起慢性胃炎和上消化道溃疡：由于幽门螺杆菌可分泌尿素酶，将胃内尿素分解为二氧化碳，其本身就有气味，由胃内幽门螺杆菌感染引起的胃及十二指肠黏膜水肿、糜烂、溃疡，胃内容物排空减

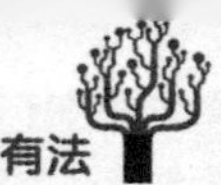

慢、贮留、发酵也会导致口臭。

便秘：各种原因引起大肠排空障碍，不能保证每天排空大便，多在三天以上才能排便一次，而且排便十分困难、大便硬结，给病人带来腹痛、腹胀的痛苦。另外，因粪便中还含有粪臭素、硫化氢、氨气等物，可因气味反流到口腔发生口臭。

所以，防止口臭，首先应该寻找发生口臭的原因，针对病因进行治疗。对抗消化道反流，除用一些消化道动力促动药外，重要的是加强锻炼，来增强胃肠道的动力、排空，减少向口腔和食管的反流。还要多吃易消化的素食，少吃高脂肪食物，增强肠道蠕动、排空，预防便秘。

❼骨骼及关节

老年人如果能行动自如，步履轻盈，会给精神和生活带来极大的乐趣，也会给全身各个系统带来很大的益处。但是，人体的运动器官随着年龄的增大，会发生退化和衰老。如肌肉松弛，骨质疏松，关节发僵等，会使人的应激能力减退，不利于四肢屈伸，全身行动迟缓，这是衰老的现象。

中老年骨骼变化

俗语说："人到老年怕跌跤。"原因是老年人跌跤很容易发生骨折。成年人骨骼很坚硬并具有弹性，这与骨的化学成分有关。骨由无机质和有机质组成。无机质占骨重量的三分之二，它可以保证骨的硬度；有机质占骨重量的三分之一，主要是胶质纤维，它可以保证骨的弹性。儿童时期，骨内有机质较多，骨的弹性大，不容易发生骨折，但是容易变形；而老年人则相反，由于骨内无机质增多，因此容易发生骨折。

当骨生长期完成后，机体仍在继续不断地进行骨的新生和吸收，人体体液中的钙、骨骼中的钙与血浆中的钙离子不断地进行交换。正常人是平衡地交换，但人到中年以后，这种平衡遭到破坏，开始出现负平衡。

中老年人主要的骨骼疾病是骨软化和骨质疏松。一般 60 岁以上者男性有 10%、女性有 40%会出现钙质的负平衡，从而产生骨质疏松。

骨质疏松是指骨质的成分正常但钙质过少。骨质减少的原因有两个方面：一是骨吸收增加，二是骨形成减少。

骨软化症是指骨骼内的类骨沉积，主要是因为日常日光照射少，体内缺乏维生素 D。另外，老年人吸收不良或饮食中缺乏维生素 D 也会发生骨软化。

老年人骨质疏松，刚开始不会出现什么症状，可称之为隐性骨质疏松。等发展到一定程度，经 X 线检查，就会发现骨皮质变薄，骨小梁数量减少、变细，这时如果有轻微的外伤就容易发生骨折。

老年人要防止骨质疏松造成的骨折，最好的办法是运动。要选择适合自己体力的运动方式，并且要持之以恒，循序渐进，切忌操之过急。

老年性关节炎

随着年龄的增长，弹力纤维失去弹性，骨质胶原组织逐渐老化，容易发生慢性关节炎，最常见的是退行性骨关节炎(肥大性骨关节炎)。年龄愈大，骨关节炎发病愈多。例如50—60岁老年人的发病率为50%，70—80岁老年人的发病率可达85%。大多发生在负重关节，关节肿胀、压痛、疼痛，有的表现为关节腔积液、关节强直或关节活动受限等。

关节周围的骨和皮肤之间、肌腱和肌腱之间，只要有肌肉滑动的骨凸处都会有滑囊，滑囊的功用是防止组织受压，减少组织间的磨擦。老年人的结缔组织老化，易发生滑囊炎，最常见的是肩周炎，其次就是肘部（尺骨鹰嘴处）、膝部(髌骨前方)、臀部(坐骨结节和臀大肌之间)。另外，如果长期穿鞋用力不当，也可能会造成拇指外翻，局部也可形成滑囊炎。

痛风病是尿酸增多的代谢性疾病，经常表现为关节疼痛。类风湿性关节炎也是老年人的常见病。这些病经常引起关节变形。

8 泌尿系统

泌尿系统包括肾、输尿管、膀胱和尿道。肾脏的主要功能是每天产生和排出尿液，排出新陈代谢产生的对人体有害的毒素和体内多余的水分，维持体内酸碱平衡和电解质（以钾、氯和钠为主)平衡。肾脏还可以产生红细胞生成素，刺激人体正常的造血功能，维持正常血压，完成合成活性维生素D的最后阶段，维持骨代谢和甲状旁腺的功能。泌尿系统的变化常会带来以下症状：

a.水肿

水肿是泌尿系统疾病的主要症状。肾炎性水肿最常见的特点是晨起时眼睑水肿。肾病性水肿是全身性的，以体位最低处最为明显。

b.高血压

少数为重度高血压，多为轻中度高血压。

c.高肾区疼痛和肾绞痛血压

急性、慢性肾病会有单侧或双侧肾区疼痛(腰痛)，会呈现间歇性或持

健康提示

防治骨关节病有以下方法：

1. 适当进行活动，加强体育锻炼。
2. 注意保持正确姿势和体位，避免外伤和劳损。
3. 注意保暖，避免受风寒湿邪。
4. 中医认为肾与骨密切相关，所以应调养肾气。注意饮食营养，并可服用具有补肾功能的中药。

续性隐痛。腰部用手叩击有疼痛感。尿路结石梗塞时呈绞痛。

d.排尿异常

尿量的改变。正常人每日尿量为1 000—2 000 毫升，日尿多于夜尿。患病者尿量或多或少，多于 2 000 毫升的称多尿，少于 400 毫升为少尿，少于100 毫升为无尿。

血尿、脓尿、蛋白尿等，都需要到医院化验才可以发现，严重者可以用肉眼看到血尿或酱油样尿。

e.尿路刺激症状

尿频——是指排尿次数增多。正常人每天日间排尿 4—6 次，夜间0—2 次。如果排尿次数增多，超过了上述范围，就是尿频。

尿急——尿急大多伴随尿频，排尿有急迫感，不易控制，尿意来时，就需要尽快排尽，不能稍有懈怠。

尿痛——是指排尿时感到膀胱、尿道和会阴部疼痛。疼痛程度有轻有重，经常呈烧灼样，重者会痛如刀割。有的排尿开始时会有明显疼痛，有的排尿过程疼痛而排尿终末不明显，有的排尿末时疼痛。不同的疼痛特点，可帮助医生进行准确的诊断。病人应该密切观察，及时向医生反映。

f.泌尿系统感染的自我防治

老年男性因前列腺增生，容易发生泌尿系统感染，感染后易出现尿液排出受阻、尿潴留。该类疾病的自我

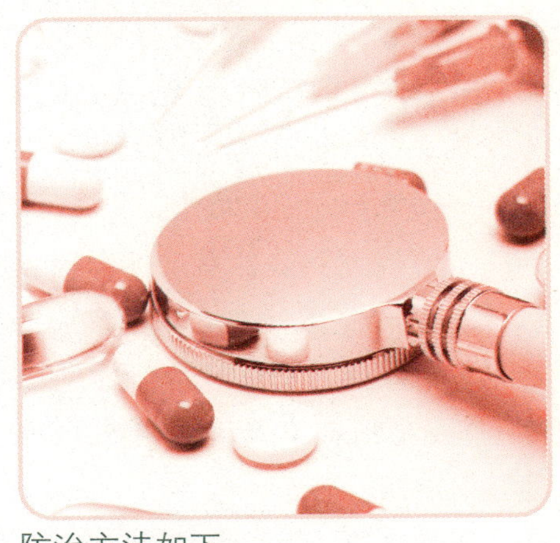

防治方法如下：

药物治疗最好在医生指导下进行，应该根据医嘱安排疗程，适量使用抗生素，并检查尿常规、尿的细菌培养、肾功能。

治疗期间注意休息，饮食要清淡、少盐，富于营养，易消化，适当增加饮水量。

与药物治疗同样重要的是保持外阴部清洁，最好每天更换一次内裤，内裤洗净后要煮沸消毒，并经常日晒。

便后应冲洗阴部。

尿路感染的发生和症状与精神紧张和抵抗力下降密切相关，应当注意保持心情愉快，避免精神紧张和过度疲劳。

消除容易患病的因素。不要憋尿，积极治疗前列腺增生。如果反复发作应该在专业医生指导下使用药物内服或外涂。

9 前列腺

前列腺和精囊等附属性腺一同

分泌的精液，可以很好地保护精子的运动和健康，对性功能的维护及繁衍后代都非常重要，其中前列腺素还有其他一些重要的生理功能。

前列腺在安静的情况下每天可分泌 0.5—2.0 毫升液体，在兴奋时，会增加分泌量。前列腺很容易受到损害，从儿童到老年人，都可发生急慢性前列腺病。

前列腺疾病的诱因和表现

人到老年，前列腺容易增生，因为前列腺是内分泌的效应器官，它的一切活动都与内分泌特别是雄性激素的调节有关。老年人前列腺增生的原因与性激素紊乱密切相关。

此外，局部或全身的病毒细菌感染，可经血管、淋巴管间接或直接蔓延到前列腺而引发炎症，前列腺如果受到连累，再遇到会阴部受挤压、饮酒、性欲过度等诱因，就可诱发前列腺炎的急性发作。

如果出现前列腺增生，首先会压迫尿道，使尿道狭窄和排尿困难。排尿困难的临床表现有排尿费力、排尿时射程变短、尿线变细、尿线中断淋漓、尿急、尿频等。如果长期患前列腺增生，会导致痔疮、脱肛、疝气、便秘、腹胀等疾病。

增生的前列腺形状如鸽蛋，但并不是增生的大小会造成尿道阻塞，主要看其增生的部位，如中叶增生很容易阻塞后尿道和尿道内口，会让尿道内径变细、弯曲而延长，因此会使尿液通过受到阻碍，导致排尿不畅。严重时，造成膀胱内压上升和尿液潴留，最后影响肾的尿液分泌，并可发展为尿毒症。

如果发生前列腺癌，肿大的肿瘤首先会排挤压迫腺体，并且侵犯到前列腺周围的脏器。排尿困难也是前列腺癌最早的症状。不过，癌症患者多数表现为轻度排尿困难，多数患者到了晚期才会出现重度排尿困难。

前列腺增生和前列腺癌的临床症状在泌尿系统的表现很相似，确诊

健康提示

尿路感染是因为细菌侵犯尿路组织或黏膜而引起的尿路发炎。根据感染部位的不同可分为上尿路感染和下尿路感染。根据尿液细菌培养结果可分为无细菌性尿路感染和细菌性尿路感染。

尿路感染的主要症状有：

尿液异常：尿常规检查，尿液中常有细菌生长，易出现血尿或脓尿。

排尿异常：表现为尿急、尿频、尿痛，称为膀胱刺激症。

腰酸发热：尿路感染常表现为双侧腰酸、腰痛，并伴有发热，体温较高，也有不发热者。

的办法是进行肛门指诊检查、血清前列腺特异抗原(PSA)检查，以及核磁共振、CT、前列腺针吸细胞学检查。目前医学研究还没有发现前列腺增生与前列腺癌之间有必然的联系。

现在，越来越多的中老年人受前列腺疾病困扰时。虽然大多数前列腺增生病人在老年时期发病，但在中年时期就已经开始起病。因此，中年男子应当尽早注意保护前列腺。保护要点如下：

生活起居应该有规律，性生活要有节制，保持精神愉快。

适当参加体育活动。进行针对大腿、腹部、臀部的运动，例如慢跑等，还可以帮助前列腺按摩，以此促进血液循环。但要避免或减少长途骑自行车，因为长途骑车会使前列腺的充血程度有所加重。

要注意饮食。保持食物清淡，少吃辛辣厚味、肥甘等刺激性食物，多吃新鲜蔬菜、水果和富含锌的食物如花生仁、芝麻、核桃、南瓜子等，可预防前列腺感染和癌症。每天饮 7—8 杯茶水或温开水，千万不要憋尿，并保持大便通畅，促进机体新陈代谢。每晚坚持用热水坐浴来促进局部血液循环。

及时并有效地治疗泌尿系统炎症和生殖系统等疾病。目前一般采取口服药和包膜内注射的传统疗法治疗前列腺炎症，有一定效果，但不易彻底治愈。国内外医学界一直在研究探索简便、安全、有效的治疗方法。

定期体检。最好是每 1—2 年到医

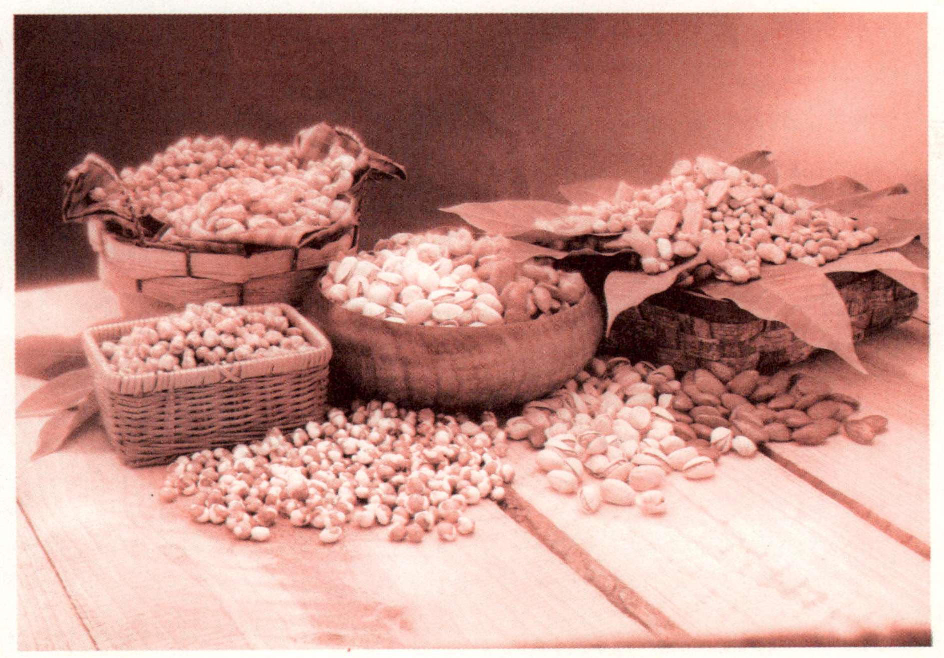

院作一次体检，让医生帮忙作直肠指检，便于发现早期前列腺增生和前列腺癌，尽早治疗。

10生殖系统

老年人的生殖系统会发生全面的退行性变化，女性会比男性更严重，其中影响最大的是性腺变化。

健康提示

前列腺增生患者的自我保健方法：

1.如果出现以上症状，应尽早就诊，遵从医嘱，坚持用药，每半年至一年到泌尿外科随诊检查。

2.注意不要憋尿，有尿意时应该及时解尿，小便时要适当用力，并尽量排泄干净。

3.少吃或不吃辛辣刺激食物和高脂肪食物，少喝浓茶、咖啡和烈酒，以减少前列腺的充血。

4.避免长时间坐着，每坐1—2个小时后站起来活动一会儿，以增加前列腺静脉的回流。

5.根据身体情况选择1—2项体育活动，并尽可能做到常年坚持。

6.避免过度劳累，做到劳逸结合，防止着凉感冒。感冒时要谨慎服用含扑尔敏的感冒药，如速效伤风胶囊。

7.注意保持清洁卫生，每天清洗会阴部，预防泌尿系统感染。

随着年龄的增长，老年女性在45—49岁这段时间，由于内分泌紊乱会出现“更年期综合征”，引起生理、心理及性格的特殊变化。随着年龄增高，老年女性的内外生殖器会出现萎缩干枯的变化。

女性生殖系统不一定到老年才会发生变化，更年期女性的生殖器官已经出现明显的退化，生殖器逐渐退化萎缩，容易患宫颈癌。

绝经期女性及老年女性会出现一系列激素分泌的变化，以卵巢功能衰竭为主，主要表现在雌性激素减少，垂体功能亢进，分泌出大量促卵泡激素、促性腺激素、促黄体生长激素和促肾上腺皮质激素，会使肾上腺、甲状腺皮质功能亢进，引发一系列内分泌失调综合征。除卵巢外，其他内分泌失调使得器官逐渐萎缩，体内激素水平普遍下降，因此出现一个水平低下的平衡。

老年男性活动能力减弱，精子的数量减少，性欲也减退，表现为生殖功能减退。多发病为前列腺肥大，经常引起老年男性患者排尿困难、急性尿潴留，甚至猝死。

睾丸组织的萎缩是更年期男性生殖系统的突出变化。50岁以后，血清总睾酮和游离睾酮水平开始下降，出现内分泌紊乱，也可能发生在男性的更年期，主要表现为前列腺增生、性功能减退、食欲减退、体重减轻、容易疲乏、情绪变化激烈等。

更年期男性应注意养成良好的生活习惯，远离烟、酒，不要吃辛辣食物，控制动物性脂肪的摄入量；房事有节制，作息有规律；有意识地食用番茄类食物，因为番茄红素是很强的抗氧化剂，有抗前列腺癌的作用；注意定期进行检查，如发现病变，需要及时就医，作进一步检查，及早诊断治疗。

11 血液系统

老年人红骨髓会逐渐减少，骨髓中有核细胞数降低，因此老年人贫血较常见。由于T淋巴细胞数的减少，会让老年人白细胞总数偏低，但粒细胞绝对数没有明显下降。由于调节免疫T细胞的功能异常，会抑制特异性抗原抗体反应性。虽然末梢血中B淋巴细胞数基本正常，但免疫球蛋白水平会经常降低。老年人球蛋白含量的变化和纤维蛋白原含量增多，血脂增高等可以加快血沉。老年人凝血因子增多，血液黏稠度增高，血小板聚集和黏附活性增高，纤溶系统相对活跃，所以，老年人经常处于高凝状态，容易发生血栓。

中老年人应该定期进行血液流变性检查，可作为保健的措施之一。检测血液流变可以针对某些疾病提供一定的预报性资料，甚至在还没有临床症状的时候，就可以通过血液流变方面的参数反映出来。例如闭塞性血管疾病，测定血液流变性就能在一定程度上说明血液流动停滞、异常和血栓形成等情况。在一定范围内，血液流变参数可以作为诊断疾病和判断疗效的主要指标。

12 免疫系统

对“自我”和“非我”抗原分子的识别及应答是免疫系统最重要的生理功能，免疫细胞可以完成这种识别作用。老年人免疫细胞和免疫分子、免疫器官会逐渐出现减少、萎缩和功能减退，血液中的免疫球蛋白也会逐渐减少，导致免疫功能减退，抵抗力下降，所以，老年人易患各种疾病。随着免疫功能的逐

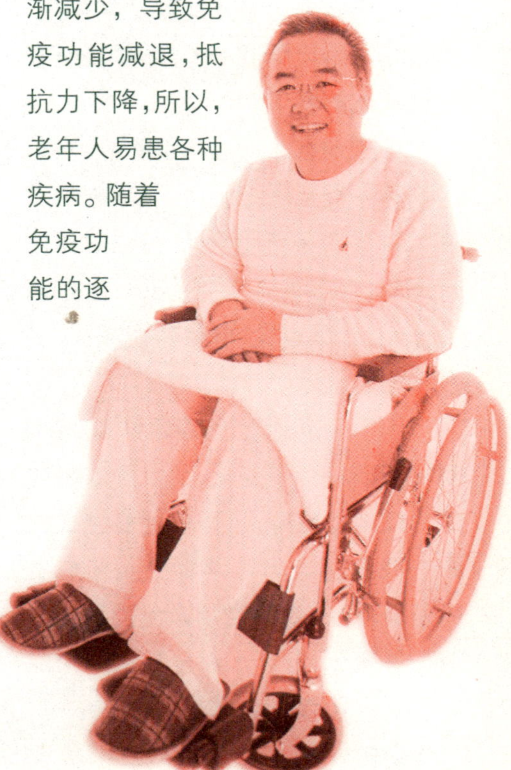

渐降低，对恶性肿瘤抗原的反应能力也会降低，因此会引发各种癌变。

免疫器官及其变化

免疫系统由免疫细胞和免疫分子、免疫器官三大部分组成。老年人很多疾病的发生和发展都与免疫功能低下相关，了解衰老过程中免疫系统的变化，进一步增强和改善免疫功能，可以达到延缓衰老的目的。

老年人免疫器官的变化以胸腺最为明显，影响也最大。胸腺到了老年期几乎被结缔组织代替，皮质变薄、萎缩，胸腺细胞减少，胸腺的上皮细胞的活性会随着年龄的增高而降低。

除胸腺外，淋巴结以及扁桃体、阑尾作为淋巴细胞的来源，都会有退行性变化的表现。

免疫细胞包括淋巴细胞系、粒细胞系和单核吞噬细胞系，而其中淋巴细胞系中的 T 细胞和 B 细胞的作用最重要。老年人 T 细胞的变化比较明显，一是数量减少，二是功能减弱，导致细胞免疫效应降低。

因为老年人的免疫系统从结构到功能都发生了变化，所以导致机体的免疫功能减退，这是包括癌症在内的一些危害老年人健康的疾病产生的重要原因。针对老年人免疫系统的退行性变化，老年人在日常生活中应做到以下几点：

均衡营养。免疫力的基础是营养，营养饮食首先应该保证优质蛋白质的摄入。优质蛋白质的主要来源是豆制品和动物性食品。动物性食品应该增加鱼类的摄入量，鸡蛋也是最理想的蛋白质来源，应该每天吃一个。多吃新鲜的绿叶蔬菜和水果，多吃银耳、香菇等具有增强整体免疫功能的食物。

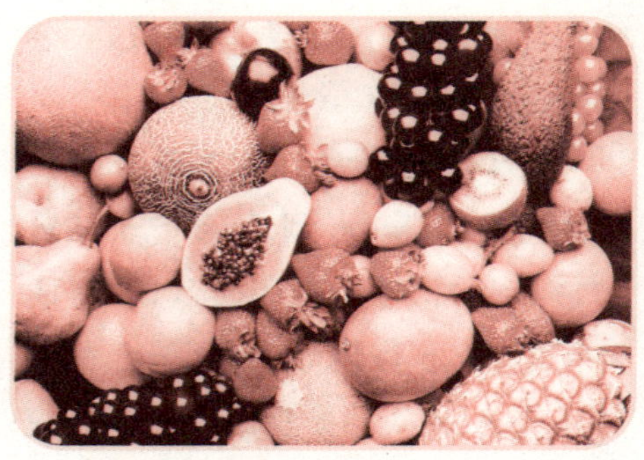

保证矿物质和维生素的摄入。因为老年人的咀嚼功能和肠胃消化功能发生退化，再加上我国传统的煎、炒、炸等烹饪方式，会导致食品中矿物质和维生素大量流失。所以，适当补充一些专为老年人量身定制的多种矿物质和维生素补充剂，能补充人体每日必需的 29 种矿物质和维生素，并且特别加强维生素 A、维生素 E、维生素 B_1、维生素 B_{12} 以及钙、铬、钾等 7 种营养素的含量，能有效提高免疫力。

除此之外，还可采取以下方法增强自身免疫功能：

补充抗氧化营养元素：抗氧化营养元素是一种可以增强免疫功能的化学物质。人体不断产生的自由基会损害体内细胞，破坏免疫系统，影响人体的健康。抗氧化营养元素对老年人来说有着特殊的意义，它包括维生素 E、维生素 C 及铜、硒等。老年人可以从食物中摄取这些营养素，像绿茶、马铃薯、花椰菜、柑橘、牛奶、鱼、小麦、草莓、樱桃、番茄、西瓜等，这些都是日常生活中的天然抗氧化食物。

保持情绪稳定：情绪影响着老年人的“免疫力指数”，要保持乐观稳定的情绪。

作息规律：人们日常衣食住行中的各个细节都会影响健康指数。其中，日常作息是否规律影响着人们的生活健康。消极的生活因素长期持续作用于机体，会给免疫系统过多的刺激，扰乱其正常的生理功能，最终导致免疫力下降。

适度运动：适当的运动可以调节中枢神经系统功能、心脏的营养和脂质代谢，促进全身血液、体液循环及新陈代谢，延缓机体组织的老化，也可相应地调节延缓免疫系统功能衰减的进程。

及时检查：有条件的老年人可以到医院进行免疫功能测试，其中，日常作息是否规律影响着人们的身体健康，可根据测试结果，并结合日常作息规律选择非特异性免疫调制剂，以增强免疫功能。

⑬神经组织功能

随着年龄的增长，人的神经细胞数量会逐渐减少，脑重量相应减轻，神经组织萎缩并导致传导速度减慢。据统计，从 30 岁开始人的脑细胞就会逐渐减少，60 岁以后显著减少，到 75 岁时脑细胞数量只有年轻时的 60%左右。

大脑老化的明显表现就是脑萎缩。脑重量减轻、沟回变宽等一系列变化使得脑功能出现某些神经系统的症状，如健忘、记忆力减退、失眠、容易疲劳等，甚至还会出现动作迟缓、肌张力低下及认识能力低下，严重时会产生情绪变化及某些精神症状。

同时脑血管逐渐出现代谢障碍，血管硬化后，脑血流阻力加大，对氧及营养素的利用率逐渐下降。严重时形成脑血栓，引起脑梗塞，进而引起运动障碍。如果血管破裂出血，血液会压迫脑组织，形成血肿，导致偏瘫的发生。

中年人的标志性特点

中年是人一生中最骄傲、最有成就感的阶段，无论是自身的身体功能，还是知识的积累、人际关系的处理、控制情绪的能力都处于最完美、最成熟的时期。但中年毕竟是向老年过渡的阶段，中年人具有自身的心理特征。

❶心理处于稳定期和成熟期

中年人情绪稳定，情感理性化，

个性基本定型，形成了不同于其他人的独特性格，很难再进一步塑造和改变。中年人的理解、分析、判断能力达到成熟阶段，创造力达到人一生中最发达的阶段。所以，中年人往往能够独立决断。由于此时神经系统的发育已停滞，且大脑血流量较青年时期有所减少，记忆力可能不如青年人，但是由于理解能力的高度发展，思维能力也随之完善。

2 处事成熟而理智

中年人具有较高的社会准则及行为规范，具有固定的道德和人生准则，待人处事成熟而理智，较少出现非理性言语和行为，从而能够担当起社会重任。

3 具有独立的生活能力及较高的经济水平

中年期是人一生中事业的鼎盛时期，此时他们具备了较高的生活能力和经济水平，能够担负起家庭重任和抚养、教育子女的责任。

4 事业有成

中年人大多精力充沛，经验丰富，自信而有毅力，具有独特的见解和创造力。因此，往往在单位担当领导职务，是各个部门的骨干力量。

5 中年是人生的“多事之秋”

一些事业有成的中年人，承担着家庭、社会、单位的多重重任，压力较大，心理负荷较重，加之机体已从鼎盛时期向衰退期过渡，因此容易出现较多的心理障碍和身心疾病。

中年人若注意以下几方面则可以减少疾病的产生：

a.注意劳逸结合

中年人切忌不顾体力及脑力情况，一味追求高强度、快节奏的生活，使自己长期处于高度压力之下，这种生活方式会危害健康，导致多种身心疾病。因此，正确的做法是注意劳逸结

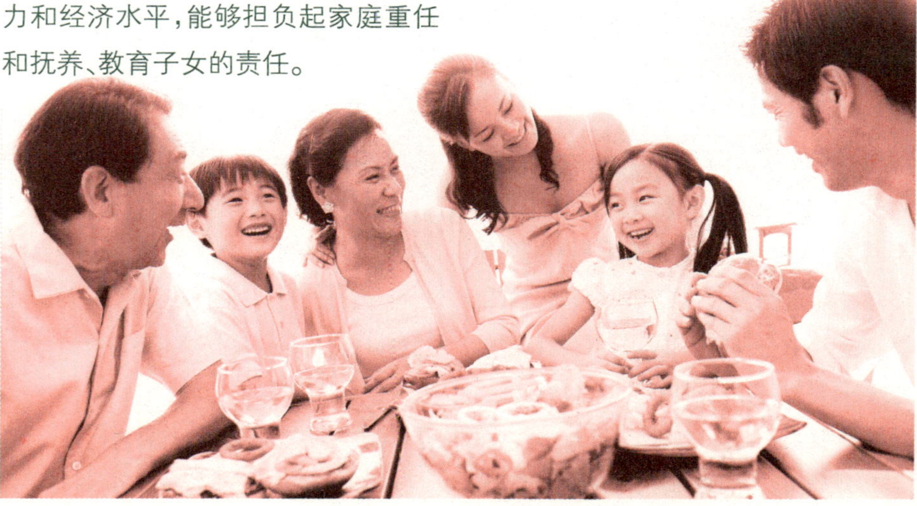

合，在精神和身体处于高度紧张状态时，注意进行适当休息和调节。

b.善于用脑及合理用脑

中年人，尤其是中年知识分子，常年沉溺于紧张的脑力劳动之中，很少或从不进行体育锻炼，精力和体力日趋衰退，这样容易诱发多种身心疲劳反应。脑力劳动强度大时，要注意休息，防止过度疲劳，同时也要进行适当的体育锻炼。

c.养成科学的生活方式

避免连续工作和学习，要保证充足的睡眠，控制和减少应酬和夜生活，培养广泛的个人兴趣和爱好。

d.保持健康的情绪

养成乐观豁达、身心松弛的心理状态。人在情绪状态好时，往往思维敏捷，行为果断，不怕困难，精力旺盛，工作热情高。中年人应学会控制自己的情绪，由于人的情绪常常带有主观性质，因此学会控制自己的情绪是必要的。中年人在事业的追求上要量力而行，切忌超负荷工作，力不从心的拼搏对身心健康没有好处，要知足常乐。

e.培养良好的个性

人的心理健康与个性有着明显的关系。与心理健康有关的主要是神经类型的灵活性及均衡性。对于冲动易怒的人来说，应不断训练自己内抑制的过程，培养自己忍耐、克制的能力，这样可以消除过多的兴奋性。对于性格懦弱者，经过培养和锻炼，能消除情绪的波动，而使自己逐渐变得坚强起来。

中年人的压力与调整

❶个人重任与身心健康的矛盾

处于“多事之秋”的中年人，往往面临着家庭、社会及人际关系的矛盾，既要顾及家庭，又要顾及事业，给自己带来较大的心理压力，从而导致各种身心疾病。许多中年人往往存在重事业而轻健康的理念，盲目拼搏，使身体健康状况严重透支。

❷家庭内部矛盾

中年人处于家庭人际关系最复杂的阶段，如夫妻关系、亲子关系，面临着抚养子女及照顾长辈的生活，面临着周围人及其他亲朋好友的各种关系。处理这些问题往往耗费中年人的大量精力，如果协调得不好，必然会带来矛盾和烦恼，从而导致中年人的身心障碍。

❸身心疾病出现

随着中年人生理功能的衰退，加之精神紧张、过劳、不良的生活方式，易出现各种身心疾病，如高血压、冠心病、高脂血症、糖尿病、溃疡病、癌症及脑血管疾病等。

❹心理压力

心理压力是生活中的一部分，在

我们日常生活中很常见。工作不适应、压力大、生活变迁、疾病、人际关系和经济问题，都可能造成心理压力。压力具有两方面的作用。轻微和适宜的心理压力对人是有益的，能够促使人们发奋努力，用心思考，力求上进。心理压力如果过大，就会使人变得忧心忡忡而孤僻离群，也可以使人变得容易激动甚至带有攻击性。短时间的心理压力可引起心跳加速、肌肉紧张、头痛、胃痛、腹泻、失眠及食欲不振等症状；心理压力还会造成人的疲劳感，引起人们一系列心理方面的问题，如焦虑不安、注意力无法集中，甚至自责自怨。长期的心理压力过大，往往会造成高血压、心脏病、癌症等。有学者发现，高血压、癌症、心脏病这三种具有高死亡率的疾病都直接或间接与心理压力有关。长期的心理压力往往会给人带来以下问题：出勤率降低、人际关系紧张、与同事摩擦及不合作态度增加，对工作及自己的学习没有满足感，工作中常常出现差错和事故。

中年人面对心理压力往往采取不良的应对方式，如吸烟、饮酒、服用镇静药物。这种应付心理压力的办法往往只是暂时改善人的情绪状态，并不能彻底根除。应付心理压力的办法应该是：增加社会交往，找朋友来聊天或放下工作到亲朋好友家串门；自我控制，改变自己对一些事物及问题的看法，以积极的态度来看待自己在日常生活中出现的问题，或者转移注意力，适当参与娱乐活动，或者不断进行自我安慰；也可暂离工作，避开人群等嘈杂的地方独处一段时间，进行自我调节。

坦然接受衰老

有不少40多岁的病患在被告知已经步入身体机能老化的阶段时，会流露出不可置信的表情：“我开始老化了？那七八十岁的人怎么办？”

其实，老化是一个漫长的过程，它往往在缓慢中进行，等你发觉时，老化已经进行好长一段时间了。以骨刺为例，它是一种关节退化的征象，医学上统计，50岁的人，有70%的人会长骨刺；70岁的人，这个比例更高达90%。此外，不只是关节，人全身的机能都会在岁月的进程中逐渐老化。

现代人较少晒太阳，又很懂得使用保养品，使自己看起来年轻一些，但是这些都阻止不了老化的事实。身体机能、反应速度都在告诉你身体真正的年龄，我们唯一能做的是让身体老化的速度减缓，以及在老化的过程中，不要带来太大的不适与困扰，对生活不要形成太大的妨碍，这些都显示了预防工作的重要性。

我们都知道，人和其他动物一样，都存在着寿命的限制，决定人寿命的生物法则我们还没有办法更改。大多数人的寿命在70—100岁之间，我们通常会意识到自身的某些重要器官的功能会随着年龄的增长而逐渐衰退，不再能够支撑身体，这时我们会因为年老而自然死亡。如果医学战胜了疾病，也只是推迟了个体死亡的时间，但是无法使个体的预期寿命超出自然规律限制。

现在仍有许多针对人类衰老进行的研究，科学家希望找到人类长寿甚至是永生的秘诀，以至于产生了许多夸大其词的说法，导致了人们对长寿观念的混淆。在人类文化的历史中，也有许多长生不老的传说，这体现了人类关于永生的幻想。这些幻想模糊了更合理的、更切合实际的诉求——人们应坦然接受衰老，并在晚年生活中提高自身的活力，让晚年生活更充实、更丰富。我们应该提高的是生活的质量，而不仅仅是生物学上的寿命。

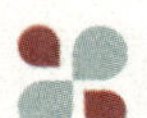

定期体检必不可少

虽然更年期不见得是造成各种慢性病的原因，但在更年期后许多疾病的发生率会大大增加，这也是不可争辩的事实，因此，如果年龄超过40

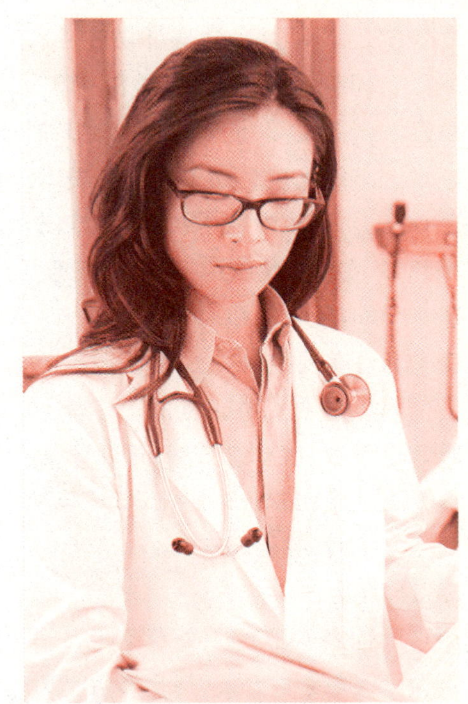

岁，身体出现各种不适的症状，就应该及早去医院检查，确定症状是否因更年期而起。

女性过了35岁，就应该接受定期健康检查，尤其是妇科检查。对更年期的各种症状都要保持警觉的态度，如出现胸口闷、走路喘、心悸等症状，也许不是由于更年期的到来，而是心脏病引起的，那么就要进行相关的检查，以免错失治疗的时机。

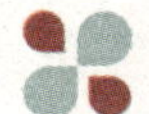

生活中的衰老陷阱

科学研究认为，人类的衰老是由于体内累积了大量的有害自由基，这些有害自由基是由多种因素引起的，如机体自身新陈代谢产生的各种废物、空气污染、外界环境中各种射线的照射、服用化学药剂等。随着生活水平的提高，许多导致人衰老的新诱因陆续出现，如生活没有规律、工作压力大、过度劳累、缺乏锻炼、长期纵欲、独身、噪声污染、酗酒无度、吸烟、长时间看电视或电脑等。

1生活没有规律

人如果没有固定的休息时间，睡眠总是不够，饮食无节制、无规律，长久下去就会引起内分泌失调，免疫功能随之下降，并引起衰老。

2工作压力大

现代人普遍承受着巨大的工作压力，尤其是中年人，担负着家庭和社会的双重责任，繁忙、焦虑所累积起来的负面情绪，如失望、悲观、忧愁等，如果不能及时排解，就会使身心受到严重的伤害，导致早衰。

3缺乏锻炼

生命不息，就应该运动不止。运动可以增强机体各个器官的功能，增强免疫力，推迟衰老的到来。所以，现代人应该将看电视或其他的娱乐时间分出一部分来，选择一项适合自己的运动，长期坚持下去，如游泳、跳绳、跑步、散步等，让衰老迟些拜访自己。

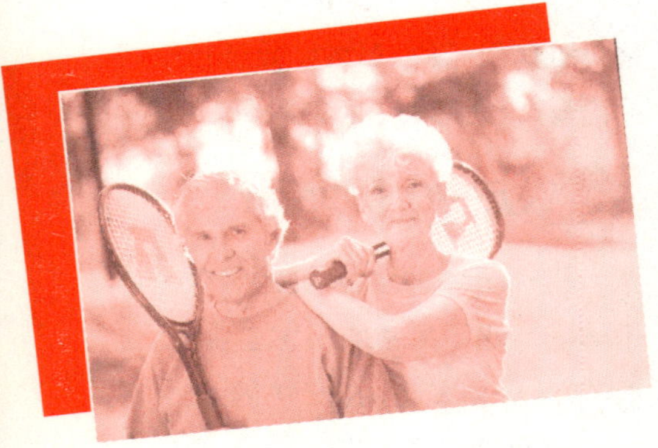

4长期纵欲

我国的中医理论认为，肾主藏精，如果肾精受损，人的寿命就会受到影响，其外在的表现就是出现衰老的征象。而长期纵欲便会损伤肾精，导至阳气虚损，使人早衰。

5独身

独身有很多种情况，如终身未结婚、离异、丧偶，但不管哪种原因，都会使人产生孤独的心理，使人心理过早地衰老，而生理上也会随之衰老。

6噪声污染

工业发展的副产品就是噪声污染。科学研究表明，噪声会影响人的神经系统，使人烦躁、易怒；还会影响睡眠质量，使人产生头晕、头痛、记忆力减退、注意力不集中等症状；能诱发多种疾病，如消化系统功能紊乱等，还会损伤听力，对正常的生活和工作造成干扰。城市居民所受到的噪声污染较多，所以多种疾病的发病率要高于乡村居民。

7吸烟酗酒

据世界卫生组织公布的资料显示，男性有90%的肺癌、25%的冠心病死亡均和吸烟有关。而酗酒无度，

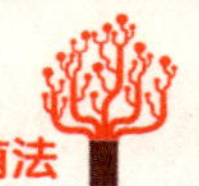

易患上酒精肝、肝硬化、肝癌和胃肠道疾病等，使人快速衰老。

❽长时间看电视或电脑

电脑、电视等电器在工作状态下会产生很强的辐射，还会发出噪声，长时间看电视或者使用电脑，皮肤、内分泌系统、神经系统等就会受到辐射的干扰，导致失眠、多梦等病症出现，还可能得雀斑。时间一久，机体的免疫功能就会受到严重损害，衰老就会不知不觉来到身边。

延缓衰老的方法

现在，我们已经确立了晚年要拥有高质量生活的观念，所以我们要有意识地预防可能使自身衰老得更快的疾病，避免潜在的各种危险，要锻炼自己的身体和大脑，让自己不至于因为缺乏锻炼而成为衰老的牺牲品。那么，我们来看一下应对衰老的具体方法。

❶保持独立和自信

老年人如果想保持活力，首先要独立和自信。要有自己的想法和追求，遇事要自己作出选择，自己的未来由自己来决定。人进入老年期，会认为做什么事情都没有意义，许多事情都由子女来作决定，自己没有选择，感觉自己越来越无助，最终导致疾病的发生。对于我们国家的老年人来说，独立和自信很重要，要注重个人选择，为自己规划未来的生活，着眼于将来，不依赖于他人，自己照顾自己，培养自己的独立性，自信地面对老年生活。

❷保持独一无二的个性

老年人应正视自己存在的价值，“人老了就什么事都做不好”的观念是错误的，随着时间的推移，老年人会变得越来越与众不同。我们应该意识到，在这个世界上，没有另外一个人和自己有相同的生活经历、信念和对世事的洞察力。这些都是属于老年人自己的财富、资本和力量，是他人肯定自己的原因。老年人应培养自己的个性，一个人的个性不是在早期生活中就已经确定下来的，而是随着年龄的增长而逐渐发展和完善的，正是因为这种成长的变化，我们的个性才会日益鲜明。老年人应明白这一点，不要让自己变得平庸无为。

❸健康的生活方式

健康的生活方式对于身体的健康起着至关重要的作用，也是延缓衰老的最重要的方法之一。吸烟者、酗酒者、肥胖者的衰老速度会比同龄人群高。高脂肪、高糖的饮食习惯显然不适合老年人，长时间坐在麻将桌旁也不适合老年人，熬夜挥霍自己的健康更不是老年人应该有的生活方式。良好的生活习惯会给老年人带来意想不到的回报。

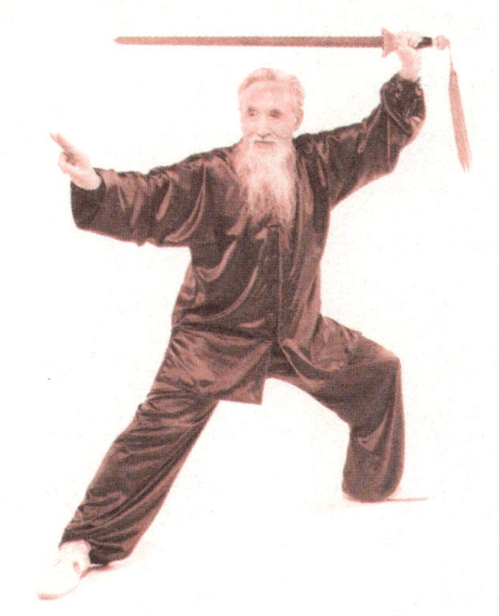

4培养爱好，保持热情

老年人会随着年龄的增长，用睿智取代年轻时的热情，用平静取代年轻时的冲动。从某种角度来说，这是件好事。但是换个角度看，不管多大年龄的人，都应该有热情，有热情是好的，这是青春的象征。老年人应该保持年轻的心态，智慧和经验的积累也可以成为好奇心和热情的能源。未知的事情还有许多，老年人想做的事情也会有很多，工作、运动、、旅游听音乐、从事创作等，老年人也应该勇于尝试新事物，不断选择、培养新的爱好，掌握新的技能，在学习掌握新的技能的过程中，老年人会得到满足的享受。而且只要老年人对未来始终充满希望和热情，就能证明自己没有衰老。

5坚持锻炼

这里所说的锻炼不仅包括身体上的，也包括头脑的锻炼。老年人每周用少要有四天进行规律的、适度的锻炼，每次锻炼的时间应不少于15分钟，还可以根据自己的身体状况进行适当的调整。锻炼自己的肌肉，增强心、肺、骨骼和其他器官的功能。强度适中，贵在坚持。坚持下去，老年人的身体细胞就能够更充分地利用氧气，精力也更充沛。老年人应有规律地进行慢跑、步行、游泳或骑自行车运动，这种耐力练习会增加精力，使老年人的身体更灵活，肌肉也会保持弹性。头脑的锻炼也不可忽视，多进行阅读练习，多思考，勤动脑，工作是不以退休为界限的，学习更是如此。大脑越用越灵活，这是非常正确的。老年人通过锻炼自己的头脑和身体，不断挑战自己，培养自己终生锻炼的好习惯。

6要有自豪感

自豪感是一种积极的人生态度，是对自我的肯定性评价，老年人应想到自己最优秀的一面。自豪的形式有很多，老年人要为自己所擅长的事情感到自豪，如个人能力、家人、朋友、爱好、运动、工作等方面。自我评价过低时，老年人容易生病，情绪消沉，变得抑郁，衰老进程会更快。人是需要鼓励的，不仅需要他人的鼓励，也需要自我鼓励。自我鼓励可以提高人生的质量，让老年人的生活充满生气和活力。

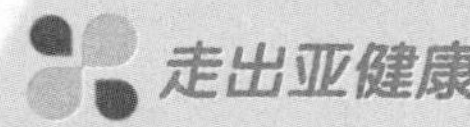

走出亚健康

❶所谓“亚健康”

亚健康是一个新的医学概念，是指人体处于健康和疾病之间的一种过渡阶段，也称“不定陈述综合征”。根据这一定义，经过严格的统计学处理，人群中真正健康（第一状态）和患病人群（第二状态）不足三分之二，有三分之一以上的人群处于亚健康状态（第三状态、灰色状态）。处于亚健康状态的人，免疫功能下降，容易患病。

❷亚健康的表现

亚健康状况涉及的内容很广泛，各种内脏器官的症状都有可能出现。亚健康状态在接受检查时大多基本正常。亚健康有 24 种表现：浑身无力，头痛，手足发凉，便秘，容易疲倦，耳鸣，手掌发黏，颈肩僵硬，思想涣散，面部疼痛，手足麻木感，胃闷不适，坐立不安，眼睛疲劳，睡眠不良，心烦意乱，视力下降，心悸气短，头脑不清爽，闭塞眩晕，容易晕车，咽喉异物感，起立时眼前发黑，早晨起床有不快感。只要有其中之一的表现就说明处于亚健康状态。现按系统分述如下：

a.精神神经系统

疲乏无力，头晕头痛，记忆力下降，精神不集中，易紧张激动，失眠，多梦，恐惧。也可能有情绪低落，缺乏动力，意志消沉的症状。亚健康状态和神经衰弱在临床表现上十分相似，前者经实验检查均属正常。

b. 心血管系统

心悸气短，胸闷多汗，时有血压不稳，心律不齐，月经不调，面色苍白，黏膜色淡，易感冒，而一般体检、心电图检查却表现正常。

c. 消化系统

腹胀、胁痛，食欲不振，排便次数增多，偶有腹泻或便秘，作消化道钡餐检查或纤维结肠镜检查均无异常发现。

d. 泌尿生殖系统

尿频，夜尿增多，性欲减退，月经周期紊乱。尿常规、精液常规、男性或女性激素检查均属正常。

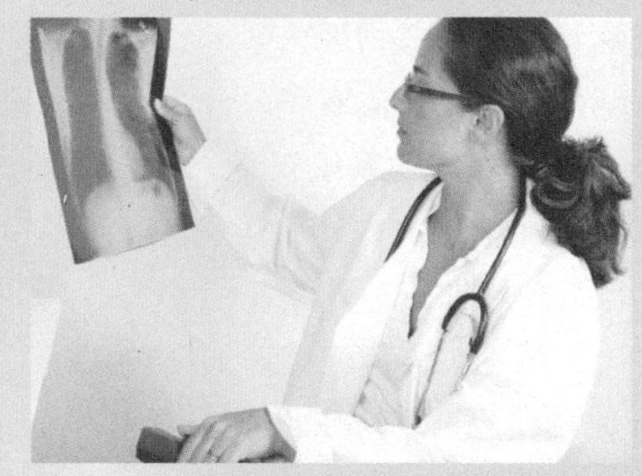

e. 骨关节系统

四肢乏力，腰酸背痛，骨节作响。作 X 光拍摄、血沉、类风湿因子、抗 O 等检查无异常发现。

❸亚健康产生的原因

其原因有心理因素、环境因素、遗传基因、身体原因等诸方面。现概述如下：

a. 心理因素

七情(喜、怒、忧、思、悲、恐、惊)均可损伤脏腑,如过喜伤心、暴怒伤肝等等。心理亚健康状态,在家庭生活、情感交流、人际沟通、工作学习等方面,难免使人产生困惑、压抑、郁闷等不健康的心理感受,从而使得家庭生活失调、工作效率低下、学习成绩滑坡、人际交往困难等不良现象频频出现,严重妨碍生活、学习、工作。

b.环境因素

六淫(风、寒、暑、湿、燥、火)之邪,皆可伤人致病。如暑邪可致中暑,火邪可致多种感染性疾病等等,环境(空气、水源、阳光、花草、噪声、空调、电磁波等)遭受污染,人体受到细菌、病毒、寄生虫、物理化学等的侵害,影响人体神经、体液和内分泌的调节,进而使人体各系统正常生理功能发生紊乱。

c.不良习惯

嗜烟、酒成癖,劳逸失度,睡眠不足,娱乐无节制。人体在进化过程中形成了固有生命运动规律——“生物

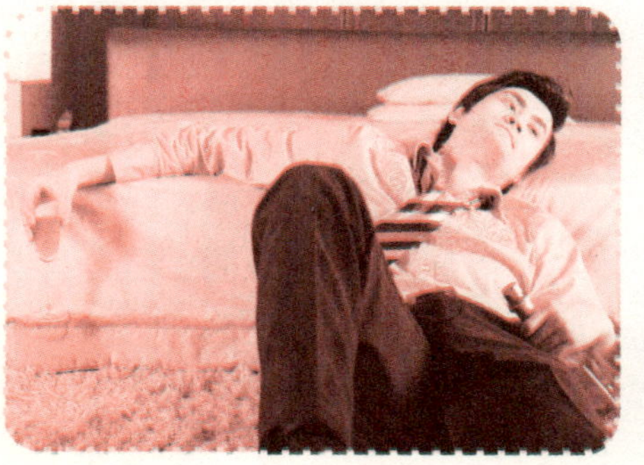

钟”,它维持着生命运动过程气血运行和新陈代谢。逆此而作,则影响人体的健康。此外,滥用药物,稍有感冒就大量服用抗生素,不仅会破坏人体肠道的正常菌群,还会使机体产生耐药的毒性反应。

d. 营养不全

饮食中热量过高,导致肥胖;维生素及微量元素缺乏;植物纤维素摄入量不够,导致便秘,引起多种疾病。此外,油炸食品吃得太多,导致血脂升高,动脉硬化,引发高血压病及心脑血管病、脂肪肝。

e. 缺乏运动

生命在于运动。现代人坐汽车上下班,乘电梯上下楼,紧张工作后回家做饭,饭后看电视、打麻将,几乎没有体育锻炼的时间,久之,“将军肚”就出现了,行动起来心慌、气短,谈何健康。俗话说,药补不如食补,食补不如动补,可见运动的重要性。

4 亚健康的预防和调理

走出亚健康状态,一不靠医生的诊治,二不靠药物的疗效,而主要是靠自己,针对病因采取积极主动的措施,就能取得良好的效果。现概述如下:

a.心理亚健康状态

要做到以下几点:1.正视自己不健康的心理表现,不要逃避,要向自己提出改变现状的要求;2.在遭到挫折或失败的时候,不气馁、不妥协,采

用自勉、自励、警醒等积极的自我暗示方法，促使自己去采取有效的克服困难的行动；3.努力培养心理保健习惯，经常反省自己的内心体验，在日常生活、学习、工作中，对待他人要宽容，在行动过程中体会愉快的情绪；4.不要回避困扰自己的问题，包括属于隐私范围的问题，主动地寻求心理医师的专业帮助，在他们的指导下采取有效的行动来克服障碍，解决问题，走出心理亚健康状态。

b.避免环境因素的伤害

譬如夏天阳光强烈，外出时就要带遮阳伞；室内空气污浊，要经常开窗通风；饭前便后要洗手，防止病从口入；暑热天少外出，多饮水或喝淡盐水；对花粉过敏者，可戴口罩，避免接触花粉；寒冷的冬天，要注意保暖。总之，要根据环境中的有害因素，采取相应措施，保护自己。

c. 克服不良习惯

长期养成的坏习惯，不痛下决心是很难克服的，如吸烟、饮酒等。

d. 全面合理的膳食

要提倡高蛋白、多维生素、多种微量元素、多纤维素、低脂肪的饮食，“早餐要吃好，午餐要吃饱，晚餐要吃少”，吃出健康，吃出强壮的体魄。

e. 适当运动

要根据自己的年龄、体质，选择相应的运动方法，不管什么运动，要适度，要量力而行，不要三天打鱼，两天晒网，贵在坚持。

总之，走出亚健康状态的怪圈，有四大要素：平和的心情，均衡的营养，充足的睡眠，适当的运动。

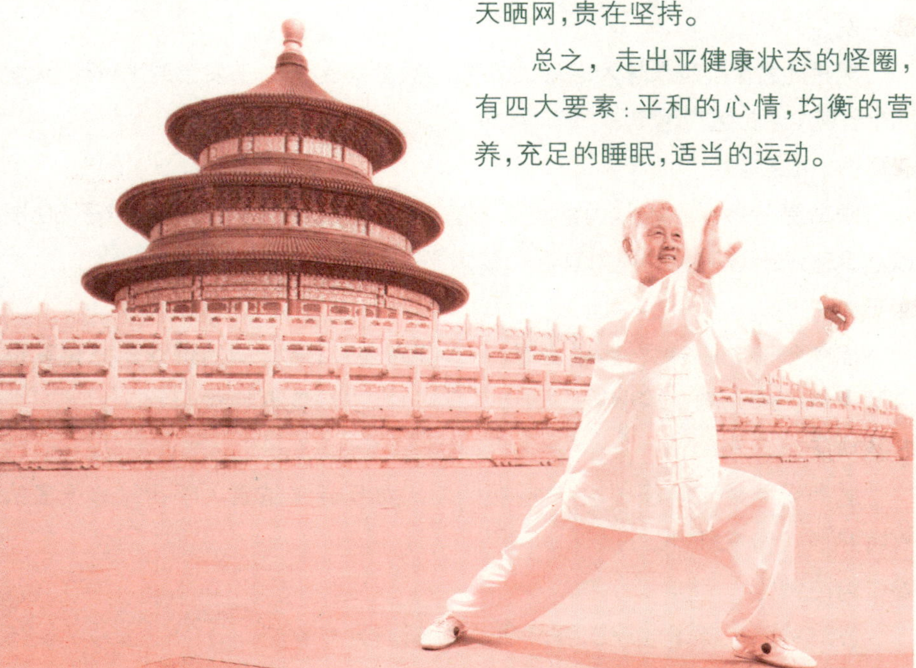

给老爸——中老年男性的长寿之道

男性的预期寿命

预期寿命是参考值，不是固定不变的。随着保健知识的增加，锻炼逐渐科学化、生活方式逐渐调整、饮食和心理恰当调节，寿命是可变的。通过预期寿命可以了解哪些因素对健康长寿有利，应坚持下去；哪些有害，逐渐或立即改变它，寿命就会增加。需要强调的是，根据各国权威健康专家的研究，乐观向上的生活态度和健康的生活方式是长寿的最重要因素。

男性衰老的生理标志

男性衰老有以下表现形式：

❶心脏功能

男子 20 岁以后心脏在剧烈运动时的调节能力越来越低。一个 20 岁的小伙子运动时每分钟心率最快可达 200 次，30 岁时减少至 140 次，以后每增加 10 岁，心脏每分钟最快跳动次数约减少 10 次。

❷头发

男性随着年龄越来越大，头发上毛囊的数量日益减少，头发会越来越稀，头发的生长速度也会越来越慢。

❸视力

眼球晶状体是影响视力的重要器官，会随年龄增长不断变厚，男子 50 岁以后会逐渐出现明显的视力衰退和聚焦不准的现象。

❹听力

随着年龄越来越大，鼓膜变厚，耳道萎缩变窄，对音调的辨别能力尤其是高频声音的辨别越来越困难。这种状况在 60 岁后变得日益明显。

❺肺功能

胸腔骨骼越来越僵硬，控制呼吸的肌肉负担越来越重。呼吸时有更多的有害物质残留在肺部。

❻肌肉与骨骼

发达的肌肉逐渐萎缩软弱，骨骼发生退行性变化。

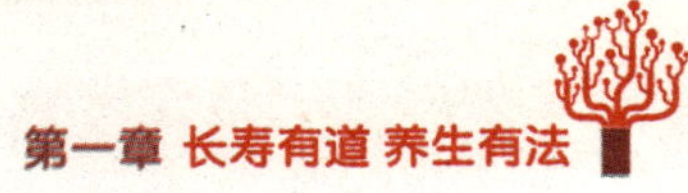

❼脂肪

男子在 25—75 岁之间，体内脂肪组织的比例增加将近 1 倍，且增加的脂肪大多堆积在肌肉和器官组织里。

❽ 性生活频度

性冲动次数减少不可避免。据统计，25 岁左右平均每年可达 104 次性高潮，50 岁为 52 次，70 岁时为 22 次左右。

男性健康的十大标准

世界卫生组织提出了男性健康的十大标准：

❶有充沛的精力，能从容不迫地负担日常生活和繁重的劳动，而且不感到过分的疲倦和紧张。

❷处事乐观，态度积极，乐于承担责任，事情无论大小不挑剔。

❸善于休息，睡眠好。

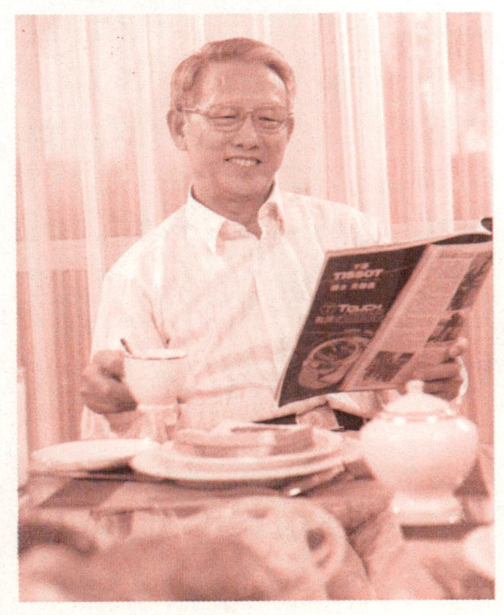

❹应变能力强，能适应外界环境的各种变化。

❺能够抵抗一般性感冒和传染病。

❻体重适当，身体均匀，站立时头、肩、臀位置协调。

❼眼睛明亮，反应敏捷，眼睑不发炎。

❽牙齿清洁，无龋齿，不疼痛，牙龈颜色正常，无出血现象。

❾头发有光泽，无头屑。

❿肌肉丰满，皮肤有弹性。

男性更年期也需关注

男性也是有更年期的，中年男性约在 50 岁时，因睾固酮分泌量减少，也会产生一些现象，像精子数目下降、精虫活动能力降低、睾丸变小、射精力量减弱、精液减少及前列腺肿大等。

但由于睾固酮下降的情形没有女性雌性激素减少得快速，大多数是非常缓慢地进行，甚至长达 10—20 年，所以身体较易适应，只有少数人会经历失眠、躁动不安、头痛等症状，大多数男性都没有觉察到这些细微的身体变化。

男性更年期的心理调适

伴随男性年龄增长而逐渐出现的雄性激素水平降低的状态，会引发男性出现抑郁、恐惧、不安、焦虑、情绪低落、神经过敏以及易疲劳等症状，加上男性本身具有较大的社会压力，也易引发更年期的各种疾病。因此，男性处于更年期时需要正确的保健。

首先，保持生活规律化和正常化，注意身体的健康，要让自己的精神处于相对稳定的状态。此外，要学会面对来自家庭与社会的巨大压力，能够化解压力，应对压力，这样可减轻心理负担。

保持稳定的心理，消除不必要的紧张。更年期的男性应该懂得更年期常识，了解自己生理和心理发生的某些变化，然后坦然面对，轻松应对更年期出现的各种症状，理智地控制自己的情绪。

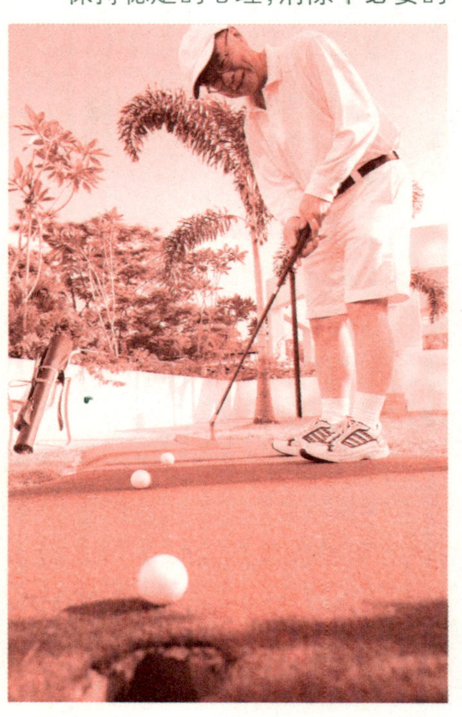

多进行户外活动，不要总一个人闷在家中，条件允许的话可以进行一些体育锻炼，如打太极拳、打球等。在户外不仅可以呼吸到新鲜空气，而且还可以通过各种方式来调节自主神经，达到心情愉悦的目的。

要及时进行心理疏导。遇到令人头痛的事情绪不佳时，不要放在心里，而应想办法将其排解出来，要学会自我解脱。另外，要学会倾诉，不要顾及男性的身份而不愿倾诉。向家人和朋友倾诉，会得到积极的安慰和劝导，从多角度考虑可以得出新的结论。

养成规律的生活习惯。吃饭要规律，不可饥饱不定；饮酒要适量，不可贪杯；要早睡早起；看电视要适度，不要时间过长，看电视间歇要适当运动，看完电视要洗脸。这样不仅有助于身体健康，还有助于培养自己的良好心境。

给老妈——中老年女性的养生之法

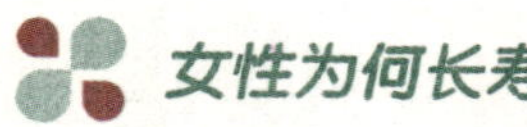

女性为何长寿

调查显示，在世界范围内，女性的平均寿命比男人长5年。在生活中与男性相比，女性的活动量更少，体质较弱，结果却是女性比男人长寿，究竟是什么原

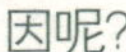

因呢?

有研究发现，随着年龄的增长，男性的心脏衰老更快，但健康的女性70岁时仍可拥有20岁的心脏。这一发现极有可能就是女性比男性长寿的重要原因。

❶与疾病的关系

一般男性比女性容易得病。调查表明，胃癌、糖尿病、肺炎、高血压、肝病甚至流行性感冒，都是男性易患的疾病，而女性易患的风湿病、红斑狼疮、淋巴性甲状腺肿等疾病为女性免疫力强提供了证据。因为这些病皆是自体免疫性疾病，也就是说是因免疫力过强而引起的疾病。在精神疾病的发生上，也是男性比女性多。

❷免疫优势

人类免疫调节基因在X染色体中，女性有两条X染色体，男性只有一条，所以女性的免疫基因强于男性。男性身体细胞内Y染色体能够使男性更具有争强好胜的特点，也往往在日常生活中因好胜心切而过度劳累，身心操劳过度，长期超负荷运转。

❸抗干扰能力

女性抗外界干扰能力强，睡眠质量好，也是女人比男人长寿的一个原因。

❹雌性激素的作用

一般认为，雌性激素作用在血管或骨骼上，使人变得年轻。另外，雌激性素还能使皮肤变得娇嫩。

❺基础代谢率低

同样的活动，女性基础代谢率更低，能量消耗也少。这是因为女性肺小、耗氧量小的缘故。例如，一般男性每天需要6 278千焦的能量，而女性有4 813千焦就足够了。女性在25岁以后基础代谢率低于男性，直至绝经后才与男性相仿。据估计，女性一生中总代谢男性较之可少30%—40%。而高能量代谢可导致减寿已为实验所证实。

❻饮食更有规律

女性饮食规律性强，吃的食物也较平衡。而男性多因工作紧张，往往吃快餐，有应酬时大吃大喝，营养难免不均衡。

❼生理状态

女性分娩和月经定期失血能作为一种生理刺激，使女子造血机能比男子旺盛，而且保持时间相当长。

其实，雌性寿命比雄性长是动物界的普遍规律，而人类还要加上社会因素与生活方式的差别，所以女性寿命高于男性是由多种因素造成的，并且已是不争的事实。

中年女性巧养生

❶养生要讲技巧

人的七情六欲，只有喜是有益人体健康的。研究发现，快乐可以使人体的各个器官产生协调一致的振动，使神经处于兴奋状态，从而促进人体分泌有益于健康的激素。

2陶冶情操，调整心理

精神活动与人体生理、病理变化有密切关系。中年女性生活节奏加快，内心难以保持宁静和安逸，容易心情紧张，精神压抑，甚至神经衰弱。而音乐、舞蹈、绘画、书法、集邮、剪报等，能调节身心，抚慰心灵，使机体新陈代谢旺盛，各种激素的分泌保持平衡。

3适当美容，优化睡眠

对于中年女性来说，皱纹已悄悄爬上眼角，适当美容，可使女性青春焕发。睡眠不足时，机体抵抗力和免疫力低下，容易导致多种疾病侵袭，增强患癌症和心脑血管病的机会。睡眠充足可解除疲劳，产生活力，还可增强免疫力和抗病力。

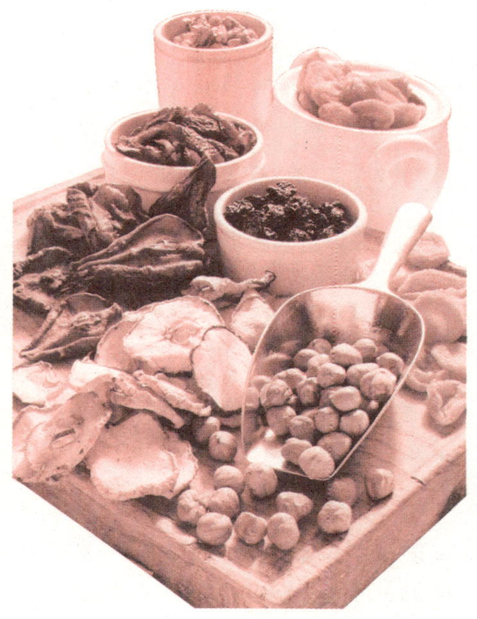

4注重食疗，补益肾精

中年女性要注意补益肾精，使身体处于旺盛的状态，如燕窝、银耳、百合、山药、枸杞、桂圆、大枣、核桃等，可根据自身状况，做成汤粥等食用，既可强身健体，又有利于美容。中医认为，肾藏精，主骨，肾精充足，则肢体强劲，身心健康。

5坚持运动，有益健康

运动能促进血液循环，改善心肺、大脑功能，消耗多余脂肪，加快新陈代谢，使机体得到充足的血氧供应而青春焕发，促进身体健康。

无“毒”一身轻

在生活中养成的某些惯常观念，很多并不利于养生保健，甚至还会对身体造成伤害。中老年女性处于人生的转折阶段，只有建立科学的养生保健观，才能拥有健康，尽享美好生活。

各种对身体的细胞、组织、器官有损害的物质，都可称之为“毒”。清毒已成为现代人的一种“健康新观念”，清毒重于进补也日益为人们所接受。

人体本身具有一定的排毒能力。人体自动排毒的途径有两个：化解与排出。人体的许多器官（如肝脏、肾脏）都具有化解毒素的能力。此外，体内毒素还可由多种渠道排出体外，例如排大便、排尿、呕吐、出汗、呼出气

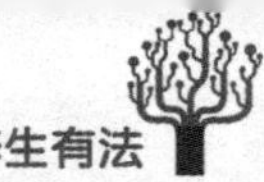

息、分泌唾液等等都可排出毒素。

但当体内毒素积蓄过多或因机体解毒排污功能减弱时，毒素便不能有效地及时排出，使各脏腑、组织、细胞功能产生障碍，导致气血失和，阴阳失衡，新陈代谢紊乱，内分泌失调，从而引发各种疾病。

在饮食中，应该有意识地多摄取一些像芹菜、玉米、黑豆、绿豆、黑木耳、紫菜等有助于化解毒素和排出毒素的食物，以保持血液清洁。坚持适宜的体育运动，可促进血液循环，提高机体对毒素的抵抗力并加速毒素的排泄。

更年期自我判断法

由于更年期并不是一个具体的“病”，通过仪器检查及激素检验并不能确定人是否进入更年期，而且通常认为的女性45—55岁的绝经年龄，是一个平均值，并非适用于每一个人。

不过更年期常常会伴随着诸多症状，医学上称为“更年期症候群”，40岁以后的女性，可以借由这些症状自我检测，判断是否已经进入了更年期。

❶更年期前后的症状分期

除更年期的典型症状外，有些症状若是在刚开始绝经或绝经之前就出现的，通常称为“前更年期症状”；有些则在绝经以后的一段时间才会出现，就称为“后更年期病症”，通常是指绝经后一年，至整个老年期所发生的症状。

a.前更年期症状

又称为“先发性症状”，常见的症状有：月经不规则、经量或多或少，皮肤出现皱纹，头发干燥、易脱落、变白，失眠多梦，面目浮肿，腰肌酸软。

b.更年期症状

热潮红、口干舌燥、心悸、夜间盗汗、记忆力减退、倦怠疲乏、头晕耳鸣、阴道干涩、烦躁易怒、乳房缩小松弛、情绪低潮、肥胖等等。

c.后更年期病症

若不注重更年期调养，除了皮肤干燥瘙痒、口干舌燥等症状会持续之外，至后期可能会产生较严重的病症，常见的有：骨质疏松症、退化性关节炎、肠胃疾病、生殖泌尿系统疾病、心脏血管系统疾病、子宫脱垂、尿失禁等。

❷可自我察觉的十大更年期症状

这些症状的发生，每个人都有极大差异，有些人可能多样且严重，有些人则可能只出现极少而且轻微的症状。

a.月经紊乱

内分泌的初期变化，在40岁左右就开始了，月经变得不规则，大多数人会经历这种状况2—7年的时间。

b.潮热、午后颧红

胸部、颈部及脸部感到有股热浪上延，而且这些部位的皮肤发红，伴有出汗的现象。

c.盗汗、失眠

发生在凌晨三四点的热潮红现象，导致全身出汗，这会影响睡眠质量，是更年期妇女的典型困扰。

d.心悸

许多更年期妇女会抱怨“又没做什么运动，竟然感觉到心跳加速，是以前没有的现象”、“我的心脏快跳出来了”等心悸现象。

e.干燥现象

皮肤变得干燥敏感、暗沉，皱纹增加。头发变灰或白、干枯易脱落，眼睛干涩不适。唾液腺萎缩，有口干舌燥现象。

f.性交疼痛、漏尿

会有阴道瘙痒、灼热感或白带增多的问题，此时因阴道入口变狭窄，造成性交疼痛不适。另外，更年期妇女易有上厕所次数增多，来不及上厕所，大笑、咳嗽或打喷嚏时会有漏尿的困扰。

g.突如其来的经前症候群

平常月经周期正常且无任何不适的女性，忽然出现经前有头痛、乳房胀痛、情绪不稳定、易怒、失眠、多梦、腹胀及肢体肿胀等症状。如果年轻时就有经前症候群的妇女，更年期症状会表现得更明显。

h.头晕头痛

多数人的症状都是发生在清晨刚睡醒的时候，有些人一站立时立刻觉得十分晕眩；有的人在发生头痛症状时，会感到有如钢盖罩住头一般的沉重感；症状更严重的人，甚至还会感到恶心和食欲不振。

i.腰酸背痛

这和骨钙流失有关，使得妇女骨关节支撑不足，加上腰臀骨头旁肌肉力量减弱，容易产生腰酸背痛的现象。也常伴有关节疼痛，尤其以膝关节疼痛最为常见。

j.人格情绪的转变

日常的人格及情绪也会有些许转变，和以往比较起来，变得较没耐心、对事情更敏感、易烦躁、多疑、焦虑等。

起居有常 保健有方

QIJU YOU CHANG BAOJIAN YOU FANG

PART 2

第二章

影响健康的坏习惯

1 饿了才吃

生活中许多人不是按时就餐，理由是“不饿”。且有相当一部分人长期不吃早餐，结果得了胆囊结石。

不仅如此，饥饿还能引起胃炎、溃疡等疾病，因为食物在胃内仅停留4—5小时，感到饥饿时胃早已排空。胃黏膜这时会被胃液“自我消化”，引起胃炎或消化性溃疡。饮食有规律，营养均衡是养生保健必不可少的物质基础。

故生活有条理对慢性胃炎患者是很重要的治疗方法。

2 渴了才喝

平时不喝水，口渴时才饮水的人相当多，尤其是青少年和“大忙人”。他们不了解渴是体内缺水的反映，这时再补充水分为时已晚。很多患泌尿系统结石的病人，他们平时都不喝水，因为不懂得正常成年人每天从尿中排出的代谢产物（废物，即尿碱）约50克，没有1 500毫升尿液，就很难将这些代谢产物排出体外，久而久之，就在肾脏形成结石，小的结石可通过输尿管、膀胱、尿道排出，但不经治疗就自动排出者十分少见。预防泌尿系统结石的方法是长期饮用磁化水。

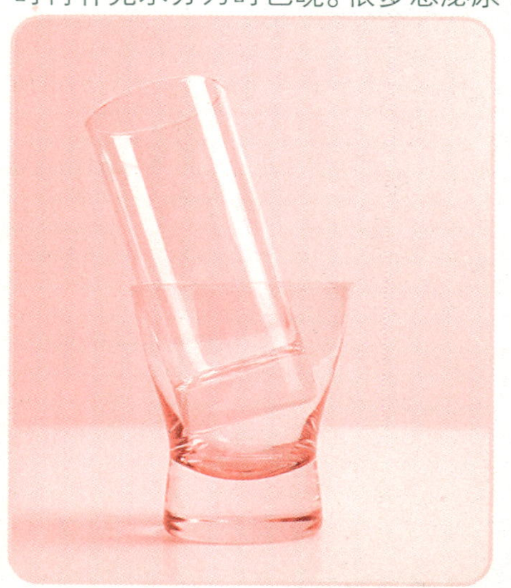

生理学家告诉我们，每位成年人每天需饮水1 500毫升左右。水对人体代谢比食物还重要。一个人可以七天不吃食物，但不能七天不喝水，否则生命就结束了。晨间或餐前喝一杯水大有益处，既可以洗涤胃肠，又有助于消化，促进食欲。据调查，有经常饮水习惯的人，便秘、尿路结石、口疮的患病率明显低于不常饮水的人。

正确的饮水方法应该先用水漱漱口，润润口腔，然后喝水，每次喝100毫升到200毫升为宜，每隔半小时左右喝一次。

3 急了才排

很多人只在便意明显时才去厕所，甚至有了便也不解手，宁愿憋着，这样对健康极为不利。大小便在体内停留过久，容易引起便秘或膀胱过度充盈，粪便和尿液的毒性物质被人体再吸收，可导致“自身中毒”。因此应当养成定时排便的习惯，尤其以晨间为好，以减少痔疮、便秘和大肠癌的发病概率。

如何养成定时排便的习惯?方法是早晨醒来,先不起床,平卧,用双手按摩腹部,从上到下 100 次,顺时针 100 次,逆时针 100 次,鼓肚子 20 次。起床后饮开水 500 毫升,而后去厕所,蹲 10 分钟左右,不管有没有大便,如此坚持 1 周左右,即可养成定时大便的好习惯。平时,要多食用芹菜等含纤维素多以及香蕉等润滑肠胃的食物,并多饮水,千万不要依赖药物。

❹累了才歇

许多人误以为累了是应该休息的信号,其实是身体相当疲劳的"自我感觉",这时才休息为时过晚。过度疲劳可以积劳成疾,降低人体免疫力,使疾病乘虚而入。不论是脑力劳动者还是体力劳动者,在连续工作一段时间后,都要适当休息。

❺困了才睡

困倦是大脑相当疲劳的表现,不应该等到这时才去睡觉。按时就寝不仅可以保护大脑,还能提高睡眠质量,减少失眠。人的一生约有三分之一的时间是在睡眠中度过的,睡眠是新陈代谢活动中重要的生理过程。只有养成定时睡眠的好习惯,保证每天睡眠时间不少于 7 小时,才能维持睡眠中枢生物钟的正常运转。

❻胖了才减

随着生活水平的提高,肥胖患者日渐增多。导致肥胖的原因主要是进食过量,营养过剩,缺乏运动,而这几种原因完全可以在体重超标之前加以预防。如控制饮食,防止暴饮暴食,调整饮食的种类,加强体育锻炼。常常有不少女性,为了减肥去买减肥药吃,结果造成内分泌紊乱,得了甲状腺机能亢进、乳腺增生症,结果造成内分泌紊乱。因此,减肥不如防止肥胖。

防止肥胖最好的方法是:控制主食,坚持运动。缓解饥饿感,用多吃蔬菜(每天 500 克)、水果(上午 10 时、下午 4 时各一次)来解决;坚持每日进行半小时体育锻炼。

肥胖能导致许多疾病。研究表明,肥胖者发生糖尿病的危险性是正常人的 3 倍,约 50% 的肥胖者迟早会患上糖尿病。另外,肥胖还是高血压病、心脑血管病的诱因。我国儿童、少年肥胖者越来越多,应引起家长的关注。

❼病了才治

预防为主是我国卫生工作的四大方针之一。疾病应当以防为主,等疾病上了身,就已经对身体造成了损害。疾病发生时都是有信号的,比如人们常说的"亚健康状态"就是疾病的前奏。平时应该加强锻炼,提高自身抵御疾病的能力,感到自己处于"亚健康状态",就要引起注意,把疾病消灭在萌芽状态。

饭吃八分饱

世界卫生组织提出的人体健康四大要素中就有“饮食合理”。所谓合理，就是饮食应包括质和量。饮食的质，包括每日的饮食要卫生，要有蛋白质、脂肪、糖、纤维素、多种维生素、多种微量元素和足够的水分。要荤素搭配、不挑食、不偏食，不吃隔夜菜等。饮食的量，是指不要暴饮暴食，而要“饭吃八分饱”。什么是八分饱？就是进食时，吃到稍有饱腹感就停止。长期坚持八分饱，有益于健康长寿。

1 能够降血脂

一日三餐应当遵循这样的规律：早上吃好，中午吃饱，晚上吃少。曾有人做过这样的实验，把相同热量的食物分别放在早餐和晚餐吃，结果发现，如果让被实验者一天只吃一顿早餐或晚餐，但所吃的热量完全相同，结果只吃早餐的人要比只吃晚餐的人体内总胆固醇和脂肪含量低。

是什么导致了这种差异？主要跟激素的分泌量有关。在人体内控制葡萄糖代谢和脂肪蓄积的有两种激素，即胰岛素和升糖激素。一般情况下，早餐时人体分泌的胰岛素和升糖激素是等量的，这样，摄取的热量就不易转变成脂肪在体内积蓄。但晚餐时，胰岛素分泌量通常要大于升糖激素，那么，晚餐吸收的热量就很容易转变成脂肪在体内堆积了。需要指出：人体血液中的大部分胆固醇是在肝脏内合成的，这个合成过程主要是在夜间睡眠时进行的，所以晚餐进食量的多少，直接决定了血中糖、氨基酸、脂肪酸浓度的高低。再加之人们受日常活动量的限制，白天的热量消耗较晚上大，那么食入的多余热量，就更容易被人体吸收并转变成脂肪储存在人体中。

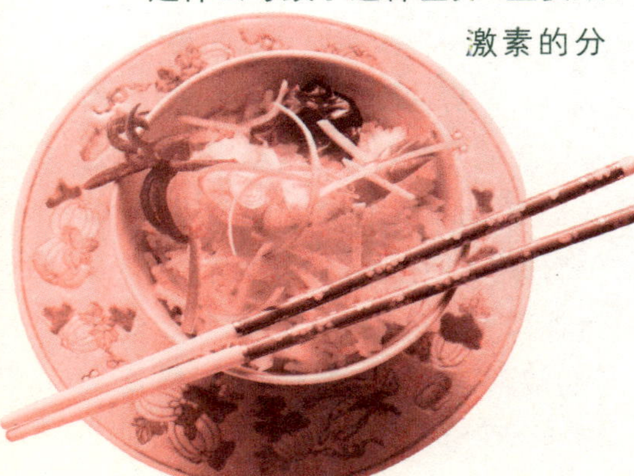

2 可有效减肥

肥胖是百病之源。肥胖病人多见动脉硬化、高血压、糖尿病，还易引发乳腺癌、大肠癌。从健康角度来看，人们确实应该关心自己的体重和体形。如果每餐八分饱，一个半月后就能收到效果。许多人想通过大量的运动去减肥，由于多种原因，往往效果甚微。不妨试一试每顿饭吃七八分饱，再加上适当的运动，身材就不会显得臃肿。

3 避免隐性浪费

浪费分为显性浪费和隐性浪费两种。很多人在吃饭时认为“扔掉浪

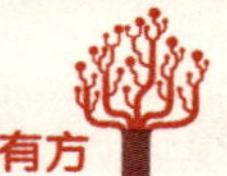

费，吃掉不浪费”，其实这是一个误区。扔掉固然是浪费，我们把它称作显性浪费，但为了不浪费硬吃到肚子里去，看上去不浪费，但实际上浪费更大，过多地在体内蓄积了脂肪，为心脑血管疾病埋下了隐患，这就是隐性浪费。现在人们生活水平提高了，早就解决了“温饱”问题，如果仍然坚持“吃掉不浪费”，就会出现隐性浪费。

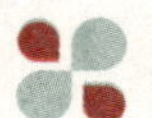

优质睡眠保健康

老年人在日常生活中，合理安排一天的活动、饮食、锻炼和睡眠，对身体的恢复具有重要作用。生活作息规律化，对于保护大脑的健康是十分重要的。每一个老年人都应根据自己的情况，制定出一个切实可行的生活作息制度。做到定时起床、定时进餐、定时劳作、定时看病、定时学习、定时锻炼、定时服药、定时睡眠、定时洗漱，并养成按时排便的习惯。每天按制度进行，形成规律，养成习惯，将生活安排得井井有条。规律生活可使老年人生机勃勃，充满生活乐趣，虽然身体虚弱，但精神不衰，从而使疾病早日康复，推迟衰老的到来。

充足的睡眠对每个人来讲都是很重要的，尤其是对老年人来说。良好的睡眠状态能够解除身心疲劳，同时储存新的能量，从而修复机体并延缓衰老速度。所以，老年人的睡眠时

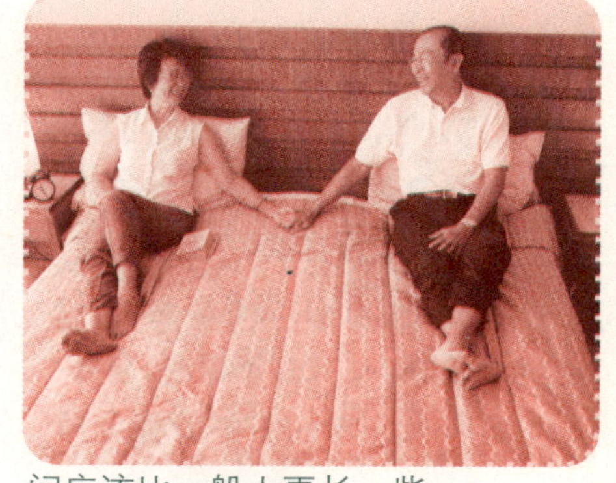

间应该比一般人更长一些。

为使睡眠达到一定的时间和深度，必须养成有规律的睡眠习惯，定时入睡、定时起床，如果每天能保证一定的午睡时间，并养成午睡的习惯，对促进健康更为有益。

睡前情绪要平静，不要太紧张、兴奋，不可忧虑，不可恼怒；不要看惊险小说，不要思考问题或长时间地交谈。睡前不宜过饥或过饱，不宜饮用有刺激或兴奋作用的饮料，如浓茶、咖啡等。睡前用温水洗脚，有助于消除疲劳，帮助老年人尽快入睡。

睡眠的环境宜安静，室内保持通风良好，温度适宜，但不宜睡在风口处。夏天中午不要睡在屋檐下，以免感冒着凉，甚至中风。睡眠时，无论天气多热，腹部都要盖好，以免受凉引起腹痛和腹泻等疾病。

总之，睡眠有许多学问，了解和掌握这些学问，对于帮助人们合理安排睡眠时间，消除疲劳，促进身体健康很有益处。

要学会劳逸结合

世界各国医学专家一致认为，缺乏运动是20世纪影响人类健康的基本原因之一，他们提出“不运动造成肥胖，人体肌肉的饥饿有成为流行病的危险”的警告。100年以前，全部工作的94%靠人体的肌肉力量完成，只有6%的工作依靠机器。现在，特别在发达的工业国家里，随着机械化和自动化的发展，体力劳动越来越少，因而肌肉活动大大减少，肌肉活动的减少成了危害现代人健康的祸根。

《黄帝内经》里这样说过：“五劳所伤，久视伤血，久坐伤肉，久立伤骨，久行伤筋，久卧伤气”，“形劳而不倦”。这些都说明了劳逸结合的重要性，强调了运动对保持人体健康的重要性。因此，在养生中必须遵循劳逸结合的原则，才会达到事半功倍的效果。老年人因体力减弱，精神易于疲劳，所以更应注意劳逸结合，才能适应自己身体的需要。

因此，中老年人在养生保健中一定要注意劳逸结合，注意自身的变化，特别是面部的变化，不妨每天清晨对着镜子观察自己的脸，它会警告你，在身体健康上是否已经亮起了红灯！

1. 是否常常面无表情
2. 有黑眼圈吗
3. 皮肤干燥无光泽，毛孔张开，刮胡子老是不顺利，好像被什么东西阻碍到似的
4. 脸色青黄
5. 皮肤无弹性，在睡眠中形成的小皱纹依然留存在脸上
6. 鬓角上青筋浮突
7. 眼睛无神
8. 唇肌松弛

如果在上述八项中，你有四项以上答案是肯定，而且是每天都有此情形，那你显然已经患了慢性疲劳症！

“慢性疲劳”不是正式的病名，但却是一种很麻烦的病症，它是由精神因素引起的疾病，与肉体过度疲劳的性质不同。登山时走路过多或因熬夜而导致的急性疲劳，只要有一夜充足的睡眠即可恢复体力，但慢性疲劳却不易为患者本人所察觉，要及时治疗也不太可能。

慢性疲劳不是一种能自我发现的疾病，而且，它多半在人体中较弱的器官上显现症状。譬如，一个人若平时肠胃的抵抗力就较差，如果再由于心理原因积郁成慢性疲劳，常会有消化不良、食欲不振、胃痛等症状产生，不过这些症状仍很细微，几乎不会使人怀疑自己已经患病。如果这些病状仍持续下去，即使吃了市面上出售的成药也治不好，反而会愈加恶化。最好的办法还是设法找出心理的

症结，彻底驱除精神上的疲劳，这些症状即可不治而愈。

居室安排很重要

老年人在居室内的活动时间比青年人长，因此，合理布置老年人的卧室，对老年患者的健康和长寿是很重要的。那么该怎样布置老年人的卧室呢？

❶朝向良好，空间宽敞

老年人的居室应以面南为佳，北向次之，东西向夏季酷热，不适宜老人居住。充足的阳光和宽敞的空间可促进人体的新陈代谢、增强体质。但卧室采光面积不宜过大。若日照过量，室温过高，会使人感觉不舒服。室内通风很重要，特别是对冠心病、高血压患者尤为重要。室内通风要适度。故可采取一些可以调整窗户角度、改变风向的措施。

❷居室的门窗、墙壁隔音要好

临街或临近噪声源，会给老年人，尤其是体弱和患病的老年人带来不良后果。就是听音乐也应尽量减小音量。因此，要增加门窗的密封度，采取一些必要的防止噪声的措施，给老年人创造一个安静舒适的环境。

❸居室的温度和湿度要适当

据研究测定，老年人的居室温度在 16℃—24℃、相对湿度在 40%—50% 为最佳。室温过高，会使室内干燥，对健康有害；室温低于 16℃，会使老年人抗感染的能力降低，易诱发呼吸系统的疾病，如气管炎等。如果室温低于 12℃，一些患病的老年

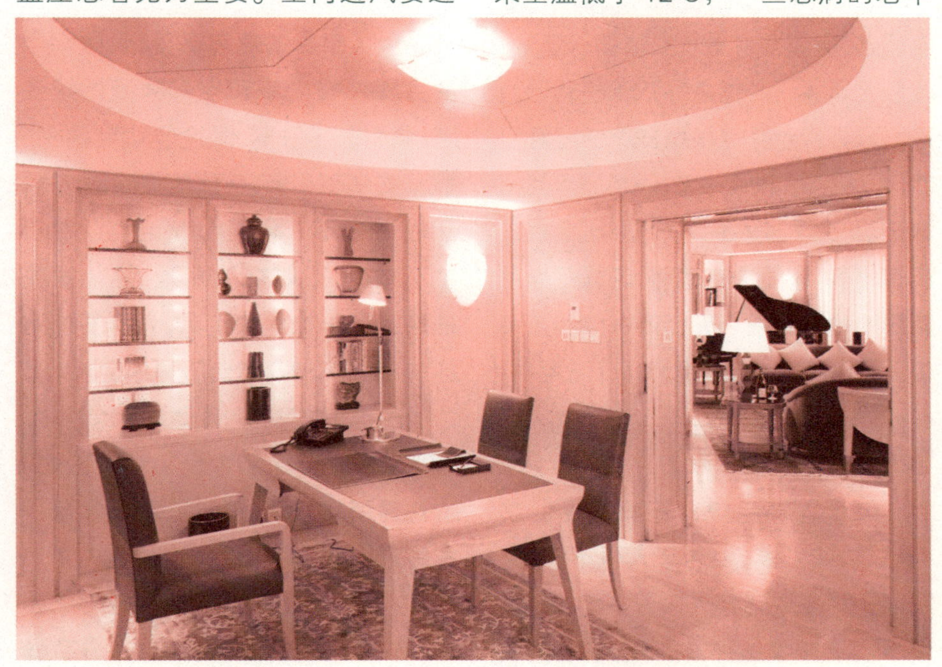

人的病症更容易发作。室温过低，还容易发生“老年低体温症”，即体温下降到35℃以下时，就是老年低体温症。严重的低体温症常有意识障碍、颈项强直、血压下降、心动过缓或心律不齐等症状。居室湿度过高过低对呼吸系统都不利。干燥利于室内微生物生存，潮湿易使霉菌生长，从而诱发过敏性疾病，如哮喘或过敏性鼻炎等。

4 室内摆设宜简单实用

老年人屋内的摆设，可以主人的职业、爱好来设计，以实用品为主，只摆几件大型的家具和简单的桌椅就行了，家具太多会妨碍老年人的行动，可能致使老年人摔跤而发生意外。

5 居室的色彩布置宜和谐美观

为了使老人心情愉快，应采用暖色调，使房间富有生气。墙面以淡青、乳白、淡黄、浅橘黄等素雅的色调为好，家具的色彩可根据自己的喜好而定。但从美学观点来看，浅色的家具明快开朗，宜配较深色的墙面；深色家具沉稳庄重，宜配浅色墙面，这样可取得较好的对比效果。桌上或书架上还可根据自己的喜好摆上几件小工艺品。

常染发不利于身体健康

每个人都希望自己的头发滋润秀美、乌黑光泽，中老年人也不例外。所以，许多中老年人为保持年轻的外观，常通过染发这种方式来使自己的头发保持黑亮。

但近年来的医学研究发现，常用的氧化型染发剂含有20多种化学成分，其中大约有9种能让头部细胞产生突变活性，导致细胞增生，进而诱发癌变。研究表明，如长期使用这种类型的染发剂，人的皮肤只要吸收1%，就会引发癌症。

有些人染发还会引起皮炎，出现头皮水肿、潮红，长出大小不一的水疱，皮肤破溃、灼热和剧烈的疼痛等症状。染发水流到面部，还会使面部出现红斑、肿胀，如果流进眼睛里，可导致眼睛水肿、结膜充血、怕光、流泪、疼痛难耐。

打牌时间长有害健康

久坐引起的危害很多，长时间坐着打牌，臀大肌和坐骨神经持续受压，易引起下肢麻木、全身肌肉酸痛、脖子僵硬和头晕、头痛等症状。另外，长时间坐着打牌，还会使全身血管血容量减少，心脏功能减退，并加重腰椎疾病和颈椎病的症状，容易发生动脉硬化、冠心病、高血压等病症。

长时间打牌还会造成人体免疫力下降。久坐会引发肠胃蠕动减慢，消化腺消化液分泌减少，出现食欲不振等症状。容易引发胃炎、肠炎、胃溃疡等消化系统疾病。长时间静坐还会导致人体内的钙质大量流失，导致骨质更加疏松、脆弱，还会使体内脂肪增加，体重上升、血压增高，引发糖尿病、冠心病和中风等并发症。

打牌时精神高度集中，时间过长，会使人感觉倦怠、头晕目眩，甚至诱发精神方面的疾病。如果打牌者患有动脉硬化等疾病，会因打牌时过度兴奋和紧张，出现脑缺血、心绞痛等症状，甚至引发心肌梗死。另外，很多人在打牌时为了“提神”而吸烟、喝咖啡，长期如此，会损伤肺脏器官、神经系统和心脑血管功能。

中老年人如果在停止打牌后突然站起来，血液涌向下肢，就会造成瞬间上半身供血不足，出现头晕眼花、站立不稳等现象。

春季养生有原则

“春生、夏长、秋收、冬藏”，自然万物都遵循着这一规律，人也不例外。因此，养生者应“顺时而养”。

春季阳气生发，养生者应注重保护萌生的阳气，使其在体内逐渐充沛旺盛。

此外，“春应于肝，肝性喜条达”，应保证精神愉快，气血润畅。因此，中老年人春季养生的原则就是补益肝脏、强化肝脏、养护肝脏。

夏季养生四大注意

夏季是一年里阳气最盛的季节，

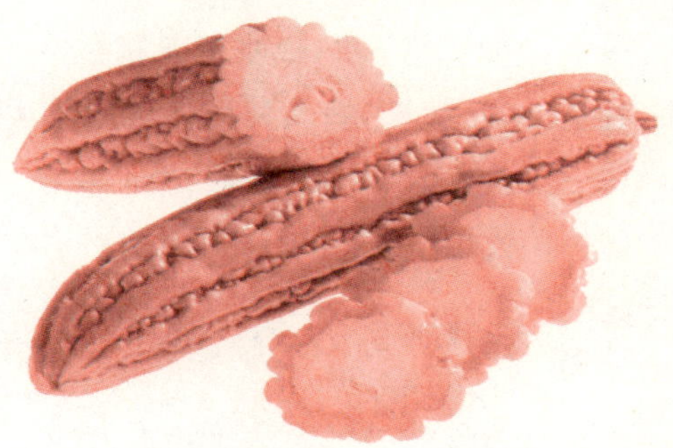

也是新陈代谢最快，生机最为旺盛的时期，正因为阳气过盛，许多中老年人往往出现食欲不振、全身乏力、出汗过多、头晕、心烦等症状。为了安度盛夏，中老年人就需要精心打理自己的生活。

1 饮食清淡

夏季，人的胃酸分泌减少，饮水增多，胃酸受到很大稀释，导致机体消化功能减弱，因此饮食应清淡。

2 睡眠充足

夏季气温高，并且日长夜短，人体新陈代谢旺盛、消耗大，非常容易疲劳。保持充足的睡眠能舒缓大脑和身体各系统，有利于中老年人的身体健康。

3 多食苦味

苦味的蔬菜大多具有清热的作用。因此，夏季经常吃苦菜、苦瓜等苦味食品，能够调和脾胃、解热祛暑、醒脑提神、消除疲劳。

4 主动喝水

夏季闷热、出汗较多，机体很容易因缺水而出现血容量减少、心脏灌注压下降、心肌缺血等病症，而主动喝水则能有效预防缺水所带来的多种病症。一般来说，清晨起床后、上午10时左右、下午3时左右、晚上就寝前都要饮用1—2杯白开水。

秋季养胃五大原则

因为秋季的气温变化较大，会对胃肠道造成一定的刺激，所以秋季是中老年朋友胃病复发与多发的季节。那么，秋季该如何养胃呢？

1 保暖

胃病患者应防范“秋冻”，并要特别注意胃部保暖，适时增添衣服，夜晚盖好被褥。

2 调养

胃病患者的秋季饮食应以温、软、淡、素、鲜为宜，并且做到定时定量，少食多餐。

3 忌嘴

胃病患者在秋季要注意忌口，不能吃过冷、过辣、过黏、过烫、过硬的食物，更不能暴饮暴食，还要戒烟禁酒。

4 静心

胃病、十二指肠溃疡等病的发生发展与人的情绪和心态有密切的关系。因此要讲究心理卫生，保持精神愉快和情绪稳定。

5 运动

肠胃病患者应结合自身体征，适度加强锻炼，提高机体抗病能力，减少疾病复发。

冬季浴晕症不可不防

浴晕症就是在洗澡时突然发生眩晕的症状。据临床资料统计，约有10%的老年人在冬季洗浴过程中会不同程度地出现头晕目眩、心悸胸闷、口渴恶心、四肢无力、呼吸急促、眼前发黑等一系列症状，严重时还会突然晕倒，导致摔伤，心脏病患者还会诱发心绞痛或心肌梗死。

浴晕症多发生于冬季，主要原因是冬季天气寒冷，人们为了保证浴室内的温度，就会紧闭所有的门窗，这就使浴室成为温度高、湿度大、氧气含量较少、空气较污浊的场所。老年人在洗浴过程中组织、器官得不到足够的氧气，出现代谢功能紊乱，最终造成头晕。

此外，部分中老年人的体质较为虚弱，耐受力和应激性也比较差，再加上热水浸泡，体表毛细血管会迅速扩张，大量血液淤积在体表，减少了循环与回心的血液量，就会造成心脏输出的血液量不足，最终引起血压下降和脑组织发生暂时性缺血和缺氧，从而造成“冬季浴晕症”。

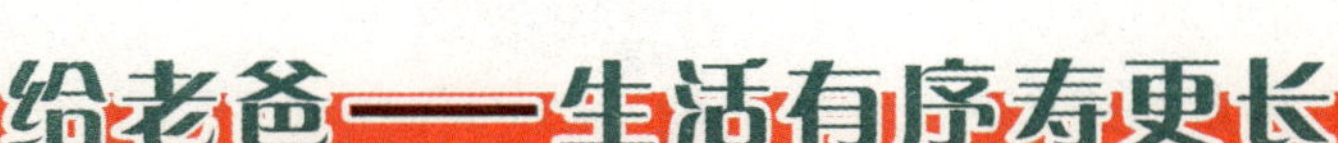

给老爸——生活有序寿更长

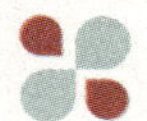

烟小害处大

吸烟始于美洲印第安人部落，烟草传入我国已有400年左右的历史了。据世界卫生组织报道，每年因吸烟而死亡的人数比车祸多三倍。烟草的化学成分非常复杂，有1 200多种化合物，有毒物质高达20余种。近代的科学研究发现，吸烟是癌症（尤其是肺癌）、肺心病、冠心病发病率及死亡率增高的主要原因。有人将吸烟时燃烧的产物——苯并芘涂在50只老鼠的皮肤上，结果有14只老鼠产生肿瘤。据国外医学资料统计，吸烟可能与某些肿瘤如唇癌、舌癌、食道癌、支气管癌、喉癌等的发作有关。烟中所含的尼古丁是有毒的，一滴尼古丁足可杀死三匹体重为180—200千克的马，如果将三支上等烟所含的尼古丁经静脉注入人体，不出5分钟，人就会死亡。短时间内大量吸烟也可以使人体血管痉挛、血流变慢、心跳加快，甚至出现心律不齐、心绞痛及心肌梗死等现象。

吸烟对呼吸道的刺激是显而易见的，对神经系统的影响却捉摸不定，可表现为短暂的兴奋，记忆力减退，失眠、多梦，精神衰弱，工作能力下降；吸烟还会使人视力模糊，听力减退。吸烟对中老年人的健康有百害而无一利。

对于染上“烟瘾”而成为一个名副其实的吸烟嗜好者来说，戒烟谈何容易！有的人为戒烟，含糖块、吃瓜子，四处购买戒烟糖、戒烟茶、戒烟中药。其实，戒烟没有良药，没有捷径，只要有坚强的意志，果断的决心，就完全可以戒烟，“坚决不抽”就是最简单的戒烟方法。

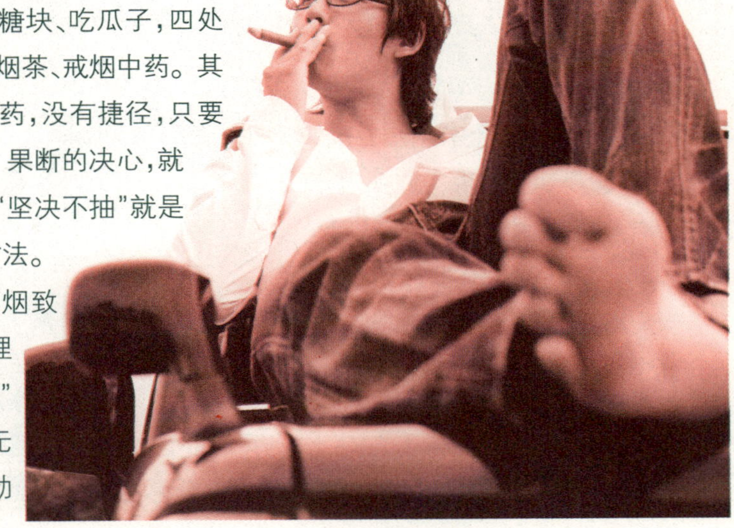

目前，对吸烟致癌又有新的理论。有些“烟鬼”一生与肺癌无关，而有些被动

吸烟者却过早地患病离世。这是因为人体的淋巴细胞内有特定的遗传因子，当香烟烟雾中的致癌物质——苯并芘进入肺部时，会使淋巴细胞中的A、B、C三个类型的遗传因子发生不同的变化，其中C型遗传因子与吸烟致癌有着密切的关系。

通过对102名肺癌患者及124名健康人淋巴细胞特定遗传因子的调查表明，肺癌患者中有21%的人特定遗传因子为C型，而健康人中只有11%的人的特定遗传因子为C型。另外，按肺癌患者的平均吸烟史计算，人体内遗传因子为A型和B型的吸烟者，最终致癌的吸烟数量分别为43万支和45万支，而C型遗传因子的吸烟者，致癌的吸烟数量只有27万支。由此可见，遗传因子的类型也是吸烟是否会致癌的关键所在。

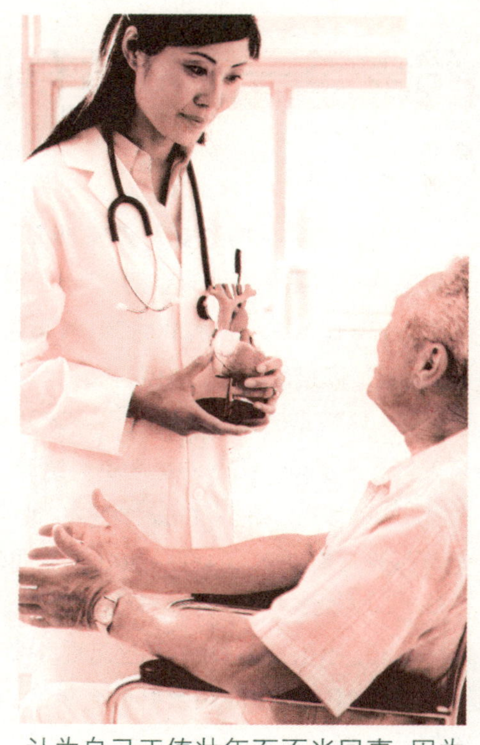

警惕男性40岁综合征

临床医学证明，男性进入40岁后，心脏周围的血管逐渐硬化，导致管腔变窄，引起局部血氧供应减少，从而直接影响人的心、脑、肾等器官。有关调查表明，男子进入40岁以后，常常会感到胸闷气短、心理压力大、头昏脑涨、记忆力衰退、肌肉酸痛、乏力，专家称这一现象为男性40岁综合征。

中年男人在因长期超负荷运行而感到头晕、胸痛、气短、心悸时，切勿认为自己正值壮年而不当回事，因为这些症状往往是心脏不健康的早期信号。人体得以正常运转是因为心脏无休止的运动，心脏泵血能力越强，为机体提供的血氧含量就越高，人脑及其他器官的运行就越良好。对40岁以上的男性来说，只有强心、改善血管内血氧运送通道，才能解决血氧不足的问题，从而直接改善人体的健康状况。

男人要注意保护大脑

男性更应该注意保护大脑，科学用脑。因为男性脑萎缩比女性快，男性脑细胞的死亡速度比女性快两倍。

通常死亡的脑细胞大多是与推理、逻辑等认知能力有关的，目前患老年痴呆症的男性比女性多。

很多男性往往不注意科学用脑，经常开夜车，这样长时间的用脑过度，会导致脑细胞受损，记忆力衰退，使人的机体节律紊乱。

多吃海鱼可补脑，鱼类含有丰富的不饱和脂肪酸，有很好的健脑作用。此外，多吃葱、蒜，不仅能降低血压，对大脑保健也有好处。

改变坏习惯，扮演好角色

男性年过40岁以后，健康面临的危险要超过女性。不妨从一天的生活开始，试着改变一些习惯。不开车，不坐车，步行去单位；抽出一两个小时去医院作一次体检；午餐时把肉换成蔬菜；工作时少抽一只烟，做做健身操；取消晚上的酒宴，回家和妻子共进晚餐；多进厨房帮妻子洗洗菜，做做饭，练会几个拿手菜和妻儿共享；少看一集连续剧，和妻子下楼散散步；不去想烦心事，让自己开怀大笑。男人要学会角色转换，为家庭为健康，扮演好自己的角色。

给老妈——起居有常身体好

养成良好的生活习惯

❶早锻炼

早晨锻炼能刺激神经系统。舒展一下筋骨就可以缓解身体疲乏和精神委靡状态。

❷睡好觉

良好的睡眠能保持充沛的精力。睡前不要吃得过饱，睡时不要穿得过暖，被子要轻柔保暖，同时，注意卧室的通风换气。

❸多放松

整天考虑问题，消耗精力。应每天从纷繁的思绪中抽出30分钟放松一下，这样才能精力充沛。

❹饮食好

饮食要多样化，要讲究营养价值，注意食物的酸碱性平衡，且不要吃得过饱。

❺备药箱

每个老年人都要备一个专用的小药箱。在服药前一定要仔细读一下说明，避免用药不当或产生副作用。

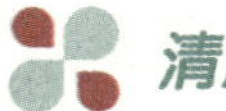

清晨科学饮水益处多

❶要喝什么样的水

新鲜的白开水是清晨第一杯水的最佳选择。白开水是天然状态的水经过多层净化处理后煮沸而来的，其中的钙、镁等微量元素对人的身体健康非常有益，有预防心血管疾病的作用。有不少人认为喝淡盐水有利于身体健康，其实这种认识是错误的。人在整夜睡眠中滴水未饮，而呼吸、排汗、泌尿这些生理活动要损失许多水分，早晨起床饮些白开水，可很快使血液得到稀释，纠正夜间的高渗性脱水。

❷喝何种温度的水为宜

有的人喜欢早上起床以后喝冰箱里的冰水，觉得这样最提神。其实，这是错误的。早上，人的胃肠都已排空，过冷或过烫的水都会刺激到肠胃，引起肠胃不适。早晨起床喝水，喝与室温相同的白开水最佳，以尽量减少对胃肠的刺激。

❸喝多少水为宜

一个健康的人每天至少要喝7—8杯水（约2.5升），运动量大或

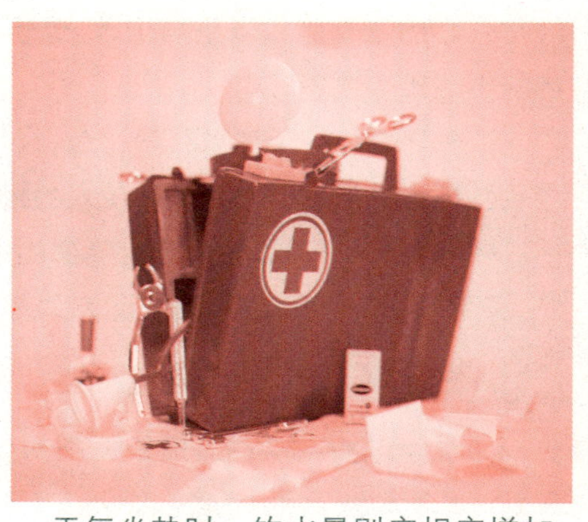

天气炎热时，饮水量则应相应增加。清晨起床时是一天身体补充水分的关键时刻，此时喝300毫升的水最佳。

科学睡眠

睡眠障碍是老年人常见的症状。失眠虽不会直接威胁生命，但却会造成焦虑、烦躁不安、精神疲乏、情绪不稳定，长期失眠可产生抑郁，甚至发生自杀行为。

❶导致失眠的原因

很多老年人由于躯体疾病增多，如胃病、哮喘、冠心病、呼吸系统疾病、高血压、糖尿病、甲亢、皮肤瘙痒、全身关节疼痛等而引发失眠。

嘈杂、空气潮湿、室温太冷或太热、灯光太强、床不舒适等因素也可引发失眠。

吃得过饱或过饿等会引发失眠。

发生意外事件造成紧张焦虑、思虑过度等也会导致睡眠障碍。

服用咖啡、浓茶，饮酒，不合理地服用安眠药，或因药物依赖等可引

起失眠。

❷如何治疗老年失眠

a.非药物治疗

失眠症患者往往对睡眠产生恐惧，总是在想如何尽快入睡，但越是想尽快入睡越难以入睡，因而更加焦虑烦躁，痛苦不堪，形成恶性循环。打破这种恶性循环的最好办法是顺其自然，采取能睡多少就睡多少的态度，这种心态反而容易入睡。

刺激控制法：只有当想睡觉或有困意时才上床，其他时间均不能上床，并且睡前不看电视，不吃东西。如上床 20—30 分钟仍不能入睡，应在地下走动，直到想睡时再去睡觉。

时间控制法：无论睡眠如何，都应在早上固定的时间起床，这样可形成固定的作息节律，提高睡眠效率。尽量减少或避免白天打盹，这样可以增加夜晚睡眠时间。

b.药物治疗

在进行药物治疗前，要找出导致失眠的原因。如躯体疾病、脑动脉硬化、糖尿病等生理因素，心理应激反应、情绪障碍等心理因素，冷、热、嘈杂声音等外界环境。解决了这些问题，才能对症治疗失眠问题。

健康洗漱利养生

每个中年人都应做好睡前三件事：洗脸、漱口、洗脚。适宜的洗漱水温，不仅能起到清洁卫生的作用，而且能收到养生保健的功效。在夜晚临睡之前，用温水洗漱，既可及时消除疲劳、恢复体力，又可改善血液循环，驱除全身寒气，并能改善和提高睡眠质量，起到良好的保健作用。

❶冷水洗脸，美容保健

冷水洗脸能提高耐寒能力，预防感冒、鼻炎，对神经衰弱的神经性头痛患者也有一定疗效。洗脸用的冷水温度不宜太低，以高于 10℃为宜，这样的温度会有一种温热感，利于舒张血管。

❷温水刷牙，健齿良方

科学家通过研究认为，长期用凉水刷牙，会出现“人未老，牙已老”的结果。用 35℃左右的温水漱口是一种良性的口腔保护方法，既有利于牙齿，也利于咽喉和舌头，还可以清除口腔里的细菌和食物残渣，使人产生一种清爽舒服的感觉。

❸热水洗脚，如吃补药

睡前用热水洗脚，既干净又卫生，还能解除疲劳。人体的足部穴位很多，用热水洗脚可以刺激穴位，起到防病治病的作用。冬季用热水洗脚，对冻疮有一定预防作用。

每晚用热水洗脚，能减轻失眠症和足部静脉曲张症状，易于入睡。

洗衣注意防污染

无论是农村居民还是城市居民，

洗衣机成了大家必备的日用品，但很少有人想到洗衣机还会成为不少疾病的“传染源”。

六成洗衣机存在霉菌污染

光看洗衣机表面，洗衣机内确实非常干净，但我们目光无法触及的内槽，早已成为细菌滋长的温床。在内槽污染物中，不仅检测出大肠杆菌、霉菌等一般致病菌，还发现了腐败菌、隐球菌等致病菌。清洗的过程会将这些病传给下一次洗涤的衣服，尤其是内衣裤。

养成科学的洗衣习惯

首先，应将洗衣机放在通风、明亮的地方；

其次，内衣和外套分开洗涤，以降低交叉污染；

最后，洗完衣服后应该打开洗衣机盖子通风，让洗衣桶里面保持干燥状态。

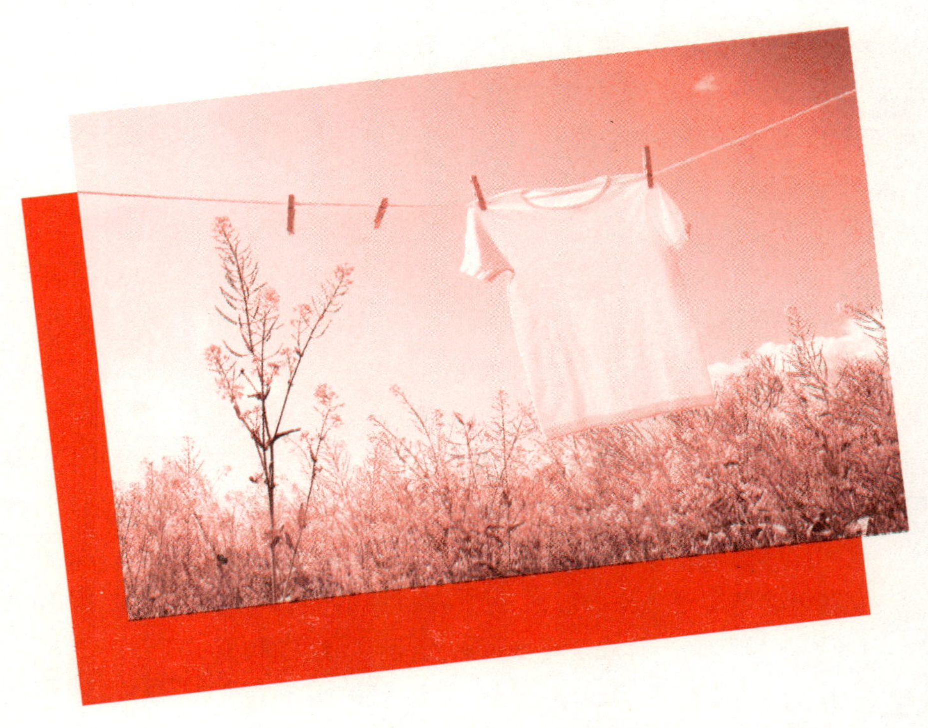

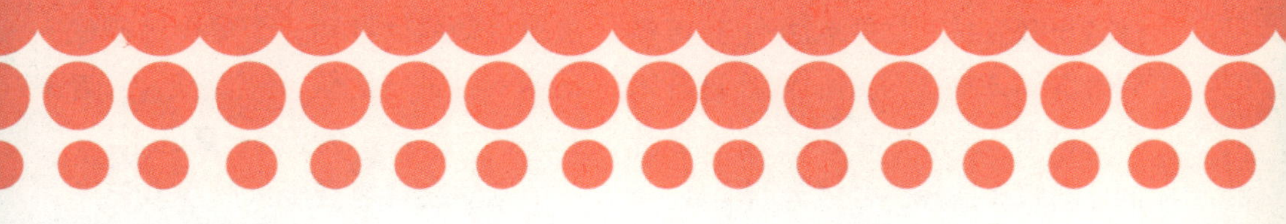

科学运动

KEXUE YUNDONG XIUSHEN YANGXING

修身养性

PART 3

第三章

科学合理地运动利于长寿

中老年人的健康长寿得益于运动，但是在锻炼过程中，中老年人要注意自我保护。如果运动不当，可能会对身体造成损伤。所以，在进行体育运动时，要循序渐进，并根据自身的体质特点选择适合的运动项目，规划好运动时间。可选择全身性的、有节奏的、比较缓和的运动，强度不要太大，时间也不要太长。在运动中如感到劳累或者不适，要马上停下来休息，运动结束后要充分休息。

经常运动的好处

运动除了能够增强人体的心肺功能，还能够改善神经系统的调节功能，增加大脑氧气的供给量，使人反应迅速、敏捷。身体变得迟钝，大脑也会变迟钝。有规律地进行运动可提高记忆力，增加大脑的运转速度。在一个为期四个月的研究中，将一个经常进行运动的女性和一个很少进行运动的女性进行比较，四个月后，前者在测试中比后者获得信息更迅速。

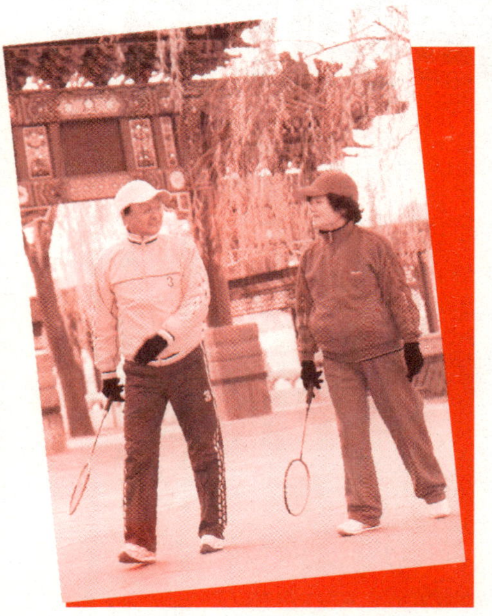

运动还可以减少大脑中多巴胺的丧失。多巴胺是一种神经传导物质，帕金森氏病患者经常出现震颤、说话含糊、僵硬的症状，就是因为制造多巴胺的神经元死亡。多巴胺严重缺乏就会导致严重的帕金森氏病。人在二十多岁时，多巴胺可能就开始减少了，所以我们要多运动，这样可减缓多巴胺的丧失。

因为某些消极的情绪会使人放弃参加各种运动，而不锻炼会使消极情绪持续增长，这样就会形成恶性循环，进而使人产生怯懦、沮丧等心理问题。运动能够帮助人们释放压力，去除种种消极情绪，保持健康的心态，从而更好地发挥出个人的积极性、主动性和创造性。运动还能够使疲惫的身心得到充分的休息，让人能够精力充沛地投入到学习和工作中。

运动能够使身心得到舒展，使身体平静，还可治疗头痛，对睡眠有益；调节人体的紧张情绪，缓解焦虑症状，改善心理和生理状况。

随着年龄的增长，我们的关节可

能不再灵活，骨骼不再坚硬，肌肉不再有很强的韧性，所以我们要通过运动来保持身体健康。没有健康的身体，就什么事情也做不了。运动可以使人年轻，在运动时，人体会释放出一种有益的激素，这种激素会对大脑产生作用，使人感到心情愉悦和满足。人天生是热爱运动的，运动可以让人变得更有活力，更有魅力。

中老年人运动锻炼五注意

由于年龄的不断增长，中老年人的运动器官逐渐退化，各项生理功能也呈衰退趋势。所以，要多锻炼身体，延缓身体各项机能的衰退，让自己保持充沛的精力和体力。当然，因为中老年人的体质各有不同，所处的生活环境和个人的喜好也不同，所以在进行体育运动时，需要注意以下五点：

❶忌急于求成

因中老年人的生理功能在逐渐下降，进行体育运动时不可像年轻时强度那样大，进度那样快，所以，在运动时要循序渐进，用较长的时间来适应。

❷忌头部活动过大

中老年人不适宜做弯腰、低头、头向下、左右侧弯等运动，因为中老年人的血管壁弹性较差，如果进行这种激烈运动，会使头部血液的流速加快，有血管破裂的危险。而且在恢复正常体位时，因为此时血液都流向了躯干和下肢，脑部会出现暂时贫血的状况。

❸忌进行激烈的比赛

中老年人进行体育运动，目的就是为了健身，所以只要参与就好，不要因为一时争强好胜而去参加一些激烈的比赛，这样不仅无法得到锻炼，还会使身体和精神都承受过重的负荷，对健康无益。

❹忌旋转摇晃

中老年人不宜做溜冰、荡秋千这样的对平衡性要求比较高的运动，因为中老年人的身体协调性比较差，平衡能力也比以前下降了许多，做荡秋千这样的运动，可能会因肢体不协调而失去平衡，发生意外。

❺忌憋气负重

中老年人不能进行拔河、举重、引体向上、硬气功等运动，因为憋气会使心脏的负担加重，引起胸闷、心悸，同时脑供血量也会减少，使人感觉头晕，严重时会发生昏厥，这点一定要注意。

不要空腹进行晨练

很多老年人经常参加晨练和户外锻炼，以达到增强体质、延年益寿的目的，但很多老人在晨练后会出现心慌、站不稳的现象，这都是由于空腹晨练造成的。

人体经过一夜睡眠，皮肤和呼吸器官都散发出部分水分，尿液的形成也会使机体相对缺水，血液浓缩，人体的代谢率处于最低水平，血糖也处于维持生理最基本的需求状态，若不补充能量就进行晨练，会导致机体代谢跟不上机体需求，很容易引发低血糖，出现头晕、目眩、手麻等症状，有时甚至会发生晕厥。

跑步使人年轻

老年人常说："跑跑跳跳，青春年少。"适量的跑步可以提高呼吸系统和心血管系统的功能；可以有效锻炼足部，以此促进血液循环；对神经机能下降和精神抑郁的人也很有益处。美国科学家研究证实，每天跑步的人，就像喝了几杯美酒一样，会产生一种特殊的欣快感。

跳舞有益身心健康

跳舞是一项可以交流情感且有益健康的运动。老年人若能坚持适度的跳舞，可以增强心肺功能，促进血液循环；强健骨骼，降低骨质疏松的概率；减少患冠心病、高血压、糖尿病、大肠癌等疾病的概率；缓和神经肌肉的紧张，加速周身血液循环；增加关节的灵活性和柔软度，减少受伤的概率；有助于消除压力，促进身心的健康；消耗热量，维持标准的体重。此外，与他人配合跳舞，不仅增强了自身的协调性，还能增强与别人的协作、配合。

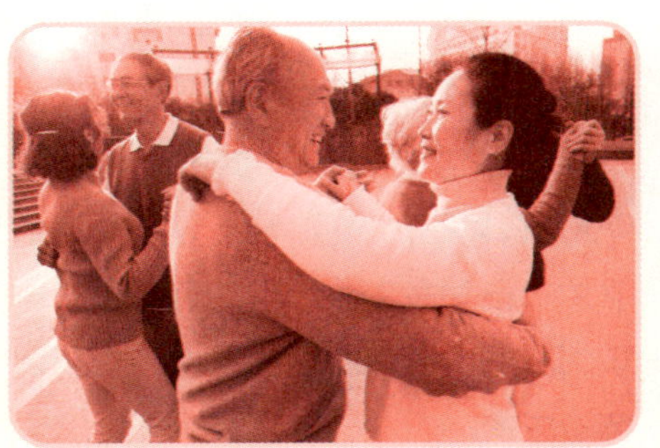

但由于老年人的身体状况各不相同，需要注意以下几点特殊问题：

1. 饭后或吃得过饱不宜跳舞。老年人消化系统功能性较差，饭后跳舞会影响胃肠的消化功能，易引起胃肠道疾病的发生。

2. 老年人不宜去人多拥挤的地方跳舞。应该选择空气流通好、人较少的场所。

3. 不要穿硬底鞋跳舞。因为舞场地面较滑，老年人穿硬底鞋跳舞容易滑倒，易引起骨折和关节扭伤。硬底鞋的弹性较差，地面的反作用力也会相应增大，损伤关节组织和小腿肌腱。

4. 不宜跳过于激烈的舞蹈。过于激烈的舞蹈会使交感神经过度兴奋，老年人心血管弹性较差，会导致心跳加快、呼吸急促、血压骤升，可诱发或加剧心血管疾病的发生。如果出现胸闷、气短、心悸、头晕等不适感时，应坐下休息，待身体恢复后再继续跳舞。

5 切忌酒后跳舞。酒精会刺激大脑，使血管扩张、心跳加速，酒后跳舞会诱发心绞痛及脑意外。

6 注意保暖。在室外跳舞时，尤其是冬季，应做好保暖工作，积极预防感冒。此外，跳舞时人体体温上升，会出现流汗、口渴的现象，老年人在早晚跳舞时，不要随意脱衣，以防感冒或其他疾病的发生。也不要过多地饮用冷饮，以免刺激消化道。

7 切忌带病跳舞。疝气、脱肛、胃下垂患者可能会因跳舞加重原来的病情；心血管疾病患者会因跳舞导致血压升高，症状加剧；患有颈椎综合征、耳源性眩晕等头晕的老人，在跳舞时容易摔倒，严重者可发生骨折；患有传染性疾病的老人更应避免跳舞，减少疾病传播的可能，对自身的恢复健康也有利。

夏季最佳运动方式——游泳

夏季参加体育锻炼，最好的项目莫过于游泳了。骄阳似火，热风扑面，在清凉的水中游泳，既锻炼了身体，又可祛暑消夏。

首先，游泳能提高人呼吸系统的功能。水的密度比空气的密度大820倍，人在水中呼吸要承受13千克重的压力。为了克服这种压力，呼吸肌必须用更大的力量进行吸气。呼吸肌的力量增强了，肺活量就会增大，经常参加游泳锻炼的人，其肺活量可达5 000毫升，而一般人的肺活量只有3 500毫升。这样，经过锻炼后，能够充分吸入氧气，呼出二氧化碳，使体内组织细胞新陈代谢旺盛，对防治慢性气管炎，改善肺气肿有良效。

其次，游泳能提高心血管系统功能。水温比体温低，水的导热性是空气的26倍，人接触水后，常常引起末梢血管的收缩，继而发生适应性的扩张。这些因素，能大大增强心脏的功能，减少代谢废物在血管壁上的沉着。

另外，游泳能使大脑皮层的兴奋性增高，指挥功能增强，工作之余若到水中游泳片刻，不管是谁，都会感到精神振奋，疲劳消失，周身轻快。尤其是中老年人，经常游泳，可使脂肪类物质较好地代谢，避免脂肪在皮下堆积形成肥胖。

游泳的确好处很多，但它也不是任何人皆可参加的运动，下水之前务必进行一次彻底的体检。若内脏有严重疾患，女性在月经期，上节育环、结扎输卵管、人工流产、分娩以后一个月内，以及患有某些皮肤病和其他传染性疾患（体癣、足癣、严重沙眼、霉菌性阴道炎、滴虫性阴道炎）的人，一般是不能参加游泳的。此外，患有慢性化脓性中耳炎的人，也不能游泳。

此外，饭后不应立即游泳，因为饱餐后的胃部受水的压力作用，可引起疼痛与呕吐；游泳前还必须充分做好准备活动，以避免发生抽筋和感冒；在下水时，不要猛地跳进水里，应先在水浅的地方洗洗脸、洗洗上肢、搓搓胸腹，使身体充分适应后，再到水深的地方游泳。游泳后，若水进到耳朵里出不来，可采用侧头低身单腿跳跃法把水控出来；游泳后还必须用清洁的水彻底冲洗一下身体，将不洁的水冲去。为了预防眼病，最好滴几滴眼药水。

常练太极拳有益健康

太极拳是一种通过各种柔和的动作，以一定的呼吸运动来促进心、肺、胃、肠等内脏机能活动的柔性武术。另外，太极拳的每一个动作都由意识引导，既可以调节中枢神经功能，又可强化肌肉筋骨、调息养神，因此特别受老年人的喜爱。

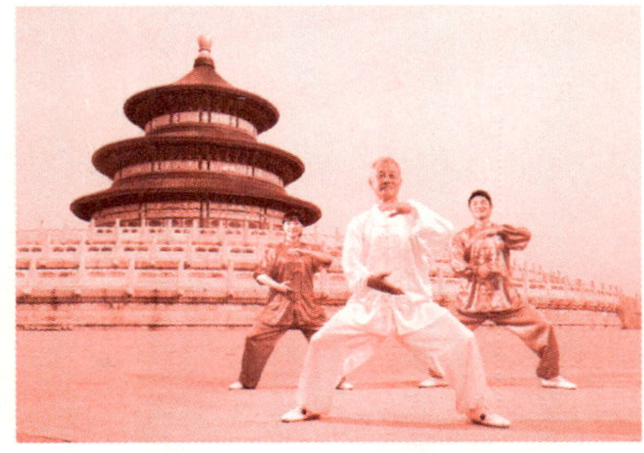

太极拳运动有很好的情绪调节作用，可以改善睡眠，增强老年人的自信心，对慢性疲劳综合征患者、情绪抑郁者的心理调节作用也很显著。

专家认为，坚持练太极拳，可以加强神经系统中枢主导部分的作用，促进内分泌和代谢功能，增强老年人的免疫力，起到防病和抗病的积极作用。

散步健身

在人的一生当中，走是最重要的日常活动，从蹒跚学步开始，到年老寿终正寝，几十年间走不停步。俗话说："饭后百步走，活到九十九。""没事常走路，不用进药铺。"这些都说明了散步健身的重要性。散步健身，对各种年龄的人皆适用，尤其是对老年人，帮助更大。

从医学角度看，行走锻炼对人体各系统生理功能的促进作用是显而易见的。老年人由于胃肠蠕动缓慢而出现腹胀便秘、食欲不振等症状，通过行走锻炼可得到改善。行走锻炼还能调节神经活动，晨起行走一小时，精神焕发一天；睡前行走一小时，安然入睡一夜。此外，走还是开启智慧的钥匙。走路时，能使身体逐渐发热，加速血液循环，使大脑的供氧量增加。血液循环加快产生的热量可以提高思维能力。

散步这种健身运动宜坚持进行，每天不少于半小时。许多人喜欢在清晨运动，但清晨时树林、公园中的二氧化碳含量较高，而白天粉尘大量飞起，也不适宜散步。因此，散步宜在黄昏时分。

旅游保健

旅游是娱乐养生的内容之一。历代养生家多提倡远足郊游，而道家、佛家的观、庵、寺庙也多建立在环山抱水、风景优美之处，以得山水之清气修身养性。旅游不仅可以一览大好河山的壮丽景色，而且还能借以舒展情怀、开阔心胸、锻炼身体、增长见识。

现在，不论是国内还是国外，正在掀起一股旅游热。随着旅游活动的迅速发展，旅游保健逐渐受到重视。只有旅游保健工作做好了，人们才能真正达到旅游的目的。

旅游不仅仅是“游山玩水”，而且是一项可以增长见识、陶冶情操、充实生活、活动筋骨，对人体身心健康极其有益的活动。但必须注意旅游保健。如有的人患有晕车病，若不懂得克服晕车晕船的知识，又怎能玩得开心呢？坐飞机旅游已成为时尚，但一些人却不适宜乘飞机。越来越多的青年人喜欢蜜月旅游，但怎样注意性保健，又如何避孕，这里面有许多学问。又比如，现在不少人喜欢野游，但在荒山野岭中如何避免被蛇咬伤，被野蜂蜇伤，也是旅游者必备的常识。此外，旅游中得了病怎么自救？旅游中又怎样注意衣食住行？这些都是旅游保健学研究的问题。可见，旅游保健学涉及的内容非常广泛，它包括养生学、康复学、运动学、营养学、疾病防治学、气象学、地理学、性学、心理学等诸多学科的内容，不仅从事旅游工作的人需要了解，普通旅游者也应该略知一二。总之，旅游离不开保健，旅游保健学是人们的良师益友，也是旅游者的保健参谋和顾问。

旅游保健学的基本原则和方法：

形神兼养：旅游活动不仅要做到“动形以健身”，还可以借其舒展情怀、修身养性，即形神兼养。

因人、因地、因时旅游：所谓因人旅游，是说人们因年龄、性别、体质、职业不同，所选择旅游的地点、项目、季节也要有所差异。所谓因地旅游，是说旅游的地点不同（指地理环境、气象条件的不同），卫生保健的方法也应不同。所谓因时旅游，是说随着季节的变化，卫生保健亦应有别。

畅通经络：中医学认为，经络是人体气血运行的通道，只有气血调和，人体才能健康无病。因此，应注意保持经络通畅，这是旅游保健学的一条重要原则。

综合调养：旅游活动是集衣、食、住、行为一体的综合活动，无论哪一个环节发生了障碍，都会影响旅游活动的正常进行，旅游保健必须从全局着眼，注意到各个环节，全面考虑，综合调养。

至于旅游活动的保健方法更是多种多样，如骑自行车旅游的保健、登山活动的保健等，打算旅游的中老年人应作好充分准备。

富有情趣的活动——养花

鲜花以其颜色、馨香、风采及各不相同的风格而深受人们的喜爱。鲜花不仅能美化环境，净化空气，有益于人们的身心健康，而且还是人类生活中不可缺少的物质资源。

种植、观赏花木可使人心情舒畅，其香气能令人心醉神迷，而且人们不断学习有关知识，掌握新技术，还可以活动筋骨、丰富生活情趣、调畅情志，具有神形兼养之功。

科学家研究证明，每天到园林或绿色地带活动，可使耐力增加 15%，使消除疲劳的时间缩短 80%，在绿色的花园里，皮肤湿度可降低 1—2℃。脉搏每分钟可减少 6—8 次，呼吸慢而均匀，血流减慢，紧张的神经可以松弛下来，嗅觉、听觉和思维活动的灵敏性增加。据研究发现，树叶可吸收声波，降低噪声；树叶的光合作用又可净化空气；夏天树叶还可蒸发水分，既增加空气湿度，又能吸收热量；绿色植物还可解除疲劳，保护视网膜，同时还有缓和神经紧张，使人安静的效能。现代人的生活，无处不受噪声所污染，如能在庭院或阳台种些树木、盆栽花草，既可调剂生活、美化环境，又能学到一些科学技术知识，提高艺术文化素养，增添家庭乐趣。

鲜花不仅有令人赏心悦目的颜

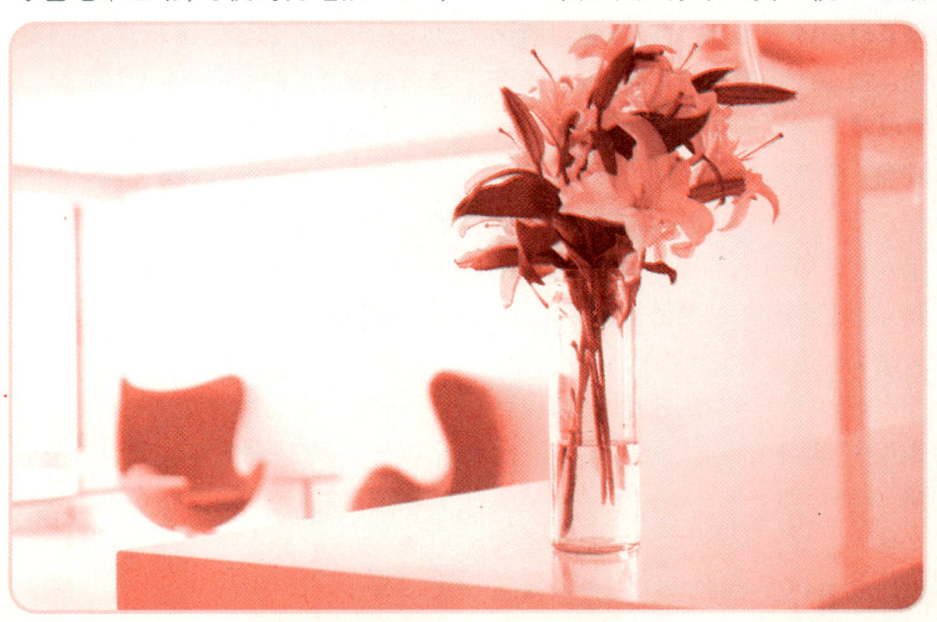

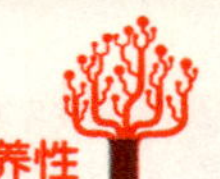

色，更主要的是，在花的香味中，含有一种既能净化空气，又能杀菌灭毒的物质——芳香油。当芳香油的气味和人鼻腔内的嗅觉细胞接触时，立即通过嗅觉神经传递到大脑皮层，产生一种沁人心脾的快感，令人气顺意畅，血脉调和。据研究，不同的花朵能产生不同的芳香。如萝卜花、南瓜花、百合花的香味，可治疗糖尿病；天竺花香可镇静神经、促进睡眠，并有良好的健脑作用；豆蔻花的香能治胃病；苏合花香对高血压、冠心病很有疗效。另据研究发现，文竹、仙人掌、秋海棠、天竺葵等还可以分泌出植物杀菌素，把某些细菌杀死。还有些花草的气味具有驱散苍蝇、蛾子、蚊虫的作用。

家庭养花是一件富有情趣的活动，但也应注意以下几方面：

❶若在室内养花，应根据居室条件决定养花多少，不要影响阳光对室内的照射。

❷有些花草分泌的香精油会使某些人头痛，或使患有支气管哮喘的病人发病，尤其对花粉过敏的人，室内不宜养花。还有些花如天竺葵、金盏花、报春花等不可用手去摸，以免引起过敏性支气管炎或湿疹。

集邮有益身心健康

集邮是一种老少皆宜的文化娱乐活动。据不完全统计，全国已有各级集邮组织 9 000 多个，集邮爱好者 600 多万人。集邮不仅能丰富人们的科学文化生活、开阔视野、增长知识，而且还能调剂人们的精神，有助于身心健康。

小巧玲珑的邮票自问世以来，就引起了人们的极大兴趣。邮票虽小，却是“国家名片”和一卷卷的百科全书，也是珍贵的历史文物。

邮票色彩缤纷、图案绚丽，无数的邮票设计师们为设计邮票费尽了心血，使它们带上了浓厚的艺术色彩。但欣赏邮票，不能只是单纯地观赏，只把注意力停留在画面上，而应透过画面去思索，以发现隐藏其中的深刻内涵，还要展开联想，细细地体验、品味。只有这样才能领略到邮票所包含的生活内容、思想感情和艺术风格，才能得到完美的享受，心情更会无比畅快。

此外，科研人员经过观察发现，经常翻阅集邮册上的邮票，能够调节神经系统的功能，使过度兴奋的神经受到抑制，使过度抑制的神经得到兴奋。而神经系统是身体的主宰，指挥着身体的一切器官，神经系统的功能增强之后，循环、呼吸、消化、内分泌各个系统的功能也会相应增强。所以，热爱集邮的人新陈代谢旺盛，精神振奋，体力充沛，对生活充满了乐观情绪，更容易健康长寿。

不仅如此，集邮之乐还有助于疾病的康复。因为在集邮的过程中，美好的艺术享受会使疾病带来的痛苦也随之减轻。集邮带来的良好心境，无疑是促使身体康复的良药。

那么，该如何进行集邮呢?

第一，向邮票公司或邮局设的集邮门市部开户预订，这样，就不必在每次发行新邮票时东奔西跑了。

第二，若亲朋故旧多而通信频繁的，也可收集旧票。但是，全凭个人机遇集得的品种一定很不平衡。因此，最好是有计划地选购成套新票。

第三，集邮册和邮票是集邮者必备的用品和工具，若是老年人还须配备一个放大镜。

第四，真正的集邮乐趣，要在购买和收藏之外的整理过程中去觅取。一般可以结合本人的专长与兴趣，选择题材，集取有关邮票，充分发挥个人的创造才能，在贴票页上配上适当的说明文字或缀以诗、画、金石组成和谐的艺术作品。

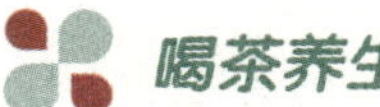

喝茶养生

饮茶可以长寿，因为茶叶中含有种类繁多的有机物与无机物，其中有些是人体所必需的，一旦人体缺少了这些成分，就会显出病态；茶叶中的另一些成分虽非人体生理所必需，但可以借助它来防治某些疾病。

饮茶的保健作用，自古以来就有记载。早在古时侯人们就发现茶可解毒，作为药材使用。

近年来，国内外学者对茶与健康的关系十分关注。研究结果表明，饮茶可降低人体血液黏稠度，防止血栓形成，减少毛细血管的通透性和脆性，降低血清胆固醇，增加高密度脂蛋白，预防心血管疾病，并有抗衰老作用。

茶叶中的咖啡碱有兴奋中枢神经的作用，能强心、利尿，促进血液循环。饮茶能使人的思维活动加快，思路清晰，精神振奋。咖啡碱能兴奋骨骼肌，消除肌肉疲劳。茶碱能帮助溶解脂肪，可消食、解腻、减肥。咖啡碱和茶碱均能扩张心脏冠状动脉及支气管，对改善心肌供血不足及支气管痉挛引起的气喘也有好处。

茶叶中的鞣酸对胃肠黏膜有收敛作用，还能凝固细菌蛋白，有效抑菌止泻。此外，鞣酸还能中和碱性食物，对酒精中毒有解毒作用，故有茶解酒之说。

目前，国内外许多学者研究发现：绿茶、乌龙茶、红茶、花茶中提取的茶叶成分如茶多酚、儿茶素等，对致癌物质均有明显的抑制作用，而且对香烟浓缩物、烤鱼所产生的致癌物也有抑制作用。

氟是人体所需微量元素之一，缺氟会影响骨骼和牙齿的健康，而茶叶是含氟较多的天然饮料。因此，饮茶可防龋齿。

茶叶中的儿茶素可中和放射元素锶并有减少原子辐射伤害的作用，故茶水被誉为“原子时代的饮料”。

尽管饮茶的好处很多，但并非“有百利而无一弊”。如过多饮茶可引起贫血。这是因为茶中的鞣酸在肠道内可与铁生成不溶性的鞣铁盐，铁不能被机体吸收利用，久而久之就出现了贫血。由此可知，饮茶必须得法，若饮用不当，非但无益于健康，反会祸及身体。

饮茶须注意九不宜：

❶空腹不宜：因为空腹喝浓茶会抑制胃液分泌而阻碍消化，甚至引起眼目昏花、心慌心悸、胃肠不适等“茶醉”现象。

❷睡前不宜：临睡前喝浓茶会使神经过度兴奋，引起失眠或加重神经衰弱等症状。

❸便秘者不宜：因为茶中的鞣酸有收敛和减缓肠蠕动的作用，便秘者饮用会使排便更困难。

❹发热时不宜：饮浓茶后，茶碱成分会提高人体温度，加剧发热。

❺服药后不宜：由于茶中的鞣酸很容易与药物中的蛋白质、含铁化合物等产生化学作用而降低药效，因此不宜用茶水冲服药物服药后立即喝茶。

❻胃病不宜：茶中的咖啡碱会刺激胃肠黏膜，增加胃肠不适，从而加重胃病。而且茶中的咖啡碱绝大部分经肝脏代谢，肝病患者饮茶过浓，也会加重对肝组织的损害。

❼孕妇不宜：茶中的咖啡碱直接作用于人体，从而加重心肾负担，重者还易诱发妊娠高血压综合征。

❽心悸不宜：茶中的咖啡碱、茶碱能促使心跳加快，使患者常处于兴奋状态而得不到良好的休息。

❾儿童不宜：浓茶中多酚含量太高，常饮会引发儿童缺铁性贫血。

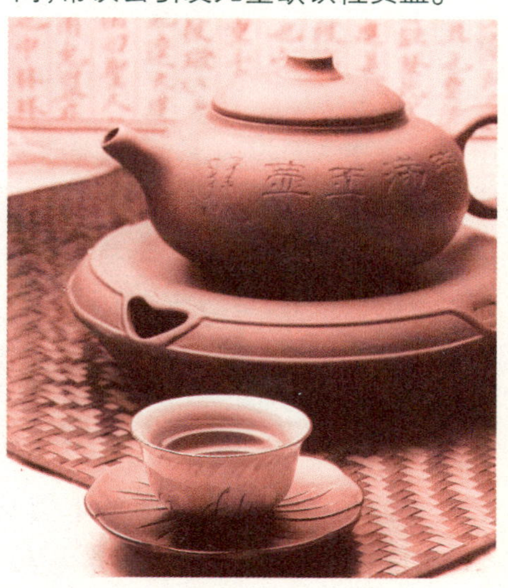

给老爸——适量运动抗衰老

中老年男性运动原则

适合中老年人健身锻炼的项目很多，每个人应根据年龄、性别、体质状况、原有基础、兴趣爱好、设备条件等因素，慎重思考和选择适宜自己锻炼的项目。中老年人健身运动应遵守的原则：

❶首选有氧运动

有氧运动，可以简单地理解为中等强度的体育活动。严格地来说，有氧运动是指运动时的心率达到本人最高心率的 70%至 75%。适合中老年人锻炼的有氧运动项目有：慢跑、快步走、游泳、舞蹈、登山、爬楼梯以及某些球类项目。这主要是因为这些项目在运动时间上可长可短，在强度上可大可小，运动时呼吸也比较均匀。

❷掌握适宜强度

没有身体的疲劳，就达不到锻炼效果，但疲劳过度，又会给身体带来不利的影响。中老年人可根据当时的身体状况灵活掌握，锻炼时还可以与同伴交谈。

❸适宜的运动量

一般推荐健康老人心率评定的方法，采用运动后用 170 减去年龄的公式。比如，一个 60 岁的人，锻炼后每分钟心率保持在 110 次（170 减 60）左右是比较安全的。

❹因人而异

运动方式应该根据个人的特点有针对性地进行选择。因为，每个人都有不同的身体条件、锻炼习惯、生活方式等。

❺结合兴趣

结合自己的兴趣参加运动或者选择自己感兴趣的运动方式，可以调动神经系统的兴奋性，提高参与运动的主动性和积极性，从而有利于长期坚持运动锻炼。

适合中老年男性的运动项目

中老年人，特别是 40 岁以上的人，在生理上与青年人有许多不同。尽管中老年人进行体育健身有积极意义，但也不能忽视其特殊的生理特点，需要选择

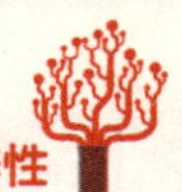

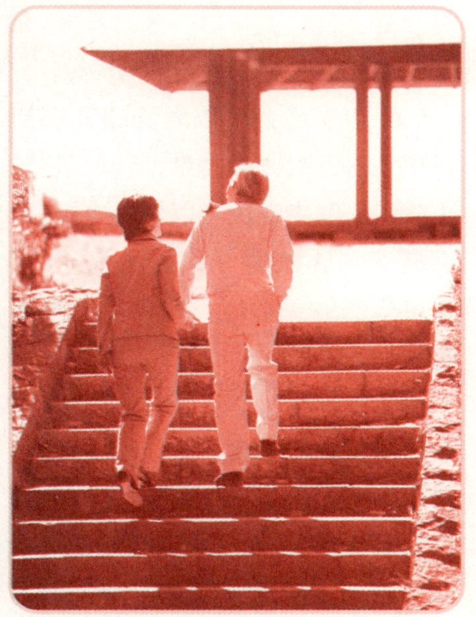

合适的健身项目。

❶散步

中国有句古话说：人老腿先衰。双腿是全身重要的支柱。于是，腿脚是否灵活成了衡量一个人是否衰老的重要标准之一。

散步可以延缓衰老。老年人应尽量多散步，以锻炼腿部肌肉和腰背肌肉，改善肌肉和骨骼的血液循环，减少骨质疏松的发生；同时步行还能锻炼呼吸、循环系统功能。散步的时间应安排在每天上午10时半和下午3时半。每次散步的距离应达4 000—5 000米，时间应持续30—40分钟。在散步时应自然呼吸或深呼吸，可吸入更多的氧气，有利于健康。

❷体操

体操的特点是可简可繁，运动速度可快可慢，运动范围可大可小，运动量容易调整，所以男女老幼都可练习。不过，中老年人做操应与青年人有所差别，即在开始练习时不要一下子连贯地做下来，可分节进行，待锻炼一段时间后再连贯地练习。同时，重复次数也应逐渐增加。

健身球

健身球是我国民间的传统健身保健器具之一。长期使用，不但可以调节中枢神经，增强记忆力，提高思维能力，开发智力，消除大脑疲劳，还可以调和气血，强健内脏，舒筋健骨，有延缓衰老的功效。经常运用健身球锻炼，对高血压、冠心病、脑血栓后遗症、神经衰弱、肌肉痉挛、手部神经炎、中风后上肢功能障碍、指尖麻痹、手臂乏力、上肢关节炎、手部血液循环不畅等病症，有良好的保健和治疗效果。

健身球有钢的、铜的、石的，还可以用两个核桃当健身球，方便携带，经久耐用，指转手捏，不受环境、时间、地点的限制，是老年人最佳的锻炼方式。

下面来介绍几种常见的健身球玩法：

❶用手托住一球，手指用力抓握数次，然后松开手指。反复几次之后用另一只手掌面朝下压在健身球上，

双手搓揉或挤压。

❷用手抓住一球，掌心朝上，运用手腕部力量将小球向上轻轻抛起，再用手掌接住。

❸双球摩擦旋转。在掌中握双球，手指要紧贴球体，双球在旋转时中间不要有空隙，以免双球互相碰撞乱响，最好只发出轻微的摩擦声。顺旋转时，用拇指发力向掌心扳球，让双球互绕顺转。倒旋转时，用无名指、小指向掌心发反力，让双球互绕倒转，与顺旋转方向相反。旋转双球时，主要靠五个手指收展屈伸、协调配合来完成。

双球横向运动。四个手指向外微微伸开，把双球横向放在手指上面，用拇指、食指捏住一球，用力向另一球上面拨动。同时，用中指、无名指向食指方向拨动另一球，并用小指接住上面的球，让双球上下垂直互相换位，完成一个顺转动作。相反，要用小指、无名指发反力拨动一球，从另一球上面转过，与顺转方向相反。

玩健身球要有信心、耐心，持之以恒，并最好与散步、打太极拳等传统健身项目交替进行，来增强健身效果。

倒步走

倒步走就是倒退着走步。倒步走消耗的氧气比正步走要高 31%，心率快 15%，血液中的乳酸含量也较高。

倒步走动作简单，容易掌握，无论年龄大小都可以进行锻炼。

倒步走因为可以增强腰背部肌群和大腿后肌群的力量，所以可以预防腰痛。倒步走还可以保健小脑，以及提高人体协调性和灵活性等，具有良好的健身功能，对老年人非常有益。

倒步走时两腿交替向后迈步，增强了腰背部肌群和大腿后肌群的力量，增强腰部韧带的弹性，增强腰椎的稳定性，让骨骼、肌肉、韧带的功能得到恢复，所以能使腰椎疼痛减轻甚至消失。倒步走应每天早、晚各 1 次，每次 20—30 分钟，要循序渐进。腰椎较为疼痛时如果能立即进行倒步走锻炼，可起到良好的止痛作用，慢性腰椎病患者如果长期坚持倒步走，两个月就可以见到良好效果，有些患者甚至可以治愈。

需要注意的是，倒步走时，人们对空间的知觉能力会明显下降，容易摔倒，所以步速应该慢些，主要是走得稳，两眼要平视后下方来掌握方向。为了安全，倒步走时，最好用前脚掌擦地交替后退。也可以采取结伴而行的方法，一人往前走，另一人倒步走，两人交替轮换，互相照应。锻炼应选择没有障碍物的平坦而开阔的地方，速度应该是每分钟 45—60 步，距离一般以 600—1 000 米为好，可根据老年人个人情况进行调整。

乒乓球

老年人可以选择乒乓球作为健身的有氧运动，乒乓球能够对人体的四肢产生保健效果，达到舒筋活络、血流加速的健身作用。

乒乓球作为一项全身运动，具有很高的锻炼价值，乒乓球具有的变化多、速度快等特点可使运动者的身体多方面受益。在运动中全身的关节组织和肌肉得到充分的活动，进而提高了四肢活动的能力和动作反应速度。这种有效地发展灵敏、反应、协调和操作思维的能力，具有改善思维迟钝的保健功能。

此外，乒乓球运动中显著的竞技性特点和娱乐功能，可以有效地调节神经运动，使老年人形成良好的心理素质，保持自信心和稳定的情绪，能有效地激发老年人积极的生活态度。

乒乓球在锻炼身体，提高身体协调性和灵敏性的基础上，对视力的保护也有一定的效果。在乒乓球来回推挡的过程中，眼睛不断地追踪，有助于改善血液循环，改善老年人视力的调节能力，延缓眼病的发生及发展。

弈棋

下棋是一种外静内动的活动，需要凝神静气、全神贯注，神凝则心气平静，专注则杂念全消。而棋局的变化可以锻炼人的应变能力，既可以休息、消遣，又可以益智养性。

下棋是一种有趣味、有意义的脑力活动，棋盘上瞬息万变的形势，要求弈者全力以赴，开动脑筋，以应不测。两军对垒，是智力的角逐；行兵布阵，是思维的较量。经常下棋能锻炼思维，保持智力聪慧不衰。

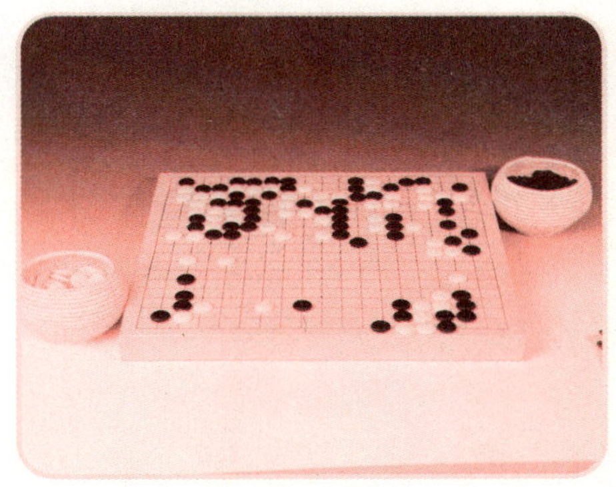

下棋固然是有益的活动，但不遵循适度原则，以致废寝忘食，反而有损健康，故应注意以下几点：

❶饭后不宜立即弈棋：饭后应休息一会儿，以便食物消化吸收。若饭后即刻面对棋局，必然会使大脑紧张，减少消化道的供血，导致消化不良和肠胃病。

❷时间不要过长：下棋时间太长，会使下肢静脉血液回流不畅，出现下肢麻木、疼痛等症。故应适当活动，不要久坐。

❸情绪波动不可过大：过分紧

张、激动，对老年人十分有害，往往容易诱发中风、心绞痛。下棋应以探讨技艺为出发点和目的，不争强好胜，不计较得失，才能心平气和。

4 不要挑灯夜战：老年人生理功能减退，容易疲劳，且不易恢复，若夜间休息不够，身体抵抗力下降，就容易引发疾病。

书法绘画

以书画进行养生、治病，有两方面的内容：一是习书作画；二是书画欣赏。习书作画是指自己动手，或练字或作画，融学习、健身及艺术欣赏于一体。书画欣赏是指对古今名家的书画碑帖艺术珍品的欣赏，在艺术美的享受之中，达到养生健身的目的。

中国书画有两种不同的艺术表现形式，书法重在字的框架结构变化及笔力、气势；而画则重在丹青调配，浓淡布局。但其本质都在于追求意、气、神，讲究章法、布局。所谓意，指意境；气，指气势；神，指神态。

一幅好的字画，往往富有美好的意境，气象万千、气势磅礴，作者的情感、思想全在逼真的神态之中。

讲意境，即求静息凝神，精神专注，杂念全消，一意于构思之中。

讲气势，是要求全神贯注，气运于笔端，使作品在笔墨挥洒之间一气呵成。

讲神态，是指意境、气势的集中表现。

习书作画及观赏玩味能够增加情趣，陶冶情操，并在练习书画之时，使身体经常处于内意外力的“气功状态”，使人神形统一，并能令人静思凝神、心气内敛，这也是排除不良因素干扰的一个重要方面。且习书作画不仅意在心中，还须力在笔端，这又锻炼了筋骨，使气血流通。

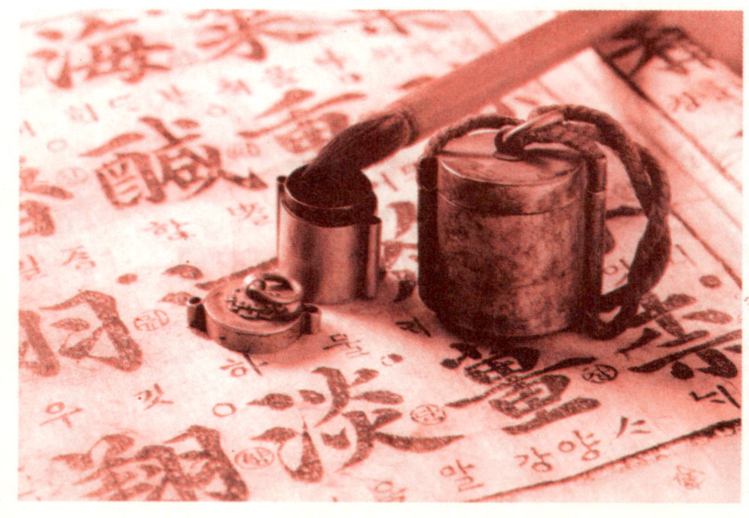

总之，书画健身养性之理在于增加情趣，身心兼顾，意气相会，神形统一。

练习书法或作画，也十分强调情绪好

环。情绪的好坏直接影响字画作品的效果。精神愉快，心有所悟，雅兴勃发，自然就能创在作书画作品时尽兴发挥自己所长。反之，情绪不舒，即便写字作画，往往也未必会成为优良之作，更谈不上于身体有益。因而，要习作书画，就要注意自己的心情，若情绪不良，不必勉强。因而，要注意以下几点：

❶劳累之时或病后体虚不必强打精神练习书画。本已气虚，再耗气伤身，会加重身体负担，不易恢复。

❷大怒、惊恐或心情不好时，不宜立刻写字作画。气息不畅，心情难静，此时一则不会写出好字、绘出好画，二则也伤身体。

❸饭后不宜马上写字作画。饭后伏案，会使食物壅滞胃肠，不利于消化吸收。

❹“功到自然成”。不可操之过急，要持之以恒，坚持经常练习。

垂钓

钓鱼是一项十分适合老年人养生的活动，它有许多益处：

锻炼身体：钓鱼往往要远足水边，才能找到垂钓的好地方，不论是步行还是骑车前往，本身就是一种身体锻炼。鱼儿上钩的喜悦也能给人带来愉悦感。

陶冶情趣：垂钓的环境多处于群山环抱、绿林深处或秀水清溪之地，这种环境使人摆脱城市的喧闹及空气污染，令人安静，悠然自得。

练意养神：垂钓时身体极度放松，这是形松体静，但另一方面，思想必须集中。若思绪纷杂，即使有鱼也很难钓到。钓鱼时应脑、手、眼配合，静、意、动相助，眼、脑专注于浮漂，形体虽静，而内气实动，这种动静结合可使一小部分脑神经活动，而大部分脑神经都得到充分休息，有利于提高视觉灵活性和头脑灵敏性。

磨炼意志：钓鱼需要耐心和细心。稳坐钓鱼船的“稳”字，就是一个很好的概括。钓鱼不可性急，要不求收获，但求意境。若一味追求钓到大鱼，反而心躁性浮，于健康不利。应将钓鱼视为磨炼意志、克服急躁情绪的手段，培养稳重的性格。

在进行钓鱼活动时，还必须注意以下几项：

第一，风湿病患者不宜参加，因近水可使病情加重。

第二，注意安全。不要坐在潮湿处，以免染病。

第三，时间适度。要注意时间不可过长，不应太专注于此，更不可因未钓到鱼而垂头丧气，这样就破坏了垂钓的良好初衷。最好多人结伴，与野游、野炊等活动结合，更有情趣。

给老妈——运动休闲更健康

瑜伽可以调整体质

练习瑜伽体位法可按摩全身腺体，如甲状腺、肾上腺等，而腺体又控制着激素分泌。激素影响着我们的情绪、身体机能、能量变化，因此瑜伽体位法对各种更年期症状会有预防与缓解的效果。

练习瑜伽也能作用于我们的神经系统，让交感神经与副交感神经平衡。这样内脏就不会产生亢奋与不支的状况，例如心跳太快或太慢，消化液分泌得太多或太少，脏腑的功能正常，身体自然健康。

因为可以调整呼吸、按摩腺体，所以正确地练习瑜伽会把人带入较深层放松的境界。所谓正确地练习瑜伽就是以不勉强、轻松自在的方式，持之以恒地练习，并由此体会原始瑜伽的深意。如此将会让紧张、压力过大的女性改变快节奏的生活方式，自然放慢生活步调，改善容易生病的体质。

爬山能提高身体机能

俗话说："人老先从脚上老。"老年人脚有劲，能跑能跳能走，就不容易衰老。爬山可以增强心肺功能，有利于全面提高身体机能。对于老年人锻炼脚劲和心肺功能，爬山要比长跑和游泳更有效果，更容易实行，也更安全。

❶爬山前的准备

要选择好爬山路线，路线不宜太难，山峰不宜过高。另外，还要根据自己的年龄和体质进行选择。

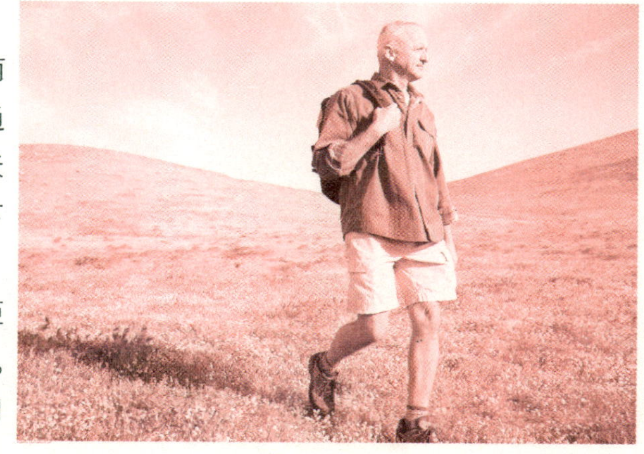

应该选择在风和日丽的天气进行爬山。可以通过天气预报了解当天的天气情况，避免遇到大风、下雨等恶劣天气。

爬山活动一般以近距离为好，当天可以返回。但需要携带必要的生活用品及其他物品，例如食品、水壶、毛巾、草帽、照相机、望远镜和娱乐用具等。还要根据老年人自身身体条件，准备常用的药品，以备急用。

❷爬山的要领

爬山的姿势——上山时，身体要向前倾，身体重心前移；爬山时，步子宜小不宜大，膝盖要抬得高一点；下山时，身子向后仰些，身体重心后移，膝盖略弯，千万不可跑，避免发生危险；山的坡度较陡时，可侧着身子，延着"S"形路线，迂回下山。

爬山的速度——速度不应该太快，步子要缓慢、均匀，可以边游览边爬山。一般应每隔 15—30 分钟休息一次，每次休息 10—15 分钟为好。

老人爬山需谨慎

❶因人而异

患有心脏病的老年人，最好不要爬山。患有癫痫、高血压、眩晕症、肺气肿的老人，也不应该爬山。

❷准备充分

一般吃完早饭后再去爬山为好。穿衣要注意保暖，鞋要合适跟脚。冬天最好等太阳出来后再去爬山。

❸保证水分

在爬山时应当注意随时补充水分，可尽快恢复体力，稀释血液，以免运动时缺水。

❹科学休息

休息时间应该长短结合，长少短多。长休息先站一会儿再坐下休息，短休息以站着休息为主。

❺循序渐进

爬山前应该先做热身，然后根据呼吸频率，逐渐加大强度。速度不应过快，以喘气不明显、没有不良反应为标准。

❻不要迷路

不要去没有人迹的地方。最好带上通信工具，例如手机，在发生意外时方便同外界联系求助。

跳绳

跳绳源于我国民间，是流行已久的体育活动，它可以使肌肉、骨骼、神经变得更发达，对内脏也有良好的刺激，对于老年人来说，是比较适宜的体育项目。但是其跳跃性较强，并不是每个老年人都适合，因此，应根据自身条件来判断。

患有心功能不全、冠心病、动脉硬化、慢性支气管炎、肺气肿、类风湿性关节炎、退行性骨关节病、中度以上高血压、中度以上骨质疏松症的老年人，都应避免跳绳运动。因为在跳跃过程中，呼吸系统和心血管的负担会加重，增加呼吸窘迫和心肌缺血的概率；膝关节的负担加重，会诱发或加剧膝关节功能的衰退，影响日常生活。此外，老年人身手不再像从前那样敏捷，协调性和平衡性都较差，跳绳中难免会磕磕绊绊，容易摔倒。

老年人在跳绳中除了要采取简单的动作外，应以慢跳为主，并要注意以下事项：

❶要在安全、干净、宽敞的场地跳绳，避免在沙砾、灰尘多且地面凹凸不平的地方跳绳。

❷跳绳时要穿舒适的软底球鞋或运动鞋，不要穿皮鞋或硬底鞋，以免摔倒。

❸在跳绳前作好充分的准备活动，如活动四肢等，以免跳绳过程中损伤关节或拉伤肌肉。

❹跳绳中落地时要用前脚掌落地，避免脚跟落地，因为脚跟落地引起的瞬间震动会波及大脑，并使脊柱关节受到挤压。

❺绳子的长短、粗细要根据个人身高来选择。单人跳绳时，上臂要自然下垂，用肘和手腕发力来摇动绳子，不要将上臂抬得过高，避免两肩过早疲劳，还可以避免因为上臂抬高使绳子缩短导致的摔倒。

❻不可操之过急，要循序渐进，每次的运动量不要超过身体负荷。

音乐养生

音乐欣赏不仅可以令人心情舒畅，气血调和，而且演奏不同的乐器再伴随优美的乐曲翩翩起舞，可使人动形健身。吹、拉、弹、拨各种不同的乐器，可以心手并用，既抒发情感，又活动肢体，而且，手指的活动还可以健脑益智。在音乐旋律中，舒展身体，轻歌曼舞，使人情动形动，畅情志而动筋骨，从而达到动形健身的目的。

现代医学研究表明，音乐的活动中枢在大脑皮层右侧。轻松、欢快的音乐能促使人体分泌一些有益于健康的激素，如酶、乙酸胆碱等活性物质，从而调节血流量和兴奋神经细胞。音乐还可以改善人的神经系统。心血管系统、内分泌系统和消化系统的功能。

人体有种种周期性生理节律，如心跳、呼吸、胃肠蠕动等，统称为生物节律。正常的生物节律都有稳定的周期，各种生物节律之间构成同步的或协调的关系。人体的这些生物节律时刻保持着与大自然的昼夜、年月、季

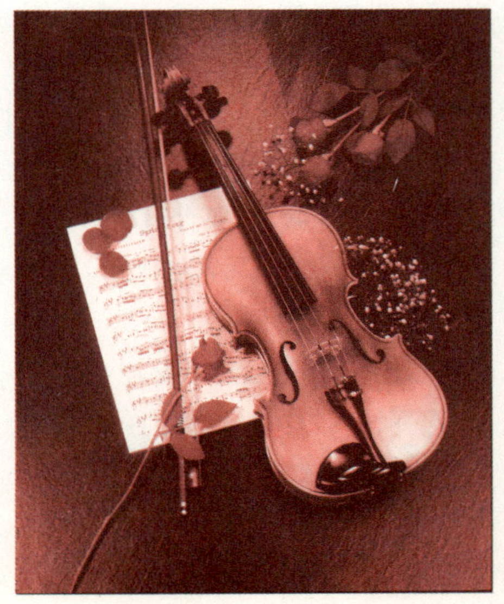

节、温度、湿度、气压、磁场等自然节律的协调关系。如果这种相互关系遭到破坏，人体就会产生不适或疾病。音乐的旋律与节奏在快慢变化、起伏跌宕之中，可以起到调节人体生物节律的作用，故而对人体健康有益。

利用音乐养生要注意以下几点：

1. 欣赏音乐要根据不同情况有针对性地加以选择。如：进餐时听轻松活泼的乐曲有促进消化吸收的作用；临睡前听缓慢悠扬的乐曲有利于入睡；休息时听欢乐明快的乐曲，有利于解除疲劳等。

2. 要结合个人的身体情况选择风格不同的曲目。如老年人、体弱者及心脏病患者，宜选择慢节奏的乐曲；年轻人宜选择节奏感强的乐曲等等。

3. 要根据个人爱好选择曲目，无论民族乐、管弦乐还是地方戏曲，以个人喜好为原则，同样都能起到调节情绪的作用。

4. 练习、演奏乐曲，要在心闲气静之时，方能达到养生健身的目的。情绪波动、忧伤恼怒之时，以暂不弹奏为佳。

阅读养生

勤奋好学可以明显地延缓大脑的衰退。勤于用脑的人常常可以维持年轻时期的精神面貌及思维能力。有的人在30岁时就懒得动脑筋，结果他们在六七十岁时，渐渐地出现记忆力减退、呆滞、思维迟缓、反应减慢等症状。而许多经常动脑的老年人，六七十岁时的思维却毫不逊色于年轻人。有研究表明，经常用脑的老年人比其他同龄人脑萎缩少。勤于用脑的人，脑血管多呈扩张状态，脑组织中有足够的血液供应，为延缓大脑的衰老提供了物质基础。还有学者研究发现，人在用脑时血液循环加快，体内的新陈代谢旺盛，有益于兴奋脑细胞的活性物质明显增加，这样有利于思维活跃，使大脑越用越发达，越用越灵活。

科学研究已经证实，锻炼头脑可以大大改善记忆力，头脑和身体一样会衰老，也和身体一样需要锻炼。只要锻炼的方式适合，就会收到效果。我们的智力在很大程度上取决于我们的记忆力和过去的经验，但是头脑的很多活动还需要我们积极地去获取新知识。阅读就是一种很好的锻炼

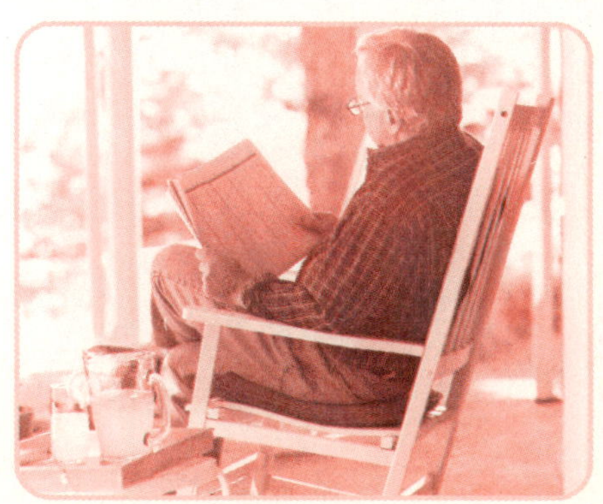

方式。

阅读是为了思考，在阅读中总会碰到与自己观点相悖的看法。因为我们正处在一个信息和观念都非常丰富的世界，这也给老年人提供了一个不错的锻炼方法——寻找各种观点，从中发现一个看问题的新视角。这个过程需要老年人运用自己的经验、智慧和判断能力，对大脑非常有益。人类智慧的一个显著特征就是解决问题，解决问题会带来一种愉快的满足感。阅读同样有修身养性的功效，是一种单纯的享受，可给中老年人带来与众不同的乐趣。

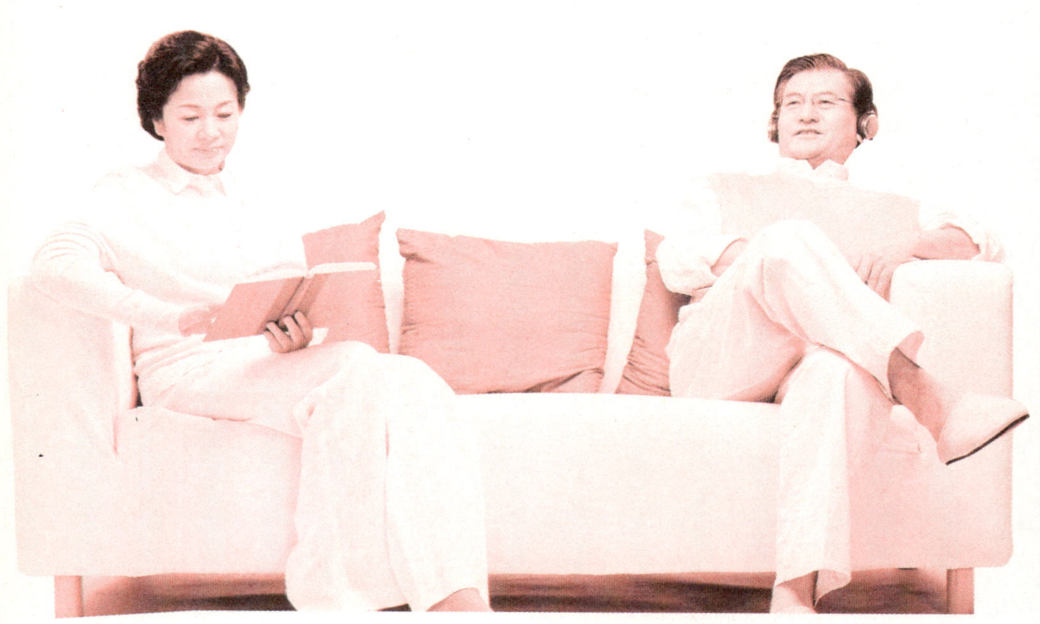

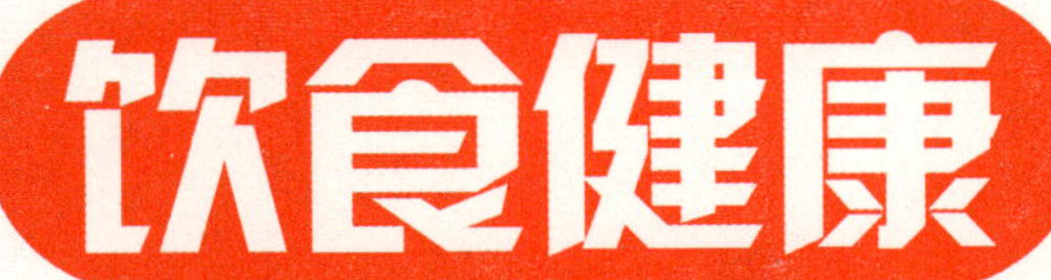

YINSHI JIANKANG MEIRONG LIANGFANG

美容良方

PART4

第四章

人以“胃”为本

中医学认为：脾胃为“后天之本”。胃消化各种食物，吸收其精华，脾将这些精华运输至全身，以滋养各种脏腑，使其保持正常功能。

现代人生活紧张忙碌，随着生活节奏的加快，再加上饮食习惯不良，使胃病成为常见病、多发病。

我国有许多人患有胃病。胃病是多种胃部疾病的统称，包括慢性胃炎、消化性溃疡等。形成慢性胃炎的原因很多，如饮食习惯长期不规律、食物不干净，或是偏食、暴饮暴食、烟酒无度等。

我们保护胃，要三分治，七分养，千万别陷入误区。有下列几点需要注意：

1 胃病也会传染

这是因为患者可能感染上了“幽门螺旋杆菌”。在过去，凡是胃溃疡、十二指肠溃疡、慢性胃炎都认为是胃酸分泌、吸烟、饮酒等原因所致。但近年来的医学研究发现，导致消化道溃疡、慢性胃炎，除胃酸分泌过多等因素外，幽门螺旋杆菌也是罪魁祸首。

幽门螺旋杆菌具有抗酸性，不怕胃内高酸的腐蚀，是一种寄生在消化道的细菌。但大多数患者不知道自己感染了幽门螺旋杆菌，往往是在腹痛、恶心、呕吐、消化不良等症状发生之后，经过一系列检查，才发现自己感染了幽门螺旋杆菌。所以，为安全起见，胃病患者应尽早就医检查，化验大便即可确诊，用三联疗法就可治愈。必须注意的是，该病很容易复发。

2 牛奶可治疗胃病

大多数人认为，喝牛奶是治疗胃痛的良药。喝牛奶的确有松懈胸肌、缓解疼痛的作用，因为牛奶可以中和胃酸，但是这种缓解是暂时的，并不

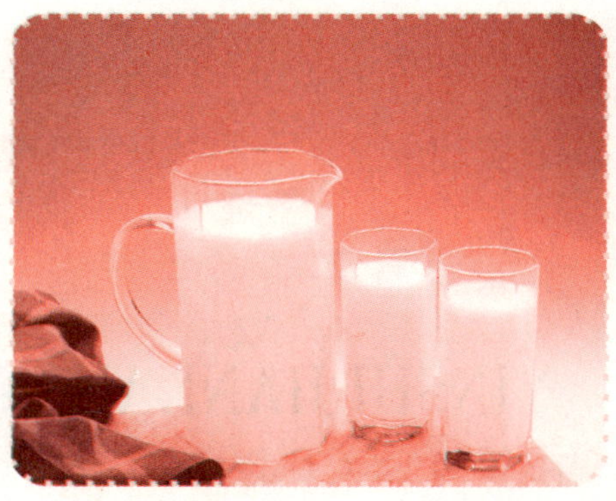

能够起到治疗作用。牛奶虽然可以暂时中和胃酸，但牛奶喝得太多，反而会引起反弹，刺激胃部分泌更多的胃酸，对胃壁造成损伤，令溃疡病病情恶化。如果患者有“乳糖不耐症”，喝牛奶后容易发生腹胀、腹泻，就更不应该采用这种方法。

3 饭后散步

饭后不应做激烈的运动，但轻松的散步是可以的。用餐后，血液会流向胃部，并刺激胃酸分泌，帮助消化。换言之，饭后必须保证胃肠道有充足的血液供应，以进行消化、吸收。如果

饭后立即做激烈运动，会使血液流向他处，造成消化不良。

❹胃病与心理因素有关

一般人认为，胃病是一种纯粹的生理上的疾病，其实，胃病的发生与心理因素也有关。

科学研究显示，脾气暴躁、长期心情不好、压力太大，也是造成胃病的因素之一。一些长期处于焦虑状态的人，尤其容易患胃病。要预防胃病，就应该保持愉快的心情，减少无谓的烦恼。同时，也别忘了保持规律的生活，作息时间正常，不要过于劳累，要有足够的休息时间。

❺少吃多餐，节制饮食

对于胃病患者来说，饮食疗法是绝对不容忽视的，最重要的是节制饮食，少吃多餐。需要注意的是胃病患者不应该吃辛辣刺激的食物，如酒、咖啡、浓茶、辛辣调味品等，这些食物都能刺激胃黏膜，增加胃酸的分泌，如果空腹或大量食用，则伤害更大。

综上所述，人们应当精心保护脾胃，享受平静的生活，这样才能健康长寿。

中老年人饮食须知

随着年龄的增长，中老年人舌头上味蕾的数量逐渐减少，使味觉减退。大部分中老年人都会出现味觉减退的现象，其中以咸、甜味觉的改变最为明显。酸味觉的改变与年龄增长的关系不大。随着味觉的改变，膳食习惯也将随之改变。食欲减退的中老年人因摄入热能不足或营养素缺乏，会引起身体消瘦、抵抗力下降等症状，长此以往，易患缺铁性贫血、骨质疏松症等营养缺乏病。味觉改变的中老年人总会感到饮食平淡无味，这就势必要增加盐和糖的摄入量。随着盐、糖摄入量的增加，易引发高脂血症、动脉粥样硬化、高血压病等病。因此，中老年人在膳食上应注意以下几点：

❶控制食盐摄入量：味觉减退的中老年人常不自觉地在食物中多加盐，以补偿咸味觉的减退。但是，钠摄入过多会增加高血压的发病概率，而对已患有高血压的中老年人，则会使血压进一步升高，同时减弱降压药物的作用。因此，应在尽量满足中老年人咸味觉要求的前提下，适当限制钠的摄入量。中老年人可以选用低钠盐，这种盐增加了一部分氯化钾，减少了钠的含量。食用低钠盐是一种较好的替代办法。

❷限制糖摄入：甜味觉减退的中老年人喜食甜食，但蔗糖摄入过多会引发糖尿病。为了满足中老年人对甜味觉的需求，同时又不增加蔗糖、葡萄糖的摄入，可选用近年来上市的糖代用品，这样既能满足甜味觉要求，又不含热量，消除了食糖过多的副作

用。这类糖代用品有山梨糖醇、木糖醇、甘草酸三钠、郎氏蛋白糖、甜叶菊苷等。其中后两种的甜度比蔗糖高百倍以上，而且味道与蔗糖相似。

❸适当增加酸、辣味：增加膳食中的酸、辣味也是增加食欲的一种有效途径。在菜中和汤中适量加入一些香醋，不仅可以开胃、增食欲，还可以起到软化血管的保健作用。此外，在饭菜中加入适量辣椒，不仅可以增强食欲，同时还可以补充胡萝卜素，因为辣椒中胡萝卜素含量比较高。

❹晚餐不宜过饱：在日常生活中，许多家庭都把晚餐做得比较丰盛。由于晚餐与午餐时间间隔比较长，人们的食欲也比较好，所以不可避免地要大吃一顿，这就会造成热能摄入过多。辛劳一天，饱餐之后只坐下看看电视就上床睡觉了。这种一日三餐以晚餐热能摄入最多的饮食方式，是造成肥胖的重要原因。这种饮食方式对青年人的影响尚不明显，但对于中年人来说，其不良影响就十分明显了。从中年开始，人体的基础代谢就开始逐渐降低，热能需求量减少，身体处理过剩热量的能力下降。因此，中年人若不注意合理饮食，很容易发胖。另外，食后血脂增高，睡觉时血流变慢，会使血脂更容易沉积在血管壁上，从而导致动脉粥样硬化。所以，中年人的晚餐只宜吃八成饱，要少吃油腻食物，饭后应做一些轻松的体力活动，如散步等。

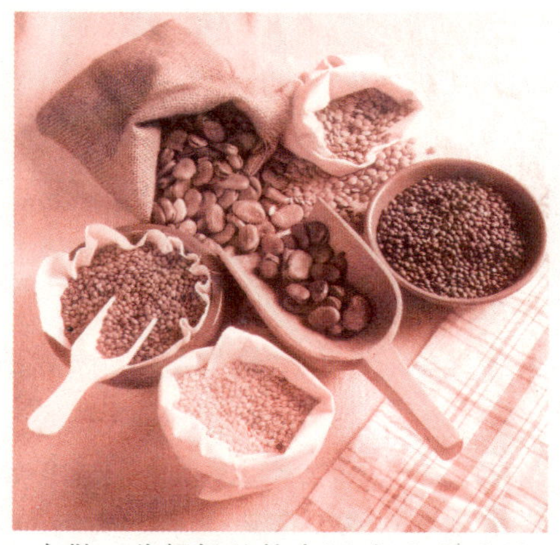

❺饮食不宜过精：精米、白面的主要缺陷是营养素减少，维生素、无机盐及膳食纤维损失较多。膳食纤维减少对中年人是不利的。近年来的研究发现，膳食纤维可刺激胃肠蠕动，减少便秘发生，加速粪便排出，防止有毒物质吸收，降低结肠癌的发病率；膳食纤维还能与胆固醇的分解产物胆酸结合，促进胆固醇代谢，从而降低血中胆固醇水平。由此可见，少吃精米、精面，多吃五谷杂粮和蔬菜、水果，对中年人的保健养生和预防疾病是非常重要的。

❻减少高脂肪、高胆固醇膳食：有的人到了中年，仍和过去一样，不节制饮食，盲目追求“口福”，结果各种疾病接踵而来。大量的实验研究表明，高脂肪饮食导致肿瘤的发生率增高，结肠癌和乳腺癌的发生率也大大高于低脂肪饮食的人。欧美人食用脂

肪量比亚、非两洲人高，其结肠癌发病率也明显高于亚、非两洲的人。高胆固醇和高脂肪饮食，还可诱发动脉粥样硬化。因此，中年人要养成吃清淡膳食的习惯，少吃煎炸烧烤食物及富含胆固醇的动物内脏，应适当多吃些鱼类和豆制品。

中老年人易发生贫血的原因

贫血是指血液中的红细胞数和血红蛋白量减少到低于正常人标准，并伴有面色苍白、乏力、虚弱、心慌等症状。随着年龄的增长，人体常有一些器官及系统的功能减退，包括造血功能的减退。因此，中老年人血液中的红细胞和血红蛋白量常常低于正常值，尤其以老年人更为突出。

引起中老年人贫血的原因很多，常见的以继发性贫血为主。随着年龄的增长，身体抵抗力逐渐下降，容易患一些慢性病，如慢性感染及肝肾疾病、恶性肿瘤、脑血管意外后遗症等。血液里的红细胞破坏过多，而新生的补偿不够，于是就引起贫血。此外，有的中老年人忙于工作，饮食种类过于单调；而老年人牙齿不好，又会影响进食或进食量过少，从而导致吸收功能障碍等，这些也是发生贫血的原因。我国对中老年人营养调查的结果表明，北京地区贫血率为 50%，广州地区贫血率为 55%。

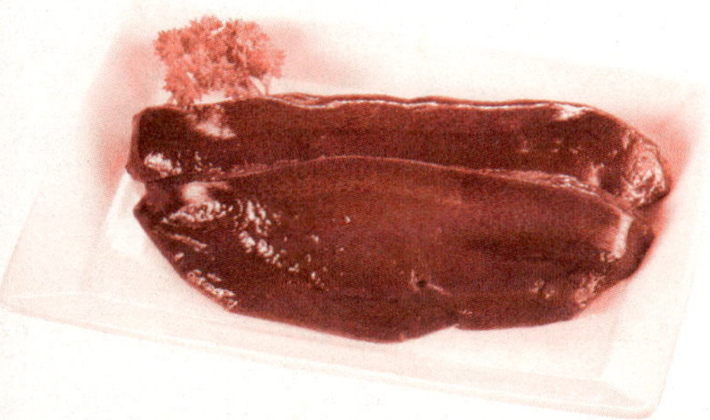

缺铁性贫血在贫血中所占的比例最大。铁是人体必需的物质，人体内的铁有三分之二用来组成血红蛋白。铁的主要来源是食物，含铁多的食物有肉、蛋、肝、绿叶蔬菜等。很多因素可促进铁的吸收，如胃酸、维生素 C、B 族维生素等，人体对肉类及动物血等食品中所含铁的吸收比蛋类好。

引起身体缺铁的原因很多，如鼻出血、痔疮出血、胃肠道出血、恶性肿瘤、长期服用阿司匹林或保泰松治疗腰腿痛等，都可使铁大量丢失。铁的供给不足或损失过多，均可以引起缺铁性贫血。

中老年人患营养不良性贫血的也较常见，在贫血中所占比例仅次于缺铁性贫血。这种贫血是由于缺乏维生素 B_{12} 或叶酸引起的。维生素 B_{12} 在肝、肾、肉等动物性食品及发酵豆制品中含量较多；叶酸在新鲜蔬菜、水果中含量丰富，肝、肾、酵母含量也较多，肉类、乳类中含量较少。食物经加热烹调后，叶酸会被破坏一半以上，饮酒、胃切除也可影响叶酸的吸收。所以，这类贫血多见于营养条件差或有偏食习惯的中老年人。营养不良性贫血除红细胞及血红蛋白减少外，还常伴有白细胞、血小板的减少。

贫血可以是一种独立的疾病，但也常由某些疾病引发。因此，一旦发现贫血，应及早就医，寻找病因，及时治疗。

中老年人应重视补钙

钙是维持人体结构和功能的一种主要元素，约占人体重量的1.5%—2.0%。人体内的钙有99%以上沉积在骨组织中，因此骨被誉为“钙库”；其余1%的钙分布在体液和软组织中。钙不仅是构成骨骼和牙齿的主要成分，也是维持人体细胞正常生理功能所必需的元素，还是人体中许多酶的激活剂，对人的健康长寿起着极为重要的作用。

提醒中老年人重视补钙主要有以下几个原因：

❶中老年人钙摄入量偏低：中国营养学会推荐的钙供给量标准是45岁以上不分性别，每天800毫克。但是大量调查资料表明，我国中老年人每天钙平均摄入量不足400毫克，其中60—80岁年龄组钙摄入量仅为230—260毫克，只有规定标准的1/4—1/2。而欧美国家中老年人的钙摄入量是我国中老年人的1—2倍。

❷中老年人钙吸收率低：我国膳食中钙吸收率为20%左右，西方膳食由于牛奶类较多，因此钙吸收率可达30%—60%。中老年人由于生理功能减退，导致肠道黏膜细胞主动转运钙的能力大大下降。有报告指出，60岁以上老人的钙吸收率明显降低；70—79岁老人和成年人比较，钙吸收减少三分之一。另外，老年人由于牙齿脱落，食物得不到充分咀嚼，胃液和消化液分泌减少，食物中的钙未能被充分溶解，也是钙吸收率低的重要原因。

❸中老年人与缺钙有关的疾病：一是骨质疏松症和骨折。膳食钙摄入不足直接导致骨骼中钙沉积减少，此时的骨骼就像干树枝或海绵一样，中间有许多微细的空隙，这些空隙本应该是钙占据的空间。缺乏钙的骨骼重量轻而且脆弱，在较小的外力作用下即容易发生骨折。大量研究表明，中老年人骨质疏松症发生率高与钙缺乏有直接关系，而骨质疏松症是中老年人易发生骨折的病理基础。女性由于绝经后体内激素水平发生变化，导致钙吸收和利用率下降，骨质疏松症发病率更高。从膳食中补充钙，可以防止或大大延缓骨质疏松症的发生，因此也减少了由于骨质疏松造成的本来可以避免的骨折。二是近年来研究发现，中老年人高血压发病率高与钙摄入量少有密切关系。研究人员发现，中老年高血压患者在补充一段时

间钙之后，其平均收缩压和舒张压均有不同程度的降低。这也证实了缺钙与高血压有密切的关系。

由此可见，我国中老年人钙缺乏较为普遍，而因缺钙引起的骨质疏松症和高血压病早期又没有明显的症状，容易被忽视。所以，建议中老年人多食用含钙丰富又容易吸收的食物，使钙的摄入量达到中国营养学会推荐的标准，以预防引发与缺钙有关的疾病。

合理营养可延缓衰老

营养是生命的基础，营养的摄入是否合理，是中老年人能否健康长寿的关键。

延缓衰老是一个复杂的研究课题。人们从生活起居、运动锻炼、烟酒嗜好、情绪兴趣等方面进行了多方面的探索，自然也涉及到滋补药和抗衰老药物。古往今来，有一些人把健康长寿的希望寄托在灵丹妙药上，靠滋补药来寻求长生不老，这是不科学，也是不可能的。只有保持心绪豁达乐观，坚持不懈地参加适宜的劳动和运动锻炼，起居有节、饮食有常，注意营养全面和平衡，才可能推迟衰老的进程。

俗话说“药补不如食补”，人们向来重视饮食营养对延缓衰老的作用。研究证明，蜂王浆能提高大脑、脑下垂体和肾上腺的活动功能，有促进组织供氧和血液循环的作用，有助于振

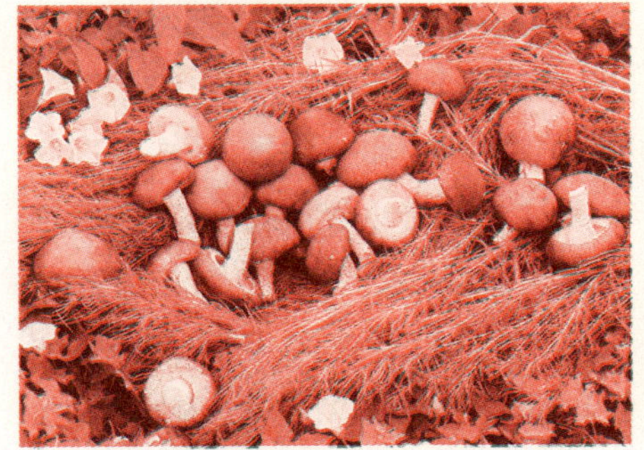

奋渐趋衰弱的生命活动；芝麻含有丰富的维生素 E，该维生素是一种抗氧化物质，可防止过氧化脂质的生成，有保护细胞膜的作用；黑木耳含有能防止血液凝固的成分，有防治心脑血管疾病的作用；白萝卜、胡萝卜能使体内巨噬细胞活力提高三倍，增强吞噬有害物质的能力；香菇、草菇等菌类含麦角固醇等植物固醇，具有抗癌作用。凡此种种，都说明营养与延缓衰老的关系是十分密切的。所以，中老年人的膳食应注意多样化，多吃富含维生素 E、维生素 C、胡萝卜素及硒、锌等具有延缓衰老作用的食物。

到了中年，部分人会出现耳聋眼花、思维迟钝、记忆力衰退等症状。这些症状，被医学家们称为“早衰”。

中老年人需补充的维生素

维生素分为脂溶性维生素和水溶性维生素。脂溶性维生素能溶解在油脂中，水溶性维生素可以溶解在水里。中老年人需要注意补充的维生素主要有：

❶脂溶性维生素：包括维生素 A（视黄醇）、维生素 E（生育酚）、维生素 D（钙化醇）和维生素 K（抗出血维生素）。这些维生素能在体内贮存，但过量积蓄可发生中毒，应引起注意。

❷水溶性维生素：包括 B 族维生素和维生素 C（抗坏血酸）及一些"类维生素"（胆碱、肌醇等）。B 族维生素有维生素 B_1（硫胺素）、维生素 B_2（核黄素）、维生素 B_6（吡哆醇）、维生素 B_{12}（氰钴胺素）、尼克酸（烟酸）、泛酸、叶酸和生物素。

维生素除了作为营养素外，也可用做药物。科学家研究发现，维生素在抗癌、延缓衰老以及治疗心血管疾病和神经系统疾病方面都有一定疗效。

营养过剩不可忽视

近年来，中老年人的肥胖率呈上升趋势，这多是由于营养过剩造成的。

中老年人的活动量较小，能量消耗少，心、肺等器官的功能又自然减退。如果胃口好，不注意节食，就容易产生能量过剩，即摄入的能量大于消耗掉的能量，过剩的能量就会转变成脂肪，使体重增加，出现肥胖现象。肥胖的中老年人高血压、冠心病、糖尿病和某些癌症的发病率远远高于体重正常的同龄人。此外，肥胖的中老年人还容易出现便秘、痔疮等病症，过度肥胖还会影响呼吸功能。因此，能量过多是中老年人营养过剩的最主要问题，一定要引起重视，并加以控制。

中老年人的体重标准是：

男性体重（千克）= 身高（厘米）—105

女性体重（千克）= 身高（厘米）—100

实际体重与标准体重相比较，若实际体重大于标准体重 20%，则属于肥胖，说明能量过剩，要注意控制饮食，增加活动量。对于中老年人中体重超过标准，又难以校正至标准体重者，可以采取保持现有体重、防止继续增重的保守方法。

一些中老年人为了保养身体，采用高蛋白饮食，使鱼、肉等高蛋白食物摄入过量。蛋白质的摄入超出身体需要，就会加重肝脏和肾脏负担，使尿钙排出增多。西方老年人骨质疏松症发病率高的一个重要原因，就是高蛋白饮食导致钙排出增多。

预防营养过剩的措施有：①控制能量摄入，使能量摄入与消耗达到平衡。对体重超重者，能量摄入以略少于消耗为好。具体措施是，每餐八成饱，增加谷类和蔬菜的摄入，减少脂肪的摄入，使脂肪摄入量占总摄入能量的 20%—25% 为宜；尽量不吃或少吃甜食。②实行体育疗法。老年人对低血糖的耐受力低，如果

健康提示

有调查结果显示，女性比男性更容易患上骨质疏松症。45岁以下的女性比男性更容易出现因骨质疏松症而引起的骨折，在50岁的女性中，大约30%的人患有骨质疏松症。防治骨质疏松症，除了要注意钙质的补充，还要注意加强体育锻炼，补充充足的营养，多食用含有高蛋白和钙质丰富的食物。

采用饥饿疗法会有一定危险性，适当增加适合中老年人的体力活动是最好的方法。通过体力活动和各种适宜的体育锻炼，将多余的热能消耗掉，以免过剩的能量转化成脂肪堆积在体内。

采用合理膳食，避免营养过剩，增加体力活动，消除多余能量，是中老年保健工作的重要内容。

饮食调理可防癌

不良的饮食习惯可导致癌症的产生，但合理的饮食也可以防癌。

❶控制热能摄入量，求得机体热能摄入与消耗之间的平衡，可以防止肥胖。

❷适当增加膳食纤维及糖类的摄入量，适量减少脂肪摄入量，特别是动物性脂肪的摄入，少吃精制糖，如蔗糖等。

❸多吃新鲜水果和蔬菜。

❹少饮酒，少喝甜饮料，适量饮茶，最好饮用新鲜的绿茶。

❺多食天然食物，少食含有食品添加剂的加工食品。

❻饮食宜清淡，不要过咸。

❼不吃霉变和焦糊的食物，不吃或少吃烤、熏、煎、炸的食品。

❽饮食多样化，不偏食、不挑食，不提倡完全素食。

❾烹调中少用刺激性过强的调味品。

❿细嚼慢咽，不吃热烫食物。

美国国立癌症研究所的阿普顿所长曾提出减少致癌危险的5条原则：①适当运动，使热能的摄入与消耗之间保持平衡，防止肥胖。②防止过量摄入脂肪。③食用足够的膳食纤维。④维生素、无机盐、脂肪、蛋白质的摄入比例适当、平衡。⑤饮酒要适量。

日本国立癌症研究所也提出了12条防癌措施：①不偏食，保持营养素的供需平衡。②不长期食用单一的食物。③防止饮食过量。④不要过量饮酒。⑤不吸烟。⑥摄取适量维生素A、维生素C、维生素E，多食用富含膳食纤维的食物。⑦食盐适量，养成饮食清淡的习惯。⑧不吃焦糊的食物。⑨不吃发霉的食物。⑩不要长时间在阳光下曝晒。

⑪防止过度疲劳。⑫保持身体清洁卫生。

为降低癌症的发病率，在此提供5条建议：①食用富含胡萝卜素及维生素A的蔬菜、水果、奶制品、鱼贝类和肉类。②食用富含维生素C的新鲜蔬菜和水果。③食用十字花科蔬菜，其中包括圆白菜、菜花和花茎甘蓝等。④少吃经过精细加工的食品。⑤注意补充机体所需的无机盐。

此外，许多国家和国际医疗卫生组织也提出了饮食防癌的措施和建议，内容大同小异。只要中老年人在饮食上坚持按照上述原则去做，持之以恒，一定可以收到满意的效果。

老年人饮食十要素

老年人消化功能逐渐减退，心血管系统及其他器官也都有不同程度的变化。因此，为保持身体健康，应注意以下十个方面：

1 饭菜要香一些。老年人味觉、食欲较差，吃东西常觉得缺滋少味。因此，为老年人做饭菜要注意色、香、味俱全。

2 质量要好一些。老年人的体内代谢以分解代谢为主，需要较多的蛋白质来补偿组织蛋白的消耗。应多吃些鸡肉、鱼肉、兔肉、羊肉、牛肉、瘦猪肉以及豆类制品，这些食品所含蛋白质均属优质蛋白，营养丰富，容易消化。

3 数量应少一些。研究结果表明，过分饱食对健康有害，老年人每餐应以八九分饱为宜，尤其是晚餐。

4 蔬菜要多一些。新鲜蔬菜是保证老年人健康的关键要素，它不仅含有丰富的维生素C和矿物质，还有较多的纤维素，对保护心血管和预防癌症、防止便秘都有重要作用，建议老年人每天的蔬菜摄入量应不少于250克。

5 食物要杂一些。蛋白质、脂肪、糖、维生素、矿物质和水是人体所必需的六大营养素。这些营养素广泛存在于各种食物中。为平衡吸收营养，保持身体健康，各种食物都要吃一点，如有可能，每天的主副食品应保持在10种左右。

6 菜肴要淡一些。有些老年人口重，殊不知，盐吃多了会给心脏、肾脏增加负担，易引起血压增高。为了健康，老年人每天吃盐应以6—8克为宜。

7 煮菜要烂一些。老年人牙齿常有松动和脱落的现象，致使咀嚼肌变

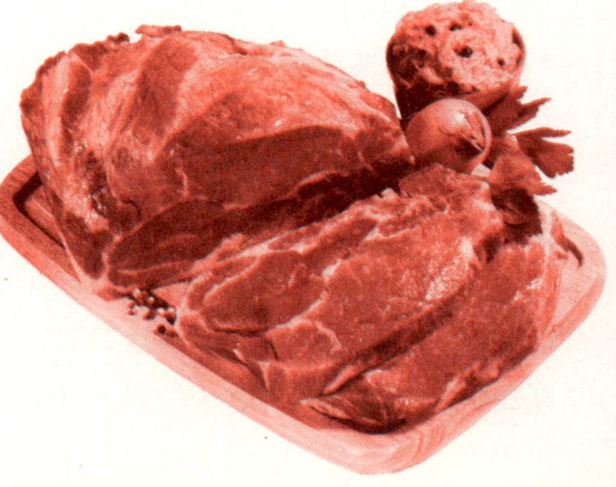

弱，消化液和消化酶分泌量减少，胃肠消化功能降低。因此，饭菜要做得软一些，烂一些，以利于消化。

8水果要多吃一些。各种水果含有丰富的水溶性维生素和金属微量元素，这些营养成分对于维持体液的酸碱度平衡有很大的作用，为保证健康，每餐饭后应吃些水果。

9饮食要热一些。老年人对寒冷的抵抗力差，如吃冷食可引起胃壁血管收缩，供血减少，并反射性地引起其他内脏血循环能力的减弱，不利于健康。因此，老年人的饮食应稍热一些，以适宜进口为好。

10吃时要慢一些。有些老年人习惯于吃快食，不充分咀嚼便吞咽下去，久而久之对健康不利。应细嚼慢咽，以减轻胃肠负担，促进消化。另外，吃得慢些也容易产生饱腹感，能有效抑制过量进食，保持身体健康。

老年人食用水果需注意

老年人吃水果应注意以下几点：

1宜少食多餐，别一次吃太多，同时，饭前不宜吃水果，以免影响正常进餐和消化。

2避免泛胃酸，应少吃李子、山楂、柠檬这类含酸较多的水果。

3大便常干燥者应多吃有缓下作用的水果，如桃子、橘子、香蕉等。

4常腹泻者，则少吃上述有缓下作用的水果，多吃苹果，因苹果有收敛和固涩的作用。

5有心脏病、水肿的患者，少吃西瓜、椰子，以减轻心脏负担，减缓水肿。

6患肝炎者应多吃橘子、鲜枣，这样的水果含维生素C较多，利于康复。

7糖尿病患者应少吃梨、苹果、香蕉，这些水果含糖较多。

老年人勤动嘴，有益长寿：

勤咽津。咽津益寿，每天3次，长期坚持，有益健康。

勤咀嚼。老年人牙齿易松动、脱落，细嚼慢咽有利于充分吸收营养。

勤叩齿。用上下两排牙齿有力地互相叩击，每回40次，同时用手掌和小指轻揉脖颈，以增强牙齿活力。

勤交谈。老人平时应常和他人聊天谈心，这样利于身心健康。

如何选择药补与食补

药补与食补两者所要达到的基本目的是一致的，但在应用上又略有不同。补药既可有针对性地用于治疗疾病，同时又可滋补强身；食补则是以补养强身为主。常言说“是药三分毒”，因此，用补药时一定要慎重，要分清受补者体质之虚、实、寒、热和阴虚、阳虚、气虚、血虚之症状，根据病症的不同，对症选用适宜的温、热、寒、凉、平的药物。食补虽然也有四性五味之分和对症使用的要求，但它是可吃的食物，一般不存在毒性问题，食用较安全。历代名医均认为，药物多用于攻病，食物多重于调补。对于中老年人来说，应该根据具体情况决定选用食补还是药补。所谓具体情况，主要有以下几个方面：

❶根据虚弱病症调补需要决定：虚弱病症有重有轻、有单纯有复杂，情况不同，选用食补或药补也有所不同。例如，外科手术后，气血大亏，可选用食物进行调补；此时亦可服用膏类滋补药，但效果缓慢，药力不足。气虚乏力，四肢倦怠，可服用人参、黄芪等药物，以补中益气；虽然红枣、龙眼之类也有补气作用，但毕竟其功效不如前者。虚弱症状单纯，可用食物调补；若症状较为复杂，则宜服用多种药物组成的中成药，方能多方面兼顾。

❷根据食补、药补适应症决定：食补、药补各有特点，有些病症只宜服用某一种补品，有些病症则需加服某一补药才能奏效，因而必须对症选用。例如，肝虚夜盲，服用猪肝、羊肝、鸡肝，可以取得良好效果，就应采用食补；而气阴两虚，疲乏无力、津少口渴或兼有虚火，则需服用西洋参，以益气养阴、清泻虚火，便以药补为上了。

❸根据补品、补药的来源决定：人们的住地有城乡之别，地区有南北之分，取得食补、药补原料的条件多

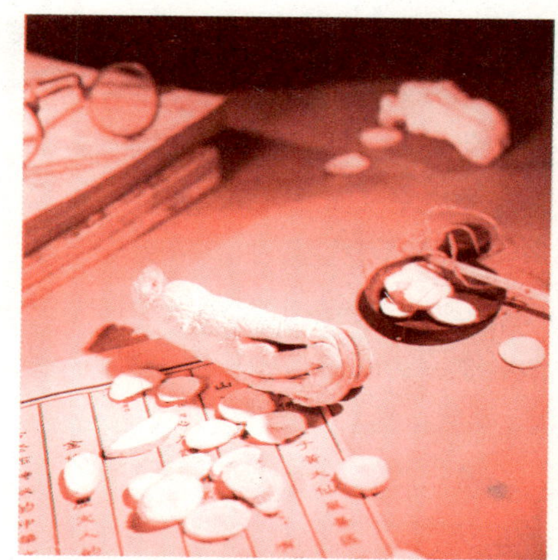

有不同。对此，可根据各自的条件选用药物和食品。城镇购买补药较为方便，农村可自养、自种或自采各种食品和药物。有的地区出产人参、党参；有的地区出产黄芪、冬虫夏草；有的地区出产枸杞子等；某些地区盛产桂圆、红枣、莲子等食品。对此均可结合受补者的具体情况，就近采集、购买服用。

❹根据服食方法是否方便决定：若休养在家，补益食品可以做成点心或佐餐食品服食；若身体尚虚，又必须上班或出差远行，则服用补虚中成药较方便。

总之，对于采用食补还是采用药补应从多方面考虑。一般来说，在保健上食补好于药补，在其他方面，则不能简单地判断其特性。

购买补品的原则

补品包括有补益身体、抗病防衰、保持人体健康作用的食物和药物。因

补品市场较为混乱，稍不留神就有可能购买假品或过期、变质的劣质品。因此，在购买补品时，应注意以下几点：

❶防止购入假品：为防购入假品，一定要到信誉好的正规药店购买，不要贪便宜，到无执照的药摊或江湖药贩子处购买，以免上当。另外，可请有经验的人给予指导。如人参有野山参和家种参之分，又有国产参和高丽参之别。目前市场上的伪品较多，购买时需提高警惕。

❷防止购入变质品：选购补品应选上乘之品，劣质品或变质品可产生毒素，危害身体健康。如银耳是一味良好的滋阴补品，服用后效果明显，但是，当银耳变质时，食用后就会引起中毒。所以，切忌购买变质补品。

❸防止购入过期补品：补品制成品均有保质期和保存期两种指标。前者指在正常贮存条件下保持产品质量寿命的日期，在此期间能保持产品标准或标签上标明的质量，超过此期限则质量下降；后者是指在正常条件下销售期限结束的日期，在此期限之后，就不宜再食用了。商店大多采用有效期的概念，实际上大多数指保存期。因此，在选用补品时，必须注意其保质期和保存期。

中老年人应怎样进补

老年人生理功能减退，常有体质衰弱、抗病能力降低、耳聋眼花、须白发脱、健忘失眠、皮肤干燥、食欲欠佳、爱冷怕热、腰腿酸软等现象；有的则患有肥胖症、动脉硬化、冠心病、高血压、糖尿病等一系列老年慢性病。老年人如果平时注意保养，经常锻炼身体，适当进补，尤其补肾、补脾，则可以保持精力旺盛，改善体质，延缓衰老。

老年人应当有针对性地服用补品。无病者可根据情况选用人参、西洋参、枸杞子、刺五加、何首乌、冬虫夏草、熟地黄、阿胶、黄芪、山药、龙眼、大枣、莲子、百合、银耳、黑木耳、香菇、核桃、芝麻、蜂蜜、蜂王浆、鹌鹑蛋等补品服用。

在进补时，首先应当注意分清受补者身体之虚实。如是虚证，是属于哪种虚（阴虚、阳虚、气虚、血虚、脾虚、肾虚），有时一种虚证单独出现，有时多种虚证合并出现。通常是采用滋阴补阳的配伍方法，如用滋阴药物熟地黄、黄精、龟甲、麦冬等和补阳药物附子、鹿角胶、补骨脂、巴戟天等相配伍，使之补阳而不太燥；其次，老年人体质弱，常正气不足，抵抗外邪的能力差，因此，服用补品要注意扶正祛邪。老年人虽然体虚，但又易患实证。因此，要注意弄清是以虚为主，还是以实为主，虚则补之，实则泻之。另外，要根据不同的气候来选择不同性质的补品。一般来说，夏季不宜用过热的药物，冬季不宜用过寒的药物。可结合夏季湿热的特点和冬天寒冷干燥的特点，适当选择补品。这就是中医说的“人与天地相应”的整体观点。

总之，老年人进补，无病者以食补为主；有病者以药补为主，食补为辅。通过进补和适当的体育锻炼，可达到强身健体、益寿延年的目的。

进补有禁忌

所有补药都有其特定的作用，并不是人人都可以服用，有些补药是有禁忌的，应加以注意。

身强力壮者一般不宜服用补药，以免破坏人体的正常生理平衡。有实证者不宜服用补药，以免加重病情；实虚兼有者，可适当选用补品；有热证者，忌用温热性补药；有寒证者，忌服凉性补药；有燥证者忌用燥热性补药；阴虚体质和阴虚证忌服温热性补药，阳虚者忌用寒凉性补品。

服用某些补品，如人参、何首乌、生地黄等，要注意忌口。人参忌与生萝卜、茶叶同服。因为人参能够大补元气，有益气生津的作用，萝卜则下气耗血，与人参的作用相反，吃了萝卜会削弱人参的补气作用，只有在吃人参过量，出现胸满腹胀、食欲不振、消化不良时，方可用生萝卜来解其药性。茶叶有兴奋作用，若与人参同时用，可使其兴奋作用增强，引起失眠或头昏、脑涨等副作用。

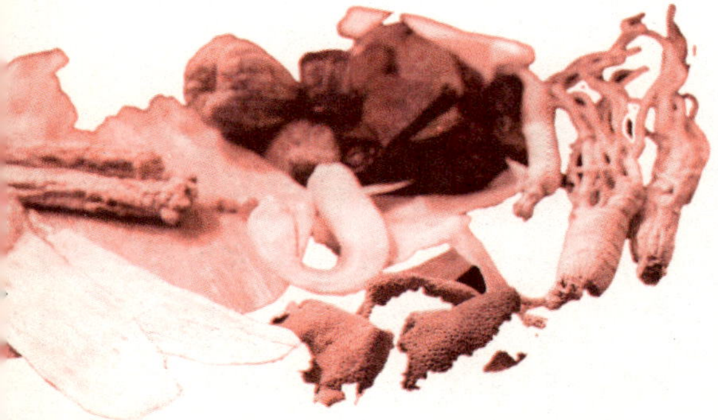

有些病人应忌食一些补性食物。如有外部皮肤损伤、过敏体质、慢性哮喘患者应少食鹅肉、虾蟹、竹笋等“发物”，以免加重病情或使旧病复发。肝硬变者不宜饮用牛奶，因肝功能不正常，牛奶中的乳糖在体内发生吸收障碍，可出现腹胀、腹痛、腹泻等症状。但此类患者可饮用代乳品、酸牛奶或不含乳糖的牛奶。慢性肾功能衰竭患者不宜食用哈密瓜。因哈密瓜含钾元素较高，而肾功能衰竭患者，肾小球过滤效率下降及肾小管功能减低，如食用哈密瓜过多，会使过量的钾在体内潴留，引起高钾血症及促发心血管疾病而加重病情。

除用补品进补外，还有很多中老年人喜欢用药膳进补，即将药物和食物配合使用。使用药膳进补时，应注意药物与食物之间的禁忌，以免发生问题。a.猪肉：忌乌梅、桔梗、黄连；与苍术同食，会动风；与荞麦同食，会使人毛发脱落；与鸽肉、鲫鱼、黄豆同食，会引起滞气。b.猪血：忌地黄、何首乌；与黄豆同食，令人气滞。c.猪心：忌吴茱萸。d.猪肝：同荞麦、豆酱同食，令人发痼疾；同鲤鱼肠子同食，令人伤神；与鱼肉同食，令人生痈疽。e.羊肉：忌铜、丹砂及醋。f.狗肉：忌杏仁。g.鲫鱼：忌麦冬、芥菜、猪肝。h.鲤鱼：忌朱砂、狗肉。i.龟肉：忌酒、果、苋菜。j.鳝鱼：忌狗肉、狗血。k.雀肉：忌白术、李子、猪肝。l.鸭蛋：忌李子、桑葚。m.鸡肉：忌芥末、糯米、李子。n.鳖肉：忌猪肉、兔肉、鸭肉、苋菜、鸡蛋。

以上禁忌是古人经验，仅供参考。

一日食谱合理安排

合理安排一日三餐，是解决营养问题的关键。总的来讲，应当“早吃好，午吃饱，晚吃少”，做到膳食平衡。至于餐次、热能的分配、饭菜的花样及软硬程度，可根据个人的劳动（或活动）强度、身体状况而定。以下几点可供中老年人安排食谱时参考：

1 三餐的热能分配：我国人民的生活习惯大多数是一日三餐。早餐是最容易被忽视的，由于早晨时间紧张，不少人经常不吃或少吃早餐，这种做法不符合生理要求，也是不可取的。因为上午的工作时间较长，若不提供足够的能量，会因饥饿、疲劳而影响工作效率；午餐到晚餐的间隔时间较长，工作和劳动强度高，应当提供更多的热能，以满足身体的需要；晚餐后活动少，能量消耗少，能量供给可稍低，所以，晚餐应以清淡为宜。根据个人的营养需要，三餐热能的分配如下：

早餐占全天总热能的25%—30%。

午餐占全天总热能的40%。

晚餐占全天总热能的30%—35%。

2 食物选择：日常食物大致可分为：a.粮食类，为热能的主要来源。一般中老年人每月消耗粮食为9—12千克。b.大豆及动物性食品，包括大豆及豆制品、蛋、肉、鱼虾、乳类等。膳食中的动物性蛋白质宜达到总蛋白质的20%以上。c.蔬菜、水果类是维生素、无机盐和膳食纤维的主要来源，深色蔬菜中营养素含量较高，中老年人若每月吃10—12千克的蔬菜和适量水果，是有益于健康的。d.烹调油类，宜选用植物油。营养学会专家在对膳食结构的建议中指出：中老年人每月宜摄取谷类9—12千克、薯类3千克、干豆类1千克、蔬菜类12千克、水果1千克、禽肉1千克、畜肉0.5千克、乳类3千克、蛋类1千克、鱼虾类1千克、植物油0.5千克、食盐0.25千克。这是基本的需求量，若经济条件许可，也可以适当调整比例，增加蔬菜、水果的摄入量，在蛋白质食物选择上，可多食用些含胆固醇、脂肪较低的食物。

❸食谱举例：

早餐：豆浆 200 毫升，主食 50 克，炒蔬菜 50 克。

午餐：米饭 100 克，瘦肉丝 50 克，炒扁豆丝 100 克，西红柿蛋汤 1 碗（西红柿 50 克，蛋 20 克），水果 1 个。

加餐：豆腐脑 100 克。

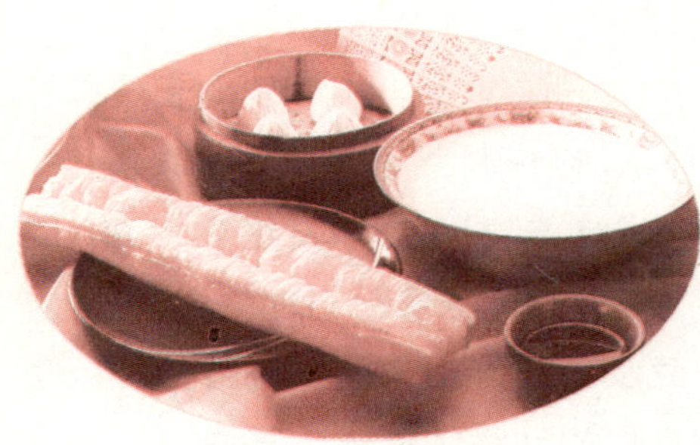

晚餐：玉米面粥（25 克玉米面）1 碗，花卷 50 克，清蒸鱼 100 克，素烧菜花 100 克。

加餐：酸奶 200 毫升。

全天烹调油约 15 毫升。

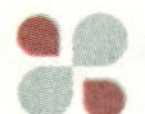

认识抗氧化

抗氧化与我们的关系

“抗氧化”、“自由基”这两个名词大家一定不陌生，但它究竟是什么，跟我们的健康有什么关系呢？在谈抗氧化之前，我们首先应认识造成人体老化与多种疾病的罪魁祸首——自由基。

什么是自由基

借由氧化产生能量提供身体运作的过程中会产生自由基；为了对抗入侵的病毒、细菌，白血球也会产生自由基来杀菌；而电磁波、紫外线、辐射线、环境污染、压力等，也都会使体内产生自由基。简单地说，它是利用氧气所产生的氧化物质。

自由基极不稳定，会和体内的细胞组织产生化学反应，使细胞组织失去功能，进而使人衰老或生病。不过，自由基也不光只有坏处，它也会对入侵的细菌、病毒产生一定的作用，帮助人体杀菌、抗菌。

人体本身具有清除自由基的能力，只有当自由基过多，身体无法及时清除以维持适当的数量时，才会对身体健康造成伤害。其实免疫力的强弱也与自由基的多少有关。

什么是抗氧化

为了对抗与预防自由基的伤害，就只有请救兵——抗氧化物质来进行抵挡了。这种物质能与自由基结合产生化学反应，使自由基失去氧化作用的能力，而不会到处危害细胞组织。

这些抗氧化物质大多来自于自然食物中，下面我们就来看看哪些食物可以对抗自由基。

食物抗氧化成分大集合

抗氧化力对人体是如此重要，所

以在后面我们特别评选出 20 种抗氧化食物的排行榜。

关于抗氧化食物的评比

食物中的抗氧化成分可分为两大类，一类是清除或抑制自由基的天然抗氧化剂，包括号称三大抗氧化物质的维生素 C、维生素E、β—胡萝卜素，以及陆续被发现的植物性化学成分，如前花青素、茄红素等；另一类是帮助人体形成抗氧化酵素的成分，如矿物质锌、硒、铁等。

根据这些抗氧化成分，我们评比出 20 种抗氧化食物。原则上，是依据抗氧化成分种类的含量高低与发挥的抗氧化功效多寡、强弱来进行评比。也许有些食物的某种成分含量稍低，但可以发挥的功效多，所以排名在前；有些可能单一营养素含量高，但总体来看，发挥的免疫功效较少，所以排名在后。

抗氧化食物的作用

下面举出几种近年来人们较热门追寻的抗氧化功效，并列举相对发挥效用的抗氧化成分。

抗氧化食物有哪些功效?

❶延缓老化

如维生素 C、维生素 E、硒、铁、锌、辅酶 Q、类胡萝卜素、类黄酮素等。

❷ 保护眼睛

如 β—胡萝卜素、叶黄素、粟米黄素、茄红素等。

❸保持肌肤健康美丽

如维生素 C、维生素 E、辅酶 Q、类黄酮素、有机酸等。

❹预防心血管疾病

如维生素 C、维生素 E、类黄酮素、茄红素等。

❺预防癌症

如维生素 C、维生素 E、类胡萝卜素、类黄酮素等。

❻保持大脑年轻、预防脑部退化

如维生素 E、儿茶素、前花青素等。

抗氧化食物怎么吃最好

每一种抗氧化成分都有各自的功效，彼此互相搭配才能产生协同作用，发挥更大的抗氧化力；而且每种蔬果食物中所含的抗氧化成分不尽相同，唯有均衡饮食，才能真正达到最佳的抗氧化效果。

此外，食物越新鲜越好，尽量避

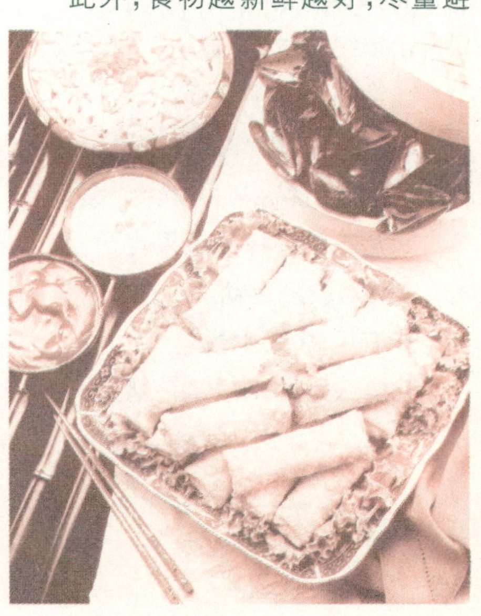

免食用已氧化的食物，如回锅油炸的食物或炸焦、烤焦的食物等，以免体内增加更多自由基。

人体的抗氧化系统

为了避免自由基在体内横冲直撞造成伤害，人体本身拥有一套抗氧化系统，可消除自由基，其主要是通过体内自行合成的抗氧化酵素，如超氧化歧化酶、过氧化氢酶等，来进行氧化还原的作用。

体内存在过多自由基，会削弱抗氧化系统的运作。从自然食物中摄取的各种抗氧化成分，有助于活化或补强这套系统，使体内抗氧化工程正常运作。

谁需要抗氧化

怎样才能知道自己体内自由基多不多，抗氧化力好不好呢？下面提供一个检测，符合的项目越多，你的自由基就越多。

a.年纪超过40岁。

b.常在太阳下暴晒。

c.爱吃肉，新鲜蔬果吃得少。

d.是加工食品或油炸食物的爱好者。

e.常吃快坏掉的蔬果。

f.经常剧烈运动。

g.有烟瘾或酒瘾。

h.常吸入油烟或二手烟。

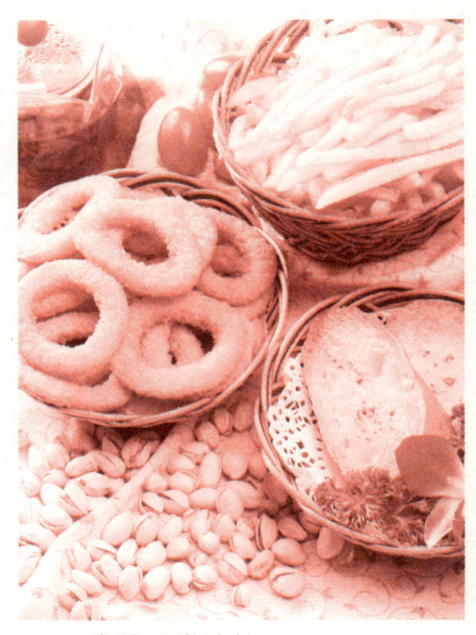

i.常使用微波炉。

j.有服用药物或营养补充剂的习惯。

k.容易生气或紧张。

哪些人的抗氧化力已拉响警报

a.电脑、手机族。

b.药袋族。

c.慢性病患者。

d.年纪大的人。

e.有过敏体质的人。

f.压力大的人。

以下介绍的数种抗氧化巨星级食物，不能只吃某一种，只有均衡而完整地搭配摄取，才能真正发挥最佳的抗氧化效果。

自由基头号克星——抗氧化效果最棒的前二十名食物排行榜

	食物名	入榜原因	食物抗氧化功效	主要营养成分
1	茶	茶中富含多种抗氧化成分，其中儿茶素更是近年的热门保健成分，可保护细胞膜避免氧化伤害	延缓老化、预防癌症、维护心血管健康、保持美丽健康肌肤、预防脑部退化	维生素A、B族维生素、维生素C、维生素E、氟、钾、镁、铁、锌、儿茶素
2	葡萄	葡萄中含有多种类黄酮与有机酸，能封锁自由基的活动，是非常优秀的抗氧化食物	保持健康美丽的肌肤、预防脑部退化、维护心血管健康、延缓老化、预防癌症	糖类、钾、类黄酮素、有机酸
3	柑橘	柑橘中的维生素C、类黄酮素等抗氧化成分含量丰富，能养颜	预防眼疾、预防癌症、维护心血管健康、保持健康美丽肌肤、延缓衰老	糖类、膳食纤维、维生素A、维生素C、类胡萝卜素、钙、类黄酮素
4	番茄	番茄中富含的茄红素是近年相当热门的抗氧化成分，使番茄跻身保健食物之列	预防癌症、预防眼疾、延缓老化、预防心血管疾病	膳食纤维、维生素A、维生素C、类胡萝卜素、钾、钙、类黄酮素
5	南瓜	南瓜中富含多种类胡萝卜素，具有良好的抗氧化作用，有助于预防眼睛病变	预防癌症、延缓衰老、预防眼疾、预防心血管疾病	糖类、膳食纤维、维生素A、类胡萝卜素、钾、甘露醇
6	芝麻	芝麻所含的芝麻素是效力强大的抗氧化成分，对预防慢性病、癌症有益，可抗老化	维持健康美丽肌肤、预防脑部退化、延缓老化、预防癌症	蛋白质、脂肪、糖类、膳食纤维、B族维生素、维生素E、钾、钙、铁、锌
7	枸杞子	枸杞子的明目、养生功效，来自于粟米黄素等成分所发挥的抗氧化作用	预防脑部退化、维护美丽健康肌肤、保护眼睛、延缓老化	糖类、膳食纤维、B族维生素、维生素E、类胡萝卜素、钾、钙、铁、锌
8	洋葱	洋葱含有多种类黄酮素、含硫化合物等抗氧化成分，可对抗自由基引起的疾病	延缓衰老、预防癌症、预防动脉硬化、降低心肌梗死的伤害	糖类、膳食纤维、B族维生素、钾、钙、硒、含硫化合物、类黄酮素
9	芦笋	芦笋所富含的β—胡萝卜素、铁、硒等，都是很好的抗氧化成分	预防心血管疾病、预防眼部病变、预防癌症、延缓衰老	糖类、膳食纤维、维生素A、B族维生素、类胡萝卜素、钾、钙
10	茄子	茄子中的花青素、前花青素具有强大的抗氧化力，可预防多种自由基引起的疾病	前花青素、花青素、绿原酸	膳食纤维、钾、钙、类黄酮素

	食物名	入榜原因	食物抗氧化功效	主要营养成分
11	番石榴	番石榴富含的维生素 C，特别之处在于其抗氧化力能随着血液和体液在体内各处发挥作用	预防心血管疾病、预防白内障、维护健康美丽肌肤	糖类、膳食纤维、维生素 A、维生素 C、钾、有机酸
12	菠菜	菠菜含有丰富的类胡萝卜素，对眼睛的抗氧化作用尤其值得重视	预防癌症、预防心血管疾病、预防白内障	糖类、膳食纤维、维生素 A、维生素 C、类胡萝卜素、钾、钙、铁
13	黄豆	黄豆中的异黄酮素和皂素与抗氧化作用有关，有助于防止脂肪氧化	延缓衰老、预防动脉硬化、预防癌症	蛋白质、脂肪、糖类、膳食纤维、B 族维生素、维生素 E、钾、钙、镁、铁
14	花生	目前正热门的成分前花青素，最早就是在花生仁包衣中发现的，是非常优秀的天然抗氧化物质	预防癌症、防止记忆力减退、延缓衰老	蛋白质、脂肪、糖类、B 族维生素、维生素 E、钾、钙、镁、磷、铁、锌
15	大白菜	大白菜中所含的维生素 C 和硒，有助于抵抗身体产生的自由基，以免造成伤害	预防癌症、预防心脏病、预防白内障	膳食纤维、维生素 A、维生素 C、钾、钙、硒
16	动物肝脏（猪、鸡、鸭、鹅肝）	动物肝脏中的辅酶 Q 是一种强力的抗氧化剂，可降低自由基对皮肤的伤害	预防癌症、延缓衰老、减少皱纹的产生	蛋白质、脂肪、维生素A、B 族维生素、维生素 C、维生素 D、辅酶 Q、钾、磷、铁、锌
17	海参	海参中的硒是人体抗氧化酵素的重要成分，能帮助扫除自由基，且胆固醇极低，是良好的抗氧化食物	预防动脉硬化、预防老年斑的形成、延缓衰老	蛋白质、维生素 E、钠、钙、磷、硒
18	猪肉	猪肉中所含的锌，可促进体内的抗氧化酵素生成，抗氧化、延缓衰老	延缓衰老、护肤、减少皱纹	蛋白质、脂肪、B 族维生素、辅酶 Q、钾、铁、锌
19	沙丁鱼	沙丁鱼中含有辅酶 Q 和硒，能防止细胞膜氧化，可抗衰老、预防动脉硬化	预防动脉硬化、延缓老化	蛋白质、Omega—3 脂肪酸、B 族维生素、维生素 D、辅酶 Q、钙、磷、铁、硒
20	粟米	粟米中的粟米黄素可发挥护眼抗氧化作用，防止老化与紫外线对眼睛黄斑造成伤害	防眼睛老化、预防癌症	蛋白质、糖类、膳食纤维、B族维生素、钾、硒、粟米黄素

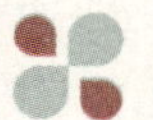

益寿食品的选择

大豆

大豆可分为黄豆、青豆、黑豆等，其中以黄豆为主。黄豆因含有丰富的营养，故有“豆中之王”、“营养之花”的美称。大豆含有丰富的蛋白质，而且这些蛋白质在质量和数量上均可与肉、蛋、奶等动物性食品媲美，所以又有“植物肉”、“绿色牛乳”之誉。

大豆的蛋白质含量为40%左右，其中含有的人体必需的8种氨基酸，种类齐全，比例恰当，为一种优质蛋白。大豆富含氨基酸，可以补充谷类食品赖氨酸不足的缺陷。大豆的脂肪含量高达20%，比动物脂肪优越之处在于富含油酸及亚油酸。这类不饱和脂肪酸具有降低胆固醇的作用，对于防止血管硬化、高血压和冠心病大有益处。大豆还含有丰富的磷脂、胆碱等对神经系统有保健作用的物质，以及维生素E等抗衰老物质。

花生

花生，俗称“落花生”。我国古代人认为花生具有滋补益寿、长生不老之功效，故称之为“长生果”。经常食用花生，可以起到开胃、健脾、润肺、祛痰、清喉、补气等功效，适用于营养不良、脾胃失调、咳嗽痰喘、乳汁缺乏等症。花生油中含有丰富的不饱和脂肪酸，可使人体肝脏内胆固醇分解为

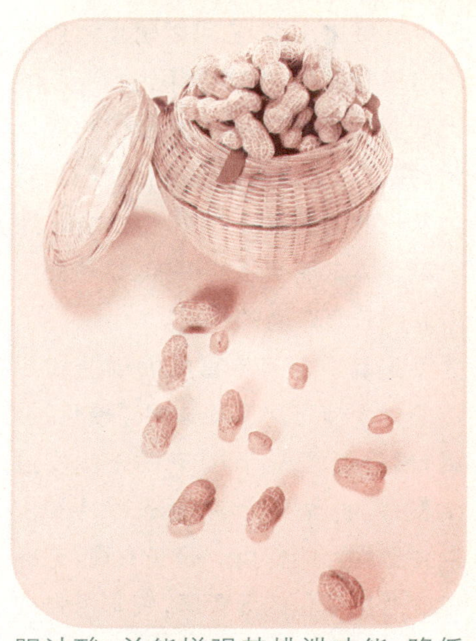

胆汁酸，并能增强其排泄功能，降低胆固醇，对预防中老年人动脉粥样硬化和冠心病的发生有明显效果。此外，花生红皮能抑制纤维蛋白的溶解，促进血小板新生，加强毛细血管的收缩功能。因此，可用来治疗血小板减少和肺结核咯血、泌尿道出血、齿龈出血等出血性疾病。将花生壳洗净，用以泡水代茶饮，对血压和血脂不正常者也有一定疗效。

芝麻

芝麻又叫胡麻。因含脂肪较多，又称脂麻。芝麻所含的脂肪，大多数为不饱和脂肪酸，对老年人尤为重要。古代人认为服食芝麻可除一切疾病，可返老还童、长生不老，看来是有一定道理的。芝麻的抗衰老作用，还在于它含有丰富的维生素E，维生素

E 有抗氧化作用，它可以阻止体内产生过氧化脂质，维持含不饱和脂肪酸比较集中的细胞膜的完整和功能正常，并可防止体内其他成分受到脂质过氧化物的伤害。此外，维生素 E 还能减少体内脂褐质的积累。这些都可以起到延缓衰老的作用。

芝麻中含有丰富的卵磷脂和亚油酸，不但可治疗动脉粥样硬化，补脑，增强记忆力，而且有防止头发过早变白、脱落及美容润肤、保持和恢复青春活力的作用。研究发现，芝麻还含有抗氧化的元素硒，它有增强细胞抵制有害物质的功能，从而起到延年益寿的作用。

栗子

栗子，又名板栗、毛栗。现代医学认为，栗子所含的不饱和脂肪酸和多种维生素，对高血压、冠心病和动脉硬化等疾病，有较好的预防和治疗作用。老年人常食用栗子，可达到抗衰老、延年益寿的目的。

栗子也是一种补养、治病的良药。栗子味甘、性温，有养胃、健脾、补肾、壮腰、强筋、活血、止血和消肿等功效，适用于肾虚所致的腰膝酸软、排尿多等症和脾胃虚寒引起的慢性腹泻及外伤骨折、淤血肿痛、皮肤生疮及筋骨痛等症。按中医理论，“肾主骨，腰为肾之府”，故腰腿酸软等症，主要是由肾虚造成的。用栗子 30 克，加水煮熟，放适量红糖，每晚睡前服 1 次，对病后体虚、四肢酸软无力有效；补肾气、壮筋骨，可用适量栗子、大米，共煮粥，加白糖食用，每天 1 次。老人如有肾虚、腰酸脚软等症，每天早、晚各吃风干生栗子 7 个，细嚼成浆咽下；也可用鲜栗子 30 克，置火堆中煨熟后食用，每天早、晚各 1 次。治跌打损伤、淤血肿痛，可用生栗子去壳，将肉捣烂如泥，涂于患处。

栗子由于生食难消化，熟食又易滞气，故一次不宜吃得太多；凡有脾虚、消化不良、温热甚者均不宜食用。此外，用栗子治病，需要生吃。李时珍介绍的方法是：“以袋盛生栗，悬挂风干，每晨吃十余颗，随后吃猪肾粥助之，久必强健。”吃时要细细嚼碎，成浆液状再一点一点咽下去才能生效。

薏米

薏米营养价值优于大米和小麦。薏米不仅是老幼皆宜的保健食品，而且因其含热量较高，有促进新陈代谢和减少胃肠负担的作用，又可作为病中或病后体弱患者的补益食品。此外，薏米还能增强肾功能，并有利尿作用，因此对浮肿病人也有疗效。将去掉果壳的薏米炒香，当茶经常饮用，有滋养身体和美容的作用。

薏米粥是老年人的保健食品。具体做法是：将薏米 50 克洗净后放入铝锅内，再加适量水，先用旺火烧开，后用文火煨熬，待薏米粥熟后，加入适量白糖即可服用。中医认为，薏米具有健脾除湿的功效，因此，经常服用此粥对脾胃虚弱、风湿性关节炎、水肿、皮肤扁平疣等症有治疗作用。健康人经常饮服，则能增强食欲、防病强身。

红枣

红枣是“五果”之一，素有“木本粮食”之称。

红枣的药用价值很高，老年人常吃大枣，能养颜益寿。医学文献中记载着许多以红枣作为食疗的药方，如用红枣 14 个，去核，加胡椒 7 粒，水煮，枣熟后，去胡椒吃枣喝汤，可治胃病。用大枣 100 克浓煎，食枣饮汁，每天服 3 次可治贫血。

大枣还有重要的医疗作用。它富含维生素 C，对防癌、抗癌有重要作用；它所含的维生素 P 能健全人体的毛细血管，对防治高血压及心血管疾病有益。将红枣与淮小麦、甘草煎汤饮服，对血小板减少性紫癜、女性更年期发热出汗、心神不定、情绪易激动等均有调补作用。

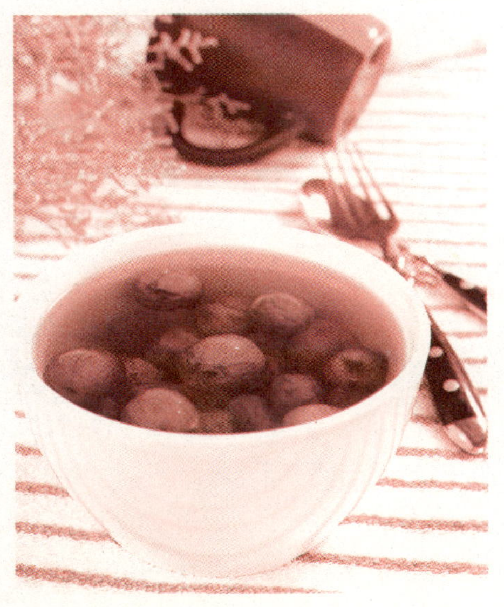

中老年忌食食物

油炸食品

老年人味觉明显减退，因此喜欢吃油炸类等味道香浓的食品。但是，这类食品含脂肪高，一次食入较多的高脂肪食物，胃肠道难以承受，容易引起消化不良，还易使胆、胰疾患复发或加重。另外，油炸食物热量高，老年人常吃可导致体内热能过盛，引起肥胖，对健康不利。特别应该指出的是，常吃油炸食品可增加患癌症的危险性，因为多次使用的油里含有较多致癌物质。炸油条的面粉里都会加一定量的明矾，而明矾里含有较多的铝，如果老年人常吃油条，可使铝在体内蓄积，对老年人的智能和骨骼均有害。研究证明，铝在体内的含量与老年性痴呆和骨质疏松症有一定的关系。

熏烤食品

食物在熏烤过程中可产生某些致癌物质，老年人抵抗力弱，如果经常食用熏烤类食品，会增加患癌的可能性，尤以患胃癌为多。熏烤类食物

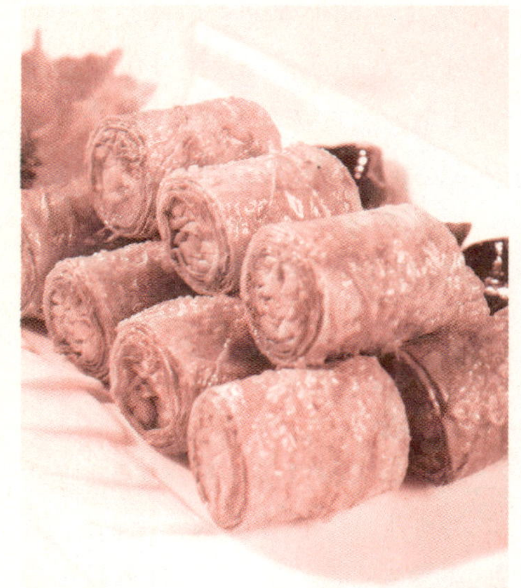

的致癌因素主要是燃料（松柏枝叶、锯末、炭火、煤、天然气和液化石油气等）在不完全燃烧时，产生大量的多环芳烃污染食物所致，而多环芳烃是一类具有致癌作用的化学物质。如能改用远红外线烤箱烤食品，则会增强食品安全性。

腌渍食品

腌渍食品一般含盐量高，维生素含量低（维生素C在腌渍过程中大多被破坏），不适合老年人食用。特别是一些卫生设施差、操作不正规的加工厂所生产的腌渍食品，容易被病原微生物污染，老年人肠道抵抗力减弱，常吃这类食品，容易引起胃肠道疾病。

酱制食品

包括酱油、各种酱菜，它们普遍含盐量极高。如果老年人常食用这类食品，会增加盐类的摄取量，从而加重心脑血管和肾脏的负担，对健康十分不利。

冰镇食品

在炎热的夏天，老年人有时也吃一些冷饮、冷食来解渴降温，其实这是很不好的。因为冰镇食品入胃后，会导致胃液分泌下降，容易引起胃肠道疾病，甚至会诱发心绞痛和心肌梗死，对患心血管疾病的老年患者尤为不利。因此，老年人应尽可能不吃冷食、冷饮。

方便食品

许多老年人图方便，经常吃方便面、糕点、油茶面等方便食品。但应注意的是这类食品所含的维生素等营养素较少，如把它们当做主食来吃，容易出现维生素缺乏症，对健康十分不利。

过期食品

不少老年人有存放食品的习惯。他们往往把子女或亲友送来的食品放一段时间才吃，使得存放的食品过了期，有的甚至发生霉变，产生各种有害物质。因此，老年人必须改掉存放食品的习惯，坚决不吃那些过期的食品。

甜食

甜食类含糖量高，摄入过量的糖，可引起老年人肥胖，并能引起血脂增高，对已有动脉硬化和糖尿病倾向的老人尤为不利。

动物内脏

动物的脑、肝、肾等含胆固醇较

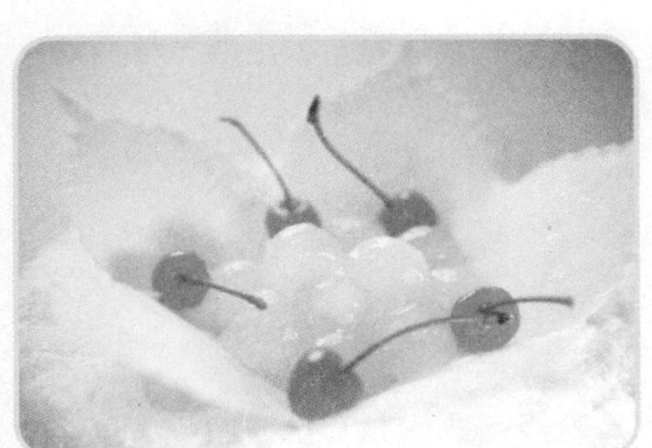

高，老年人如果经常吃这类食品，会导致胆固醇增高、血脂升高，对老年人十分不利。患有动脉硬化、高血压、冠心病、糖尿病的老年人尤其不宜食用。

动物血

不少老年人喜欢吃动物血，以为动物血是好的补品。其实老年人不宜多吃，偶尔一两次可以，但量也不宜过多，这是因为吃动物血会使胆固醇增高、血脂升高，对老年人十分不利。患有动脉硬化、高血压、冠心病、糖尿病的老年人尤其不能吃。

科学的饮食搭配

科学的饮食搭配可以大大提高食物的营养价值。

下面介绍几种最佳的饮食搭配，供读者参考。

鱼＋豆腐

作用：味鲜，补钙，可预防多种骨病，如儿童的佝偻病、骨质疏松病等。

原理：豆腐含有大量钙质，若单吃，其吸收率较低，但和富含维生素 D 的鱼肉一起吃，对钙的吸收和利用会有更佳的效果。

猪肝＋菠菜

作用：预防贫血。

原理：猪肝富含叶酸、维生素 B_{12}、铁质等造血原料，菠菜也含有较多的叶酸和铁，同食两种食物，一荤一素，相辅相成。

羊肉＋生姜

作用：冬令补虚佳品，可治腰背疼痛、四肢风湿疼痛等。

原理：羊肉可补气血，生姜有止痛，祛风湿等作用。同食，生姜既能去腥膻之味，又能助羊肉温阳祛寒。

鸡肉＋栗子

作用：补血养气，适于贫血之人。

原理：鸡肉为造血疗虚之品，栗子重在健脾。栗子烧鸡不仅味道鲜美，而且造血功能很强，尤以老母鸡烧栗子效果更佳。

鸭肉＋山药

作用：补阴养肺，适于体质虚弱者。

原理：鸭肉补阴，并可消热止咳。山药的补阴作用更强，与鸭肉伴食，可消除油腻，同食可以加强补肺作用。

瘦肉＋大蒜

作用：促进血液循环，消除身体疲劳，增强体质。

原理：瘦肉中富含维生素 B_1，与大蒜瘦肉中富含维生素 B_1、与大蒜的蒜素结合，不仅可以使维生素 B_1 的析出量提高，延长维生素 B_1 在体内的停留时间，还能促进血液循环以及尽快消除身体疲劳、增强体质。

鸡蛋＋百合

作用：滋阴润燥，清心安神。

原理：百合能清痰火、补虚损，而蛋黄能除烦热、补阴血，同食可以更好地清心补阴。

芝麻＋海带

作用：美容，抗衰老。

原理：芝麻能改善血液循环，促进新陈代谢，降低胆固醇，是"长寿食品"之一；海带则含有丰富的碘和钙，能净化血液，是体内垃圾的"清道夫"。同食则美容、抗衰老效果更佳。

豆腐＋萝卜

作用：有利消化。

原理：豆腐富含植物蛋白，脾胃虚弱的人多食会引起消化不良；萝卜有很强的助消化功能。同煮可使豆腐营养被人体大量吸收。

红葡萄酒＋花生

作用：有益心脏。

原理：红葡萄酒含有阿司匹林的成分，花生米中富含有益的化合物——白利醇，二者同食能预防血栓的形成，保证心血管血流通畅。

四季饮食养生

❶春季食补与药补

春天，万物复苏，冬季在体内积蓄的郁热或痰热，随着春风的鼓动，也开始由里向外发散，从而使人们出现一些病症。另外，在阴气渐消、阳气日长的春天里，各种细菌、病毒等微生物也蠢蠢欲动，开始大量繁殖并迅速传播开来。所以，在春季里，人们极易患外感热病，应吃一些能增强身体免疫力的补药。能补充人体正气即抵抗力的药物有很多，如"补健增肥丹"、"黄精丹"、"玉屏风散"等。

春天不但要重视药补，也应当重视食补，二者的目的是一致的。但药补既可治病，又可滋补；食补则是以补养为主，治疗为辅。常言说"是药三分毒"，药补是"药"，而食补，一般不存在毒性问题。养阴柔肝、疏泻条达的药物，应配合相应的食物来调剂。在选用药物时，应避免过于升散，也要避免过于寒凉。常用的药物有首乌、白芍、枸杞子、川芎、人参、黄芪等。配用的食物有鸡肉、鸡蛋、鹌鹑肉、鹌鹑蛋、羊肉、猪肉、动物肝、笋、木耳、黄花菜、香菇、鲫鱼等。

❷春季饮食禁忌

春天是病毒、细菌等微生物开始大量繁殖、侵袭人体的季节。因此，春天感冒者较多，身体虚弱的老年人更应重视。

研究表明，春季到来时，气候变化容易使人血压升高，特别是肝阳上亢的人容易出现眩晕、头痛等症状，这就是中医学中早已指出的“春气者诸病在头”的原因。现代医学也发现，春天的气候变化，容易使人血压升高，出现头晕、头痛、失眠等症状。此外，胃病及十二指肠溃疡等症也很容易在春天发作。因此，春季应避免摄取含肌酸、嘌呤碱等物质丰富的鱼汤、猪肉汤、牛肉汤、鸡汤、菠菜、豆类、动物内脏和刺激性调味品，因为上述食物对肠胃有较强的刺激，容易增加胃肠负担，引起腹胀，诱发急性痛风。

3 夏季食补与药补

夏季气温高，人们体内各器官活动增强，能量消耗很大。因此，进入夏季之后，特别是中老年人和身体虚弱之人，极易伤津耗气、气随津脱，导致气津两虚。因此，一方面要吃一些能够滋补阳气和津液的药物，如五味子、玉竹、冬虫夏草、酸枣仁等，食用一些能益气生津的食物，如鸽肉、黑豆、木耳、松子等；另一方面，也要吃一些健脾和胃的药物，如太子参、白术、甘草等，食用如白扁豆、糯米等一些健脾和胃的食物。

4 老年人夏季最佳粥补

老年人夏季特别适宜粥补。

a.山楂粥能够化食散淤、健脾消滞，对高血压、冠心病、高脂血、心绞痛、积食、便泻、腹痛等症有很好的疗效。

b.薏米粥有清热排脓、健脾和胃、利尿消肿等功效，主治脾虚腹泻、风湿

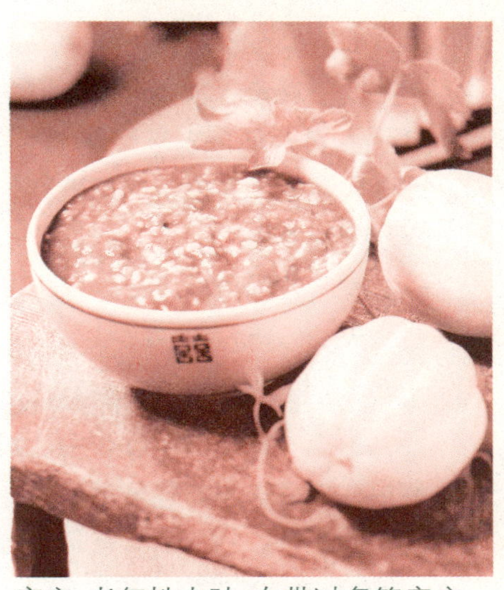

痹痛、老年性水肿、白带过多等病症。

c.木耳粥能够补虚强心、润肺生津、益气止血，主治体虚多汗、肺气虚弱、咽喉干痒、痔疮出血、大便燥结、慢性便血等病症。

d.莲子粥能够养心安神、益肾固精、益气抗衰、健脾涩肠，所以适合肾虚不固、体弱心悸、虚烦失眠、夜间多尿、大便溏薄等症者食用。

此外，百合粥、黄芪粥、大枣粥、葡萄粥、番茄粥、牛肉粥等都有不同的补益效果，老年人可根据自身的具体情况选择食用。

健康提示

夏季适宜喝绿豆汤

夏天属梅雨季节，湿气重，而绿豆有解湿热之气的功效，常喝可防治中暑、目赤、烦渴、便秘、喉痛、尿赤等症。

5 夏季饮食禁忌

a.少食多餐。每天只吃三餐会加重机体的负担，可分四五餐，每餐少食。

b.夏季注意饮食的清洁卫生，避免肠胃疾病的发生。

c.多吃水果、蔬菜，如黄瓜、西瓜和番茄等水分多的品种。

d.夏季食用冷藏食品既祛暑又解渴，但中老年人要注意适量饮用，因为冷藏食品容易诱发肠胃痉挛，引起腹泻、腹痛。

e.大汗淋漓之后饮用冷饮应适量，因为饮用太多的冷饮并不能在短时间内补充体内的盐类和水分，反而会冲淡胃液，降低胃液的杀菌力，从而引发肠炎、胃炎、痢疾等疾病。

f.不可多吃肥腻的食物，肥腻的食物会加重胃肠负担，容易导致胆结石等疾病的发生，造成心血管收缩，加重心脏的负担，诱发或加重心血管病症。

6 秋季食补与药补

秋季雨水较少，空气干燥，人体汗液蒸发较快。因此，常常出现口舌干燥、干咳少痰、皮肤干涩、大便秘结等燥热病症。热盛可伤阴、伤气；燥盛则消耗津液；燥邪容易伤阴伤肺损害脾胃，使人体阴阳失衡。秋季人体精气开始封藏，进食滋补食品比较容易被人体吸收贮藏，有利于改善五脏六腑功能，增强体质，为寒冷的冬季打好营养基础，作好物质准备。因此，晚秋时节是中老年人和体质较弱的患者食补的大好时机。

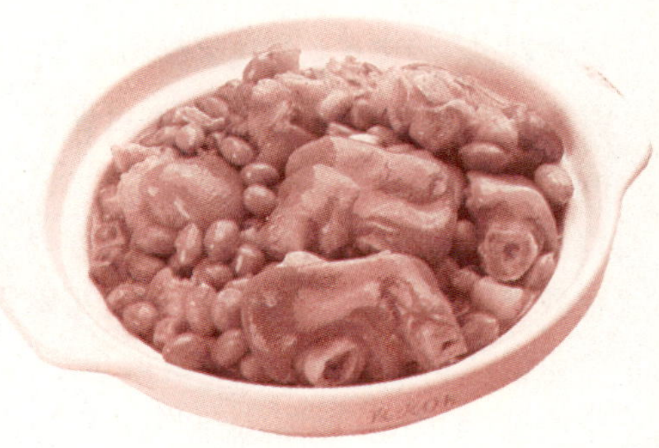

进补应以滋阴防燥为主，以防阴气内虚，保持阴阳平衡，不宜进补大温大热食物，应选用“补而不盛”、“防燥不腻”的平补之品，如莲子、桂圆、黑芝麻、红枣、核桃、鸡肉、鸭肉、鲤鱼、猪蹄、南瓜等。对脾胃虚弱、消化不良的患者，可进补山药、芡实、扁豆等，以健脾补胃，生津益气。

7 冬季食补与药补

冬季，人体的生理机能处于低谷，是机体能量的蓄积阶段，因此对于中老年人和身虚体弱者来说，冬季是食补的最佳季节。但进补应根据体质而有所不同，这样才能收到保健强身的效果。对于身虚体弱的人，应按气虚、血虚、阴虚、阳虚的不同，实行对症进补；对于中老年养生健身者，应分清偏寒体质、偏热体质，再进行食补。

a.气虚者的食补：所谓气虚，即

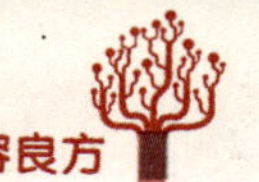

气不够用。主要表现为：动则气短、容易疲倦、多汗，面色苍白，舌苔白淡，脉弱无力等。补气虚的食物有：粳米、糯米、黄米、小米、大麦、花生、扁豆、胡萝卜、山药、香菇、黄花菜、栗子、红枣、苹果、菠萝、牛肉、鸡肉、鲢鱼、平鱼、海参、鹌鹑、莲子、荔枝等。

b.血虚者的食补：所谓血虚，即营养不足。主要表现为：面色无光、头晕乏力、心慌失眠、脉细无力等。补血虚的食物有：胡萝卜、酸枣、小红枣、葡萄、松子、黑芝麻、桑葚、龙眼肉、猪瘦肉、火腿、羊肝、牛肝、乌骨鸡、干贝、海参、甲鱼、平鱼、红糖、菠菜、黄豆等。

c.阴虚者的食补：阴虚是血虚的进一步发展。主要表现为：身体消瘦、手足心热、心烦口干、舌红少苔、便秘尿黄、多喜冷饮、脉细数等。食补宜滋补清淡之物，忌用温热之品。补阴虚的食物有：大米、小米、玉米、小麦、扁豆、赤小豆、菠菜、大白菜、冬瓜、黄瓜、紫菜、木耳、豆腐、鸭梨、橘子、红枣、青果、西瓜、莲子、百合、白鸭肉、鲫鱼、黄花鱼、甲鱼、桑葚、甘蔗、芝麻、蜂蜜、蜂乳、鸡蛋等。

d.阳虚者的食补：阳虚是气虚的进一步发展。主要表现为：手足不温、四肢怕冷、排尿清长、大便时稀、脉沉乏力、喜热饮、舌苔厚等。饮食宜温，忌寒凉。补阳虚的食物有： 韭菜、干姜、黑枣、荔枝干、核桃仁、羊肉、狗肉、兔肉、海参、海虾等。

e.偏寒体质的食补：主要表现为手足发凉、喜热恶寒。宜食温热食物，忌食生冷食物。补偏寒体质的食物有糯米、黄米、面粉、牛肉、羊肉、鸡肉、鲫鱼等。

f.偏热体质的食补：主要表现为舌干口渴、喜喝冷饮、喜凉恶热。宜食寒凉平性食物、忌食温燥伤阴食物。补偏热体质的食物有大米、小米、薏米、绿豆、赤小豆、苦瓜等。

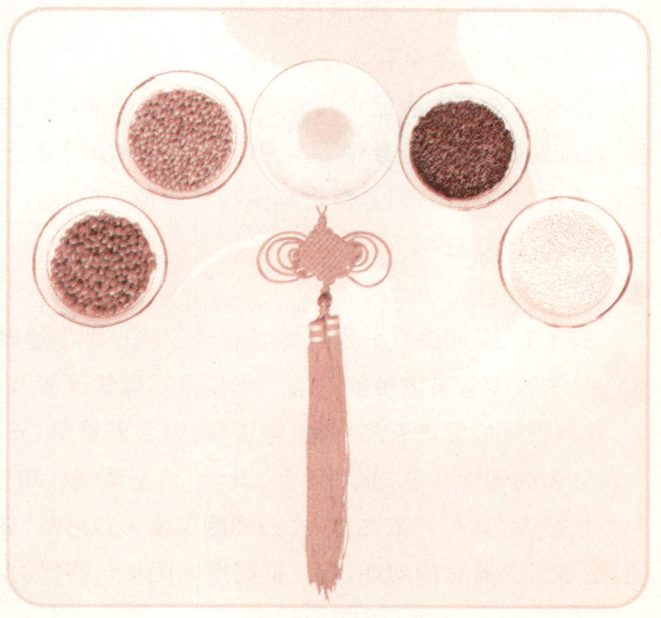

给老爸——食物是最好的补药

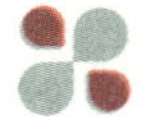

健脑食品的选择

1 核桃

核桃，又称胡桃，为胡桃科植物。核桃仁含有丰富的营养素，每百克含蛋白质 15—20 克、脂肪 60—70 克、碳水化合物 10 克，并含有人体必需的钙、磷、铁等多种微量元素和矿物质，以及胡萝卜素、核黄素等多种维生素。核桃中所含脂肪的主要成分是亚油酸甘油酯，食后不但不会使胆固醇升高，还能减少肠道对胆固醇的吸收，因此，可作为高血压、动脉硬化患者的滋补品。核桃中所含的微量元素锌和锰是脑垂体的重要成分，常食有益于脑的营养补充，有健脑益智的作用。

我国古代人早就发现核桃具有健脑益智的作用。李时珍说"核桃能补肾通脑，有益智慧"。不少古代人还发明了许多吃核桃的方法，如将 500 克核桃打碎去壳取仁，将核桃仁加冰糖再捣成核桃泥，密闭贮藏在瓷缸中，每次取两茶匙，用开水冲饮。

核桃不仅是最好的健脑食物，还是神经衰弱的治疗剂。患有头晕、失眠、心悸、健忘、食欲不振、腰膝酸软、全身无力等症状的老年人，每天早、晚各吃 1—2 个核桃仁，就可起到滋补治疗的作用。

核桃仁对其他病症也具有较高的医疗效果，如它具有补气养血、润燥化痰、温肺润肠、散肿消毒等功能。近年来的科学研究还证明，核桃树枝对肿瘤有改善症状的作用，以鲜核桃树枝和鸡蛋加水同煮，然后吃蛋，可用于预防子宫颈癌及各种癌症。

2 蜂王浆

蜂王浆，又叫蜂乳。是工蜂咽腺分泌的一种半透明白色浆液。

蜂王浆中含有多种氨基酸、维生素、微量元素及多种酶类和激素等，所以，具有很好的促进新陈代谢、增进食欲、营养健脑、安神补血的作用，作为脑力劳动者的保健食品，非常适合。此外，蜂王浆还能增强人体对各种致病因素的抵抗能力，具有刺激性腺，增强细胞生命力，加强组织器官的生长和修复功能，增进造血器官的功能，以及抑制癌细胞生长的作用。

蜂王浆还具有较好的药用功效。用于慢性冠状动脉功能不全的患者，可扩张冠状动脉，增加血流量，提高血红蛋白和血铁含量水平。对病后体虚、小儿营养不良、神经衰弱、年老体衰、传染性肝炎、高血压、糖尿病、风湿性关节炎、十二指肠球部溃疡等症，也均有疗效。

3 香蕉

香蕉，古称甘蕉。其肉质软糯，香甜可口。传说，佛教始祖释迦牟尼由于吃香蕉而获得了智慧，因而香蕉又被誉为“智慧之果”。香蕉的营养非常丰富，每百克果肉中含蛋白质 1.2 克、脂肪 0.5 克、碳水化合物 19.5 克、粗纤维 0.9 克、钙 9 毫克、磷 31 毫克、铁 0.6 毫克，还含有胡萝卜素、硫胺素、烟酸、维生素 C、维生素 E 及丰富的微量元素钾等。

近年来，国外医学专家研究发现，香蕉在人体内能帮助大脑制造一种化学成分——血清素，这种物质能刺激神经系统，给人带来欢乐、平静及瞌睡的信号，甚至还有镇痛的功效。因此，香蕉还被称为“快乐食品”。美国医学专家研究发现，常吃香蕉可防止高血压。因为香蕉可提供较多的能降低血压的钾离子，有抑制升压及损坏血管的作用。专家还认为，人如果缺乏钾元素，就会发生头晕、全身无力和心率失常等现象。又因香蕉中含有多种营养物质，且不含胆固醇，故食后既能供给人体各种营养素，又不会使人发胖。此外，常食香蕉还有预防神经疲劳，润肺止咳、防止便秘的作用。

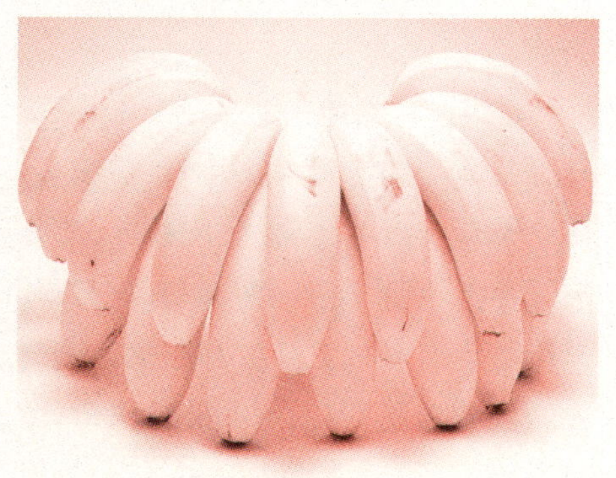

香蕉味甘、性寒，具有较高的药用价值。主要功用是清肠胃、治疗便秘，并有清热润肺、止渴，填精髓，解酒毒等功效。

由于香蕉性寒，故脾胃虚寒、胃痛、腹泻者应少食，胃酸过多者最好不吃。

4 龙眼

龙眼原产于我国，是我国历史上备受推崇的四大名果之一。因龙眼在 8 月间成熟，8 月份又称桂月，加上龙眼的形状是圆的，故又名桂圆。

龙眼不仅形色喜人，而且具有较高的营养价值。据分析，每百克果肉含水分 81.4 克、蛋白质 1.2 克、脂肪 0.1 克、碳水化合物 16.2 克、粗纤维 0.2 克、钙 13.0 毫克、磷 26.0 毫克、铁 0.4 毫克、硫胺素 0.04 毫克、核黄素 0.03 毫克、尼克酸 1.0 毫克、抗坏血酸 60.0 毫克。因此，自古以来被视为滋补佳品。

龙眼味甘、性平。主要功用为开胃益脾、养血安神、补虚长智。古有治疗思虑过度、劳伤心脾、虚烦不眠、自汗惊悸的“归脾汤”，就是用龙眼肉、炒酸枣仁、炙黄芪、焙白术以及茯苓各 50 克，木香、人参各 25 克，炙甘草 125 克配制而成的。无病者食之则可补脾胃，助精神。

龙眼可鲜食，也可制成罐头、龙眼膏、速冻龙眼或烘焙成桂圆干等。因其果肉鲜嫩、色泽晶莹、果汁甘美，又具有较高的滋补及营养价值，所以，是现今国际、国内市场上的畅销果品之一。

5 茶叶

茶叶是世界三大著名饮料之一，被称为“东方饮料的皇帝”。据分析，茶叶中含有咖啡碱、单宁、茶多酚、蛋白质、碳水化合物、游离氨基酸、叶绿素、胡萝卜素、芳香油、酶、维生素 A、B 族维生素、维生素 C、维生素 E、维生素 P 以及无机盐、微量元素等 400 多种成分。

我国是茶叶的故乡，茶叶作为我国特有的饮料已有几千年的历史了。它有止渴、清神、利尿、止咳、祛痰、明目、益思、除烦去腻、驱困轻身、消炎解毒等功效。

壮阳食品的选择

驴肉

驴肉肉质比牛肉细嫩，味道鲜美，是一种高蛋白、低脂肪、低胆固醇的肉类。每百克驴肉含蛋白质 18.6 克、脂肪 0.7 克、钙 10 毫克、磷 144 毫克、铁 13.6 毫克，还含有多种维生素及微量元素。驴肉对心血管疾病患者有较好的补益作用。

驴肉味甘、性凉，有补气养血、滋阴壮阳、安神去烦等功效。对体弱劳损、气血不足和心烦者，也有较好的疗效。驴皮是熬制皮胶的原料，其成品称阿胶。阿胶味甘、性平，有补血、滋阴、养肝、益气、止血、清肺、调经、润燥等功效，适用于治疗虚弱贫血、产后血亏、面色萎黄、味干、津少、便秘及一切出血症状。平时身体虚弱、畏寒、易感冒的人，服阿胶可改善体质，增强抵抗力。驴肾味甘、性温，有益肾壮阳、强筋健骨的功效，可治疗阳痿不举、腰膝酸软等症。

狗肉

狗肉，有的地方称为香肉。狗肉味道醇香，细腻、鲜嫩，营养价值很高，除含有较丰富的蛋白质、脂肪外，还含有嘌呤类、肌肽及钾、钠、氯等。据分析，狗肉中含有多种氨基酸和脂类，可产生较高的热量，有很好的补益作用，尤其适用于老年人在冬季进补。

狗肉味甘、咸、酸，性温，有很高的医疗价值，不但益脾，而且壮阳，有很好的滋补功效。如老年人患有肾虚耳聋、遗尿等症，可用狗肉 250 克，黑豆 50 克，共炖烂调味食用，疗效很好。用狗肉 250 克，炖烂食肉饮汤，每天 1 次，连服 1—3 个月，可治疗阳痿早泄。姜炖狗肉，能够温肾壮阳，祛寒止痛。

但狗肉性温热，多食易上火。凡热病及阳盛火旺者，不宜食用。

鹌鹑肉

鹌鹑肉肉嫩味香，香而不腻，一向被列为野禽上品。其肉中蛋白质含量高达 24.3%，还含有多种无机盐以及卵磷脂、激素和多种人体必需的氨基酸。鹌鹑肉作为一种高蛋白、低脂肪、低胆固醇的食物，特别适合中老年人以及高血压、肥胖症患者食用。鹌鹑蛋还含有维生素 P 及具有降压作用的芦丁等成分。常食有防治高血压及动脉硬化的功效。鹌鹑的肉和蛋既对体弱者有补益作用，又对多种疾病有调补治疗的作用。中医认为，鹌鹑肉可“补五脏，益中续气，实筋骨，耐寒暑，清热结”。常人食用可增气力，壮筋骨。鹌鹑蛋与韭菜共炒，油盐调味食用，可治疗肾虚腰痛、阳痿。

羊肉

羊肉肉质细嫩，味道鲜美，含有丰富的营养。羊肉性热、味甘，是冬季进补及补阳的佳品。它能助元阳，补精血，疗肺虚，益劳损。

将羊肉煮熟，吃肉喝汤，可以治疗男子五劳七伤及肾虚、阳痿等，并有温中去寒、温补气血、通乳治带等功效。羊肉性热，宜冬季食用。如患有急性炎症、外感发热、热病初愈、皮肤疮疡、疖肿等症，都应忌食羊肉。若为平素体壮、口渴喜饮、大便秘结者，也应少食羊肉，以免助热伤津。

燕窝

燕窝，为金丝燕及同属燕类衔食海中小鱼、海藻等生物后，经胃消化腺分泌出的黏液与绒羽筑垒而成的窝巢。其中以“宫燕”的营养价值最高、最名贵。而“毛燕”、“血燕”品质最差。

燕窝既是与熊掌、鱼翅齐名的山珍海味，又是一种驰名中外的高级滋补品。它含有丰富的蛋白质，每百克燕窝中蛋白质含量可高达 50 克，还含有多种氨基酸、糖类、无机盐和维生素等。燕窝的补益作用极佳，凡久病体虚、羸瘦乏力、气怯食少者，都可把它作为滋补品。燕窝还具有抗衰疗病、摄生自养的功效。

在食用燕窝前，应先用清水清洗一遍，再放入 80℃热水中浸泡 3 小时，使其膨胀松软，然后用镊子将毛绒除净，再放入 100℃开水中泡 1 小时左右，即可取用烹调。

海参

全世界的海参共有数十种之多，

以梅花参和刺参最为名贵。补益者多选用刺参和光参。海参含胆固醇极低，是一种典型的高蛋白、低脂肪、低胆固醇食物。加上其肉质细嫩，易于消化，所以，非常适宜于老年人、儿童以及体质虚弱的人食用。

海参还有滋补肝肾、强精壮阳的作用。凡久虚成痨、精血耗损，出现眩晕耳鸣、腰酸乏力、梦遗滑精、排尿频数症状的患者，都可将海参作为滋补食疗之品。此外，海参还含有适量的碘，可促进新陈代谢，使血液流畅。

淡菜

淡菜，又叫壳菜、红蛤、海红等，为厚壳贻贝和其他贝类的干制品。因其味美而淡，故名“淡菜”。淡菜含有多种人体必需的氨基酸，所含的脂肪主要是不饱和脂肪酸，这些成分对改善人体的血液循环功能有重要作用。淡菜中所含的微量元素如锰、钴、碘等，对调节机体正常代谢、防治疾病等均有十分重要的意义。

淡菜味咸、性温，具有较强的滋补作用。凡属久病精血耗伤、五脏亏虚，症状如羸瘦倦怠、食少气短、虚劳吐血、眩晕健忘者，均可将淡菜作为滋补品。将淡菜煮熟，吃肉喝汤，常食可治疗阳痿早泄、肾虚下寒、腹中冷痛、久痢久泻和妇女崩漏等症。将淡菜与松花蛋共煮服食，可治疗高血压、动脉硬化。

虾

虾，按出产来源不同，可分为海水虾和淡水虾两种。海虾又叫红虾，包括龙虾、对虾等。对虾的味道最美，为食中上品。虾皮的营养价值更高，其中钙的含量为各种动、植物食品之冠，特别适宜老年人和儿童食用。

虾味甘、咸，性温，有壮阳益肾、补精、通乳的功效。凡是久病体虚、气短乏力、饮食不思、面黄羸瘦的人，都可将它作为滋补食品。常人食虾，也有健身强力的效果。

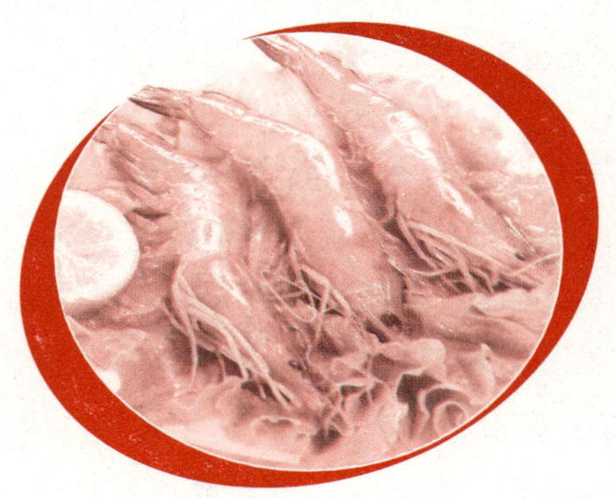

虾为发物，疮瘘宿疾者或阴虚火旺者，均不宜食虾。

韭菜

韭菜，又叫起阳草、懒人菜、长生韭、扁菜等。现代医学研究证明，韭菜含有较多的纤维素，能增加胃肠蠕动功能，除对习惯性便秘有益和对预防肠癌有重要意义外，它还含有挥发油及含硫化合物，具有促进食欲、杀菌和降低血脂的作用。因此，对高脂血、冠心病病人有益。

韭菜还是一味传统的中药，因其温补肝肾、助阳固精作用突出，所以在药典上有“起阳草”之名。韭菜子为激性剂，有固精、助阳、补肾、治带、暖腰膝等作用，适用于阳痿、遗精、多尿等疾患。

降脂食品的选择

①菱角

菱角，又称水栗子，可粮可果，李时珍描述其：“有青、有红、有紫。嫩时剥食，皮脆肉嫩，盖佳果也。老则壳黑而硬，坠入江中，谓之乌菱，冬月取之，风干为果，生熟皆佳。”

菱角含有丰富的淀粉、蛋白质、葡萄糖、脂肪和多种维生素，如维生素 B_1、维生素 B_2、维生素 C、胡萝卜素及钙、磷、铁等元素，其营养价值可与其他坚果媲美。菱角肉厚而味甘香，老幼皆宜，生熟皆佳，不亚于板栗，生食可当水果，熟食可代粮。

因菱角中不含有使人体发胖的脂肪，所以古人认为菱角有减肥健美的作用。

菱角还有许多药用功能，老年人常食有益。夏季食用还有“行水、去暑、解毒”之效。捣烂成粉食用能补气延年。

菱角还是一种抗癌的药用食物。据近代药理实验报道，菱角对癌细胞的变性及组织增生均有效果，具有一定的抗癌作用。日本医学界宣称，用菱角防治食道癌、胃癌、子宫癌、乳腺癌有一定效果。方法是：用生菱角肉，每次 20 个，加水适量，文火熬成浓褐色汤服用，每天 3 次；或用菱角肉 100 克，薏苡仁 30 克，同煮粥食。

②冬瓜

冬瓜又称白瓜。其形长圆，类似过去的枕头，故又称枕瓜。

冬瓜除含水分外，还具有较高的营养价值。每百克冬瓜肉中含蛋白质 0.4 克、碳水化合物 2.4 克、钙 19 毫克、磷 12 毫克、铁 0.3 毫克及多种维生素。其中，维生素 C 的含量较高，为西红柿的 1.2 倍。冬瓜中还含有丙醇二酸，对防止人体发胖、增进形体健美具有重要作用。

冬瓜自古就被称为减肥的妙品。它不含脂肪，含钠量极低，有利尿排湿的功效。因此，常吃冬瓜有明显的减肥轻身作用，并对肾炎浮肿者有消肿作用，也是糖尿病及高血压患者的理想佳蔬。

冬瓜性寒，肉及瓤有利尿、清热、化痰解渴等功效，适用于治疗水肿、胀满、痰喘、暑热、痔疮等症。如带皮煮汤服冬瓜，可达到清热解暑、消肿利尿的作用。将冬瓜 1 000 克，鲤鱼 1 条，白水煮汤食，可治疗慢性肾炎；用冬瓜仁 25—50 克，煎水服用，可治疗慢性胃炎。用经霜的冬瓜皮掺蜂蜜少许，以水煎服，可治疗咳嗽。

❸山药

山药自古以来就被誉为补虚佳品。

它的价值一方面在于营养作用，一方面在于食疗作用。据现代科学分析，山药不但含有丰富的淀粉、蛋白质、无机盐和多种维生素（如维生素 B_1、维生素 B_2、烟酸、抗坏血酸）、胡萝卜素等营养物质，还含有大量纤维素以及胆碱、黏液质等成分。山药最大的特点是能够供给人体大量的黏液蛋白。这是一种多糖蛋白质的混合物，对人体有特殊的保健作用，能预防心血管的脂肪沉积，保持血管的弹性，防止动脉粥样硬化的过早发生，减少皮下脂肪沉积，避免出现肥胖。所以，进行减肥锻炼的人，可以把山药作为主食，这样既可避免因节食对人体功能造成的不良影响，又有利于达到减肥的目的。此外，山药还能防止肝脏和肾脏中结缔组织的萎缩，预防结缔组织病的发生，保持消化道、呼吸道及关节腔的滑润。

山药中的黏多糖物质与无机盐结合后可以形成骨质，使软骨的弹性增加。山药所含的消化酶有促进蛋白质和淀粉分解的作用。因此，山药对患有身体虚弱、精神倦怠、食欲不振、消化不良、虚劳咳嗽、遗精盗汗、妇女带下、糖尿病等多种疾病的人，无疑是一种很好的营养补品。

山药除有上述食疗作用外，还有许多药用价值。它可以补中益气、长肌肉、止泄泻、治消渴、益肺固精、滋养强壮等。如将干山药在砂盆中研细，加酥油熬至香，再添酒和匀略煎，每晨空腹食用，可补虚损，益颜色；取山药适量，炒一半、生一半，研末，用米汤送服，每天 2 次，可治心腹虚胀，不思饮食；山药与黄连各适量，煎水服用，可治糖尿病；用山药与大枣、紫荆皮各适量，以水煎服，可治疗再生障碍性贫血。

❹竹笋

竹笋种类繁多，大体可分为冬笋、春笋、鞭笋三类。冬笋为毛竹冬季生于地下的嫩茎，色洁白，质细嫩，味清新；春笋为斑竹、百家竹，是春季生长的嫩笋，白色，质嫩，味美；鞭笋为毛竹夏季生长在泥土中的嫩杈头，状如马鞭，色白，质脆，味微苦而鲜。

竹笋自古被视为“菜中珍品”，据分析，每百克冬笋含蛋白质 4.1 克、

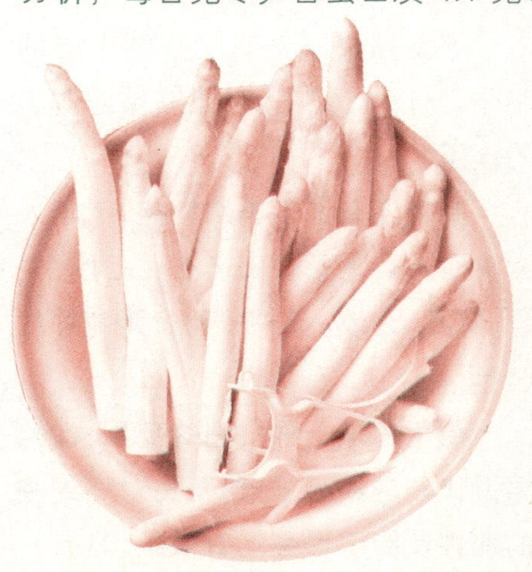

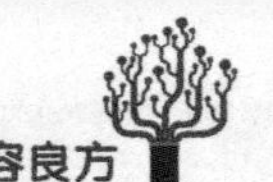

脂肪 0.1 克、碳水化合物 5.7 克、钙 22 毫克、磷 56 毫克、铁 0.1 毫克，并含有维生素 B_1、维生素 B_2、维生素 C 及胡萝卜素等多种维生素，而且人体所需的赖氨酸、色氨酸、苏氨酸、苯丙氨酸、谷氨酸、胱氨酸等，竹笋中也都有一定含量。另外，竹笋具有低脂肪、低糖、高纤维素等特点，食用竹笋，能促进肠道蠕动，帮助消化，促进排便，是理想的减肥佳蔬。

竹笋不仅脆嫩鲜美，而且对人体也大有益处。如治疗肾炎、心脏病、肝病等引起的浮肿、腹水，可用竹笋、陈蒲瓜各 100 克，或加冬瓜皮 50 克，煎水服用；治疗久泻、久痢及脱肛等症，可用鲜竹笋煮白米粥食之；以毛竹笋烧猪肉、鸡肉，是春夏的滋补佳品。此外，竹笋对防治咳喘、糖尿病、高血压、烦渴、失眠等症，也有较好的疗效。

竹笋既为山珍，在吃法上也不同于一般蔬菜，从采收到烹调都有讲究。首先，采笋时应避风日，以防其本变坚，肉变硬；加工时尽量不用刀削，因竹笋肉遇铁往往会变硬、发死；存放时不宜去壳，以防失去清香的风味。应注意的是，竹笋性属寒凉，又含较多的粗纤维和难溶性草酸钙，所以患有胃溃疡、胃出血、肾炎、尿结石、肝硬变或慢性肠炎的人应慎食。

❺发菜

发菜，又叫龙须菜，是一种野生藻类植物。因它贴地而生，形如乱发，颜色乌黑，又被称为“地毛”。

发菜色相奇特，是一种名贵的干菜，也是我国传统素宴中不可缺少的菜肴。发菜所含的营养成分也很丰富。据分析，每百克发菜中含蛋白质 20.3 克、碳水化合物 56.4 克、钙 2 560 毫克、铁 200 毫克，均高于猪、牛、羊肉及蛋、乳类，且含有藻酸、酪氨酸等。发菜的最大特点是不含脂肪，因此，被称为山珍“瘦物”，有较好的轻身减肥作用，特别适宜高血压、心血管疾病患者以及肥胖者食用。

发菜除有利于减肥健美外，还是一种美容佳品，它对神经末梢损伤的疾病及酒糟鼻、色素沉着、红斑狼疮、斑秃、银屑病等都有一定疗效。发菜味甘、性寒，具有清热消滞、软坚化痰、理肠除垢、解毒滋补、通便利尿等作用。经常食用发菜，对高血压病、维生素 D 缺乏症、贫血、营养不良、慢性气管炎、女性月经不调及肿瘤瘿肿等症，均有一定疗效。

❻黑木耳

黑木耳，是生长在朽木上的一种食用菌，因其颜色淡褐、形似人耳而得名。黑木耳的营养价值较高，据测定，每百克黑木耳含蛋白质 10.6 克、脂肪 0.2 克、碳水化合物 65.5 克、粗纤维 7.0 克、钙 357 毫克、磷 201 毫克、铁 185 毫克；还含有维生素 B_1、

维生素 B_2、胡萝卜素、烟酸等多种维生素和无机盐、磷脂等。尤其值得一提的是，黑木耳的含铁量高，比芹菜还要高出 20 倍，比猪肝高约 7 倍，为各种食品含铁之冠，是一种非常好的天然补血食品。

黑木耳还是一种减肥食品，因为黑木耳中含有丰富的纤维素和一种特殊的植物胶质，这两种物质都能促进胃肠蠕动，促使食物排泄，减少脂肪的吸收，从而防止肥胖的发生，起到减肥的作用。近年来的科学实验还发现，黑木耳有阻止血液中胆固醇沉积和凝结的作用，因而对冠心病和脑、心血管疾病患者颇为有益。此外，黑木耳所含的胶质有较强的吸附力，可以起到清理消化道的作用，因而又可作为矿山、冶金、毛纺、理发工人的日常保健食品。

吸烟者宜多吃的食物

吸烟者应特别注意养成良好的饮食习惯，以减轻吸烟对身体造成的危害。吸烟者应多吃富含维生素 A 的食物，它们多存在于动物性食物中。爱尔兰的一家医院最近研究显示，吃鱼可以消减吸烟对身体造成的部分损害。这项研究表明，鱼肉中含有的氨基酸，可抑制动脉硬化，降低吸烟者死于心脏病及中风的概率。吸烟者还要多吃富含 β—胡萝卜素的食物，它们广泛地存在于蔬菜和水果等植物性食物中。因为富含 β—胡萝卜素的碱性食物能有效地抑制吸烟者的烟瘾，对减少吸烟量和戒烟都有一定的作用，所以对吸烟者来说更应多摄取 β—胡萝卜素。

饮食要荤素搭配

对于老年人来说，饮食要荤素搭配，营养均衡，这样能减少疾病的发生，有益健康。

1 怎样选择荤食与素食

老年人的主食最好是粗粮细粮搭配着吃，每餐以八成饱为宜，不可多吃，以免妨碍肠胃消化或使身体发胖。当然，也不要不适当地限食或偏食，这样会导致营养缺乏，降低抗病能力。

但丰富的蛋白质对正在衰老的机体还是十分重要的。而且，有些氨基酸在体内不能合成，必须由食物来补充，所以，老年人摄入的蛋白质应

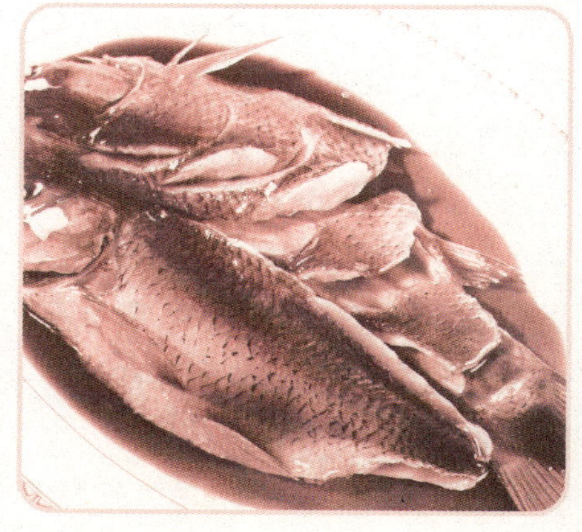

以能够维持平衡以及满足组织修补的消耗为宜。蛋白质应当有一部分动物性蛋白，如鱼、蛋、禽、肉、乳等。

老年人每天对脂类的摄入一般占膳食的 15%左右，要尽量少吃中性油脂，如牛、羊、猪脂肪；宜食用含不饱和脂肪酸多的植物油。另外，少吃含胆固醇多的食物，如鱼卵、蟹黄、腰子、肝和奶油等。

❷荤素搭配可防抑郁

老年人患抑郁症的比例远高于中青年人，这种精神症状的产生，除与老年人易产生孤独、失落和消沉的情绪有关外，还与膳食结构有密切关系。

有调查发现，若血清胆固醇低于正常者，出现抑郁症的相对危险性就会增高，越是高龄，这种情况越突出，70 岁以上的低胆固醇老人有 16%会出现明显抑郁。胆固醇多存在于动物性食物中，植物只含植胆固醇，若减少动物性食品的摄入，血清胆固醇浓度便会下降。老年人消化功能减退，牙齿松动脱落，肉类摄入有限，因而应以奶类、蛋类为主。

因此，人到老年，不必过分强调吃素，应荤素搭配，合理膳食，保证老年人日常膳食中摄入充足的胆固醇，维持老年人血清胆固醇的浓度，防止老年抑郁症的发生。

给老妈——美是女人永远的专利

中老年女性的营养需求

中老年人机体各系统器官生理功能都发生了显著变化，因此，中老年人的营养应当着重防老防病，维持身心健康，追求益寿延年，对各种营养素的需求与青壮年也有所不同。

❶热能

中老年人的热量需求随年龄增大而减少。这是因为中老年人的基础代谢率降低和体力劳动减少而导致的，但热量的减少往往伴随着食物总量的减少，而其他营养素的要求并不一定随年龄的增加而减少，所以应引起注意。

❷蛋白质

由于分解代谢增加而合成代谢逐渐减慢，故负氧平衡较容易发生。因此，中老年人的蛋白质供应量不应低于成年人。

3 碳水化合物(糖)

中老年人宜用不同种类的碳水化合物。在正常情况下，碳水化合物在总热量中占60%—65%的比例是适宜的。由于蜂蜜中的果糖和葡萄糖可很快被身体利用吸收，不易转变为脂肪而贮存，因此可作为糖的主要摄入来源。

4 脂类

中老年人补充的脂类，应以植物油为主，但不一定把所有动物脂肪都取消。这有助于对脂溶性维生素的吸收，改善蔬菜类食物的风味。膳食中过量的不饱和脂肪酸不一定都对身体有利。

5 铁和钙质

中老年女性会发生不同程度的贫血，因此，铁的质量是一个首要的问题，动物肌肉和血液提供的铁的吸收率高于植物性食物，可以适当选用。中老年女性容易出现骨质软化、骨密度减少，以致出现骨质疏松症。总体来讲，乳及乳制品中的钙较植物性食物中的钙更利于吸收。中老年女性每天摄入的钙不应少于800毫克。

6 食盐

中老年人应少摄入食盐，一般以每日5克为宜。高血压、冠心病患者应在3克以下。

7 纤维素

因纤维素有利于消化及肠道的

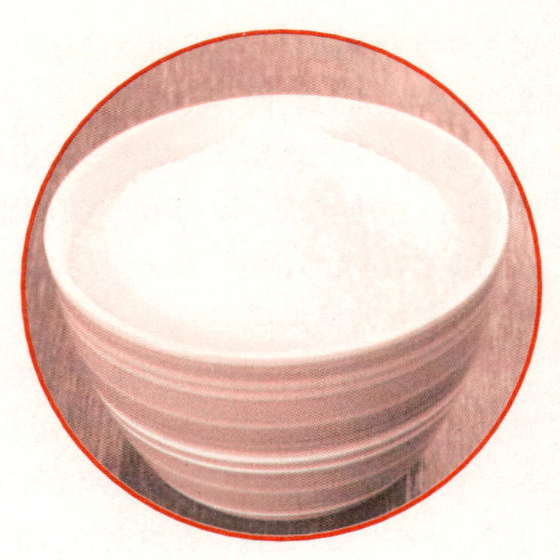

蠕动，可避免便秘，有利于防止肠癌及降低血胆固醇。故老年人的食物中不应排除粗粮，应特别注意多吃新鲜蔬菜及水果。

中老年女性的膳食选择

1 食物组成要多样

食品都有各自的营养特征，碳水化合物的来源主要是淀粉，含有丰富的B族维生素，但赖氨酸含量少，营养价值不高；豆制品中蛋白质含量高，赖氨酸多，但蛋氨酸含量少，蛋白质营养价值不如动物性蛋白质高；鱼肉蛋是优质蛋白质的重要来源，但胆固醇和饱和脂肪酸多，对老年人心血管系统不利。如果能使食物多样化，就可使营养素互补，消除某些食物对机体产生的不利影响。

2 食物搭配要平衡

为了防止老年性疾病，最好节制

酸性食物的摄入，而多吃些碱性食物。因为食物的酸碱平衡性会影响血液和淋巴液等的酸碱平衡。粮食、肉类多偏酸性，新鲜蔬菜、水果和奶类含碱性物质多。菜粮兼食，有利于保持血液的酸碱平衡，使之趋于弱碱平衡，对长寿有益。

❸烹调加工要适合

中老年人消化系统的功能随着年龄的增加而逐渐减弱，味觉也在改变，某些青壮年时期喜好的烹调口味，这时也逐渐不适应了。因此，食物宜偏于细致、清淡，易于咀嚼和消化。

中老年美容新原则

“爱美之心人皆有之”，中老年人同样也不例外。但中老年人因为生理的变化，褶皱、皮肤松弛、色素沉着等现象会逐渐出现。所以，需要掌握一些美容与化妆的方法，用简便的小窍门来护肤美容。

❶提高睡眠质量

夜间人在熟睡时是皮肤的活跃期，这时人体新陈代谢旺盛，皮肤可以吸收比平时更多的营养，增强皮肤细胞的再生能力。珍珠粉可改善肝阳上亢、肝阴不足所致的眩晕、头疼、失眠等症状；蜂胶也能有效改善睡眠；大豆异黄酮可改善更年期综合征引起的情绪波动、失眠等症状。

❷预防便秘

伟大的医药家孙思邈在其《千金要方》中提到：“便难之人，其面多晦。”人体肠道内产生的废物不断堆积，便形成了“宿便”。这些宿便在肠道停滞淤积，在细菌的作用下不断发酵，导致有害毒素的产生，血液一旦溶入这种有害毒素，就会刺激毒害皮肤，从而引起皮肤衰老。因此经常便秘的人，皮肤易衰老。蜂胶能够杀灭肠内有害病菌，减少有害气体的产生，净化血液，排除毒素，使肠道功能恢复正常。

❸补充胶原蛋白

如果皮肤中缺乏胶原蛋白，胶原纤维就会发生交联固化，使皮肤失去弹性并变薄，同时可导致皮肤出现皱纹、色斑等老化现象。珍珠粉可以缓解皮肤干燥，预防老年斑，从而使皮肤光滑，皱纹减少，改善面色苍白，起到延缓衰老的作用。

❹减少黑色素分泌

黑色素在人体中主要起保护作用。如肌肤正常代谢，黑色素细胞所分泌的黑色素在代谢过程中会正常分解剥落，不影响肤色。当内分泌发生变化或遭遇阳光暴晒时，受到刺激的黑色素细胞会分泌更多的黑色素，而因身体无法及时代谢，黑色素就会沉淀在表皮底层，使肤色变黑。蜂胶可以改善微循环状况，提高活性细胞的能力。

5 免受紫外线损伤

阳光中的紫外线是肌肤的大敌，长时间照射会造成皮肤红肿、热痛；黑色素的增加，会导致肌肤变粗糙、变黑、松弛、老化，形成皱纹，严重的还可导致皮肤癌。原花青素有“皮肤维生素”、“口服化妆品”的美称，其较强的抗氧化能力，可以保护肌肤免受紫外线伤害。

中老年美容新方法

1 给肌肤补充营养

日常生活中对皮肤进行适度地按摩，可促进血液循环，使皮肤富有弹性，显得光洁滋润。可以使用含营养素较多的油性霜、膏，如银耳霜、人参珍珠霜等润肤佳品。

2 给肌肤补充水分

人皮肤的好坏除受年龄因素的影响外，还取决于皮肤细胞含水量的多少。洗浴前喝一杯水，洗浴后在面部和四肢涂上一层营养霜，可有效地补充水分。每天至少喝 7—8 杯水，也有助于补充皮肤细胞中所失去的水分。

3 多吃润肤、养发食品

多吃富含维生素、无机盐、蛋白质的食物，如水果、蔬菜、海产品及干果等，以补充皮肤和头发需要的营养。另外，还可吃一些补肾养血的食品，如核桃、大豆、黑芝麻等。

4 选择合适的化妆品

采用含滋养成分、色彩较为柔和的化妆品，使化妆效果素淡、自然。避免浓艳的、有光泽的化妆品。

中老年女性化妆技法

中老年女性由于皱纹增多、皮肤松弛，因此，需要掌握一些巧妙的化妆手法。适当地化妆能使人看起来充满活力。

中老年化妆技法

1 粉底

随着年龄的增长，皮肤会变得暗哑、偏黄，粉底霜可以掩盖住脸上深浅不一的黄色和斑迹，使皮肤显得细腻柔滑。年纪比较大的人由于皮肤较干，应该用湿的粉底霜来修饰皮肤。如皮肤上有色斑，可用遮瑕霜进行遮盖。需要注意的是粉底霜颜色必须和脖子颜色接近，绝对不能太白，否则会更加突出脸上的皱纹。

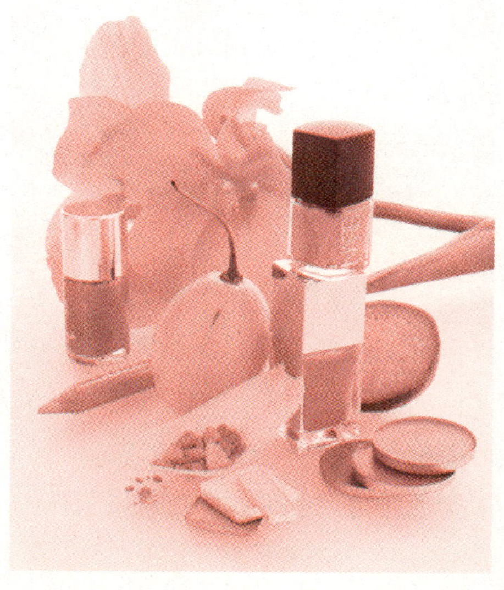

2修眉

一般情况下使用黑色或棕色眉笔稍加修饰即可，眉的轮廓无须太明显，中间深，两端浅。眉毛下的散毛应拔掉，因为一条杂乱的眉毛会使眼睛看上去更下垂。眉毛看起来应大方、庄重，避免过分修饰。

3眼线

可用浅棕色、蓝色、绿色眼线笔来修饰上眼睑，下眼睑的眼线最好使用蓝色。年龄较大的女性，不适合戴假睫毛，但睫毛膏可适当刷浓一些。为使眼袋不至于太明显，下眼线一定要画在睫毛根下面一些。

4眼影

可在整个眼睑上抹一些浅咖啡色的眼影粉。但不可使用闪光粉彩和油质的眼影，这两种类型的眼影均会使眼部显得浮肿，使笑纹更加突出。

5腮红

宜选择浅色的腮红，注意颜色不可过于鲜艳，且用量要少。最好使用与底色相近的红色，轻涂一层即可。

6口红

涂口红是化妆环节中必不可少的一个步骤。因为口红能给中老年人的皮肤增添一抹年轻的光彩。一般可选用浅色口红，如果个人喜欢也可以使用颜色较深的口红。唇形要明朗清晰，先用唇线笔画出唇的轮廓线，然后再涂上口红，上唇涂深一些，下唇涂浅一些。

7扑粉

透明粉饼不要施太多。只要薄薄一层就足够了，过厚的粉在微笑时会使皱纹明显。

8轮廓线

不要在颧骨处画轮廓线，那样会使你的轮廓太过显眼，应在脸颊外侧刷轮廓红。

化妆诀窍

要想使头发更健康，可在平时多使用护发素。发型不宜太过时髦，太时尚的发型只会让人感到你在用尽所能追赶潮流。

眉毛切忌画得过深，浓眉只适合年轻人。

经常使用润唇膏滋养唇部。人上了年纪，嘴唇上的皱纹会暴露年龄，使用

健康提示

从防癌保健的角度来看，中老年女性还是化淡妆为好。因为化妆品都是复杂的化学产品，任何一种化妆品都含有多种有害健康的物质，例如口红，其成分包括煤焦油和油胎质、染料及多种颜料，这当中的成分对人体有直接的致癌作用。此外，中老年机体免疫力下降，对疾病的抵抗力也有所下降。

润唇膏可以减少皱纹的产生。

化妆时应选择和肤色相近的粉底，这样看起来比较自然。但不可选用深棕色。

如果想显得年轻，可考虑选择粉色系的衣服。但应避免太过鲜艳的颜色，大红大紫的衣服会令上了年纪的人显得不够自然。

颈部也是容易暴露年龄的地方，可穿着衣领较高的衣服，或搭配围巾、项链等转移别人的视线。

如配戴眼镜则可以选择眼镜框两侧向上微挑的款式，这种款式会使人看起来更有活力。

服装的选择

衣着美观，不仅可以给别人带来美的享受，而且会给自己带来愉快，让自己觉得青春依旧、风采无限。老年人总要接触家人、朋友，去公园、上街，身着得体的服饰会在社交活动中增加自信心。老年朋友不要怕人说“老来俏”，也不要认为休闲在家，穿得漂亮没人看。老年人着装造型要符合身份，要显示出老年人的端庄大方，有助于展现老年长者的风度和气质，体现出一种成熟美。经常在舞台上活跃，或社交较多的老人，则应选择面料考究、图案颜色丰富的服装；做事稳健、性格沉稳的老人，应选择合体、宽松，线条简练、全身比例对称，以直线结构为主的服装；同时，为适应老年人腹部大的特点，选购裤子时裤腰不要太小，后裆不宜过宽，可选择码号偏大的服装。

1 要有现代感

对时尚的追求不在于年龄的大小，年纪大的人也可以追求时尚，他们的生活也可以和年轻人一样，充满激情与活力。通常，老年人穿着有大花图案的衣服会充满活力，而花色丰富的衣服配上翡翠、黄金等饰品，会使人精神倍增。

2 注意穿衣艺术

因为老年人的身材、胖瘦、脸型各种各样，所以应根据自己的特征来选择适合自己的服装。身材矮小的老人以上下一色为宜，这样能显得修长；身材高大的老人，色调宜用单色、

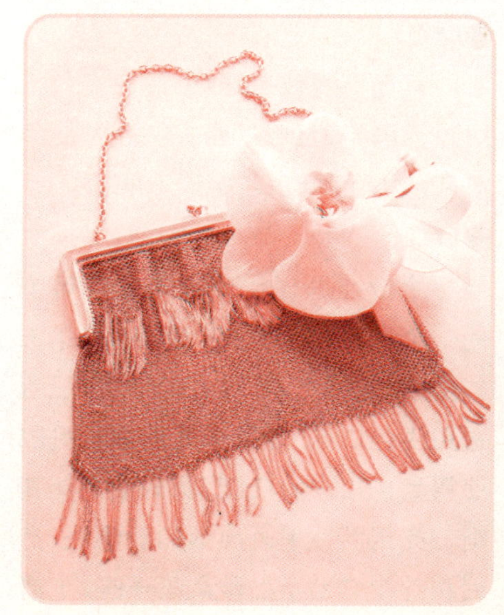

深色。肥胖老人不宜穿紧身衣裤，而以宽松衣裤为好；瘦小老人宜穿浅色淡雅的服装，不宜穿着紧身衣裤。女性穿衣裙套装时，上衣不要过短，裙子长度至膝盖以下为好。

❸有利于健康

中年人的服装可以稍紧一些，但不可太过瘦小，以防阻碍血管的正常循环。到了老年，身体各种机能明显下降，热量减少。因此，老年人的服装要宽松，穿起来既方便又舒适。

服装的面料要柔软，以棉布为佳。化纤类的布料易起静电而且易脏，不宜与皮肤直接接触。内衣、内裤可采用纯棉布制作，透气性强，穿着舒适柔软。

丝绸主要是以蚕丝为主，与棉布一样，品种繁多，个性各异。它的长处是轻薄、透气、滑爽、柔软、富有光泽、色彩绚丽、穿着舒适、高贵典雅。不足之处则是易生褶皱、不够结实、褪色较快、易吸身。丝绸可用来制作各种服装，尤其适合用来制作女士服装，同时它也是较受中老年人欢迎的一种面料。

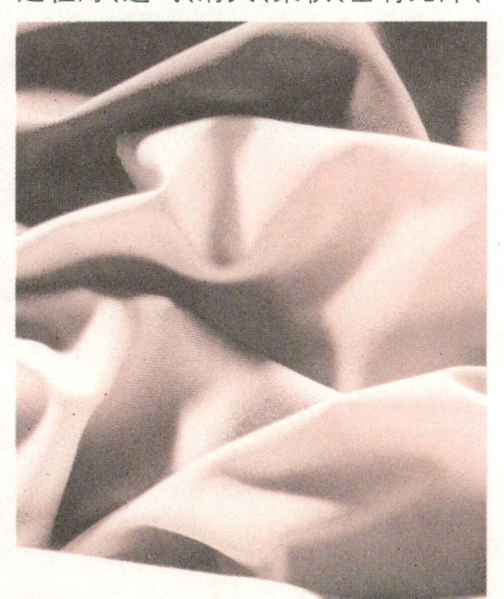

健康提示

在日常生活中，穿真丝面料的服装，能对皮肤产生按摩作用，增强表皮细胞的活力，防止皮肤老化。由于老年人新陈代谢缓慢，易产生“老年瘙痒症”，但如果穿上用真丝制作的内衣裤，就可以起到止痒的效果。这是由于真丝具有良好的透湿性能，用其做成内衣能起到透气和吸湿的作用，帮助调节人体的温湿度。除此之外，真丝还能对某些皮肤病起到辅助治疗的效果。

怎样美化服装

❶色彩

老年人肤色多偏微黑或黄，如果身着颜色深暗的服装，会使人看起来更加苍老。春夏季穿米色、浅蓝、驼色、淡绿色等浅色系服装可增加活力。但对于体型较胖的老年人来说，裤子与裙子的颜色可以深一些，如墨绿色、咖啡色或者带竖条纹的颜色，不必都选择“青蓝灰”这样的传统色调。现今流行的过于艳丽的色彩大多数老人不太容易接受，追求时尚的老年人可以从“中间色”、“过渡色”开始，如湖绿、银灰、暗红、浅米、姜黄色、深紫等，可以将这些颜色先用在毛衣、衬衫上，再慢慢适应。

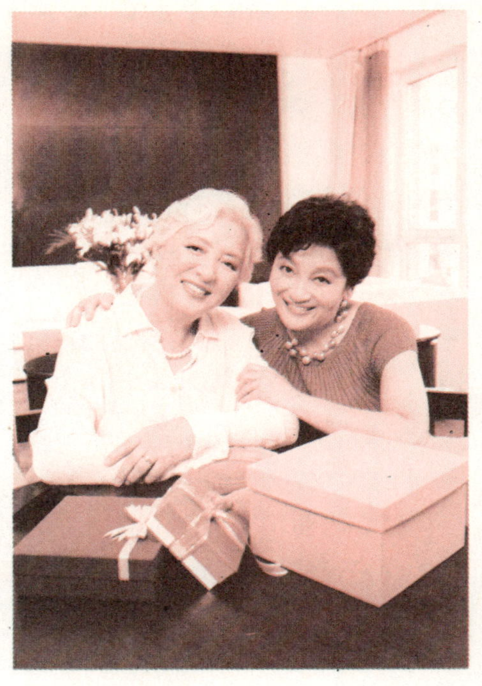

2 样式

近年来流行的运动服、克衫、风衣、羽绒服是不分年龄段的，老年人穿上这类服饰会显得年轻、潇洒；老年女性若穿半高跟鞋，应让裤长盖住脚面，这样可增加下身的修长感；但不宜穿无袖的衣裙，因为手臂上方最容易暴露人的年龄，如想穿裙子可选择短袖衫配筒裙或西服套裙；消瘦型的老年人宜穿宽松飘逸的衣裤。

3 质料

高级一点的服装质料不仅耐穿，而且能为老人增添高雅、深沉的风采。所以，在经济条件许可的情况下，老年人在服装面料的选择上可以更加讲究。如羊毛衫、毛线外套、呢子大衣等能使老年女性更显丰满、端庄。

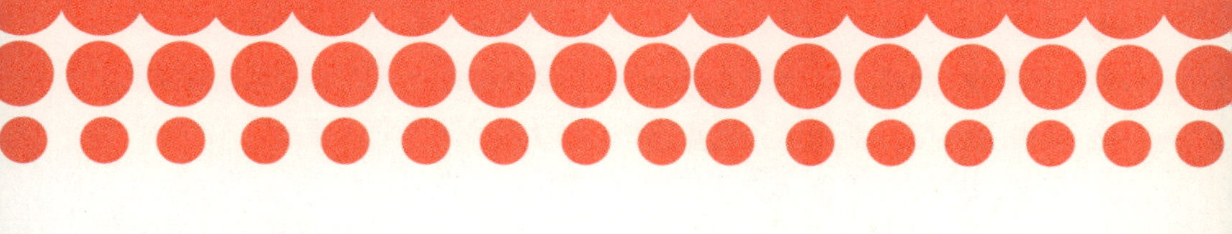

祛病有术 用药有度

QUBING YOU SHU YONGYAO YOU DU

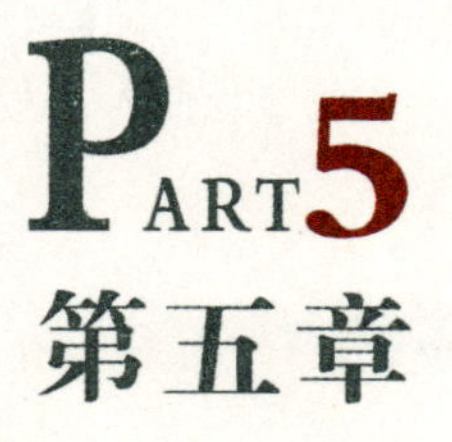

PART 5

第五章

骨质疏松症的防治方法

增强体育锻炼，补充维生素 D，戒烟戒酒；治疗内分泌疾病，同时加强钙的补充；适量增加营养，多吃一些含钙丰富、蛋白质高的食品，如牛奶、鸡蛋、豆制品、鱼、排骨、脆骨、猪蹄、虾皮、海带、芝麻酱、瓜子和含维生素 C 丰富的水果。

颈椎病

引发颈椎病的五种原因

❶与颈椎的生理功能有关

颈椎能做前屈、后伸、左右旋转、侧屈等动作，是脊椎中活动度最大、稳定性较差、结构最薄弱的节段。颈部肌肉感受风寒会造成肌肉痉挛，颈椎部扭伤、枕头不适或睡姿不当时，都有可能伤害到颈椎，从而引发颈椎疾病。

❷与颈椎周围结构有关

颈椎周围有着非常复杂的结构，分布着重要的血管组织和神经，再加上颈椎横突孔较小且有明显增生现象，很容易压迫神经血管，引起颈椎疾病所致的一系列症状。

❸与制动困难有关

颈椎活动很难全部抑制，即使用颈部支架或上围领，颈部仍然会有所动作，很容易让颈部受伤。

❹与病理变化有关

许多颈椎病并不是由骨刺造成的，而是由肌肉萎缩无力或肌肉痉挛、颈椎生理曲线改变、后关节错位等原因造成的。

❺劳累和头颈部受伤

劳累过度、乘车时突然停车、突然回头等都会损伤颈部，让颈椎病复发。

科学对待颈椎病四原则

❶用枕适当

枕头的高低软硬会直接影响颈椎。所以，枕头要有弹性；仰卧时的枕头高度为 5 厘米左右，侧卧时的枕头高度为 10 厘米左右；枕头的下缘不要使颈部脱空，最好垫在肩胛骨的上部。

❷颈部保暖

颈部受寒会使肌肉血管痉挛，使颈部板滞疼痛加重。所以，秋冬季节老年人适宜穿高领衣服，避免颈部受凉。

❸姿势正确

姿势不正确会导致颈椎病，良好的姿势可以减少劳累感，以免损伤颈部。因此，颈部要保持正直，不要长时间低头伏案，工作一段时间后要及时休息，经常进行颈部按摩或运动。

❹避免损伤

颈部损伤很容易引发颈椎病。所以，在工作、乘车、休息时要注意保护自己，以免颈椎受伤。

腰椎间盘突出症

❶什么是腰椎间盘

腰椎间盘位于腰椎的各个椎体

之间，由髓核、纤维环、软骨板三部分组成，是腰椎关节的重要组成部分，作用是对腰椎椎体进行支撑、连接与缓冲。

2 什么是腰椎间盘突出症

中老年人由于衰老、外伤等原因，往往会出现髓核突出的情况，人们通常称之为腰椎间盘突出。由于脊髓由腰椎间盘的后方经过，当突出的间盘压迫脊神经或马尾神经，从而引起腰腿痛或大小便失禁时，就称为腰椎间盘突出症。

3 腰椎间盘突出的症状

大腿后方、小腿外侧和足背内前方因突出的腰椎间盘刺激感压迫股神经而产生疼痛感，从而引起腰腿部疼痛，即人们常说的坐骨神经痛。

因会阴部神经受刺激或压迫，导致会阴部刺痛、麻木、大小便功能及性功能出现障碍。

间歇性跛行，行走时间过长会加重肢体的疼痛感。

腰椎间盘突出严重时会出现肌肉萎缩、肌肉麻痹、肢体麻木发凉等症状。

4 防治腰椎间盘突出两法

a.保守治疗

有服用中药、按摩、牵引、理疗、针灸、敷药、封闭等多种治疗方法，虽然安全性较高，但见效缓慢、治疗不彻底。

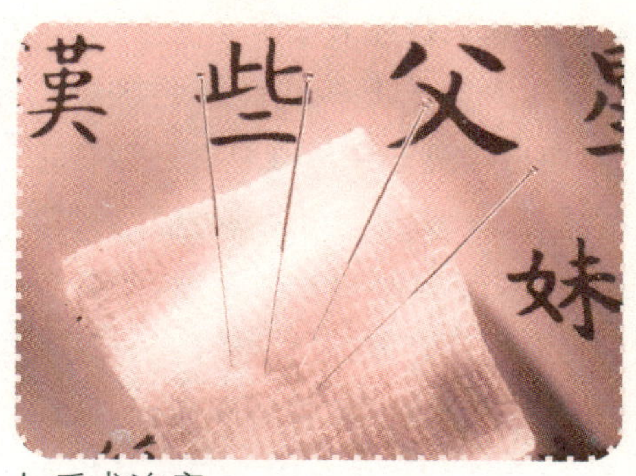

b.手术治疗

在保守治疗复发或无效，症状严重并影响工作及生活的时候，可采用手术治疗，这种方法可以迅速缓解症状，但有一定的风险和损伤。

便秘

便秘是中老年人的多发病，80岁以上高龄老人最为普遍。便秘主要指大便干燥坚硬，排出困难，或排大便次数较少，甚至2—3天不排大便。

引起便秘的原因很多，主要有因年龄增长导致肠道发生的退行性变化，肠道肌肉逐渐萎缩，胃肠蠕动功能下降，胃肠的张力减弱，出现消化吸收功能障碍等。此外，排便时腹肌无力，肠道黏液的分泌减少，无法将肠道中的粪便排出体外也是造成便秘的重要原因。

除了上述原因外，没有养成定时大便的习惯；不爱运动；吃饭过于精细，很少吃蔬菜、水果、杂粮等食物；脏器下垂、痔疮、肛裂、肛瘘等疾病均会造成便秘。

防治老年人便秘五法

❶老年人要养成良好的排便习惯，每天早晨起床后或早饭后都要定时排便，即使没有便意，也要定时蹲厕所，形成排便的条件反射，不要随意打乱生活习惯。

❷老年人要坚持体育运动，减缓肠壁、腹壁肌肉的衰退。每天坚持用手按摩腹部，以增强肠道蠕动，亦可做一些提肛、收腹、仰卧起坐的运动，以增强肌肉力量。

❸老年人膳食要粗细搭配。应吃些富含纤维素的水果、蔬菜、粗粮，并适当吃些黑芝麻、核桃仁、香蕉、蜂蜜等润便之品。坚持每天早晨起床后饮用凉开水或碱性电解水200—400毫升。

❹适当服用润便药物。如番泻叶，每次3克左右代茶泡水饮；麻仁滋脾丸，每次1—2丸，睡前服；新清宁片（含熟大黄等），每次1.5克(0.3克／片)，每天1—2次；果导、氧化镁、开塞露等亦可适量服用，但不要养成依赖泻药的习惯。经常使用泻药，随之而来的可能是更加严重的便秘。严禁老年人使用峻泻类药物，以免引起脱水、血液浓缩而并发心脑梗死。服用润便药物的同时可服用增强胃肠运动功能的药物，也可治疗老年人便秘。

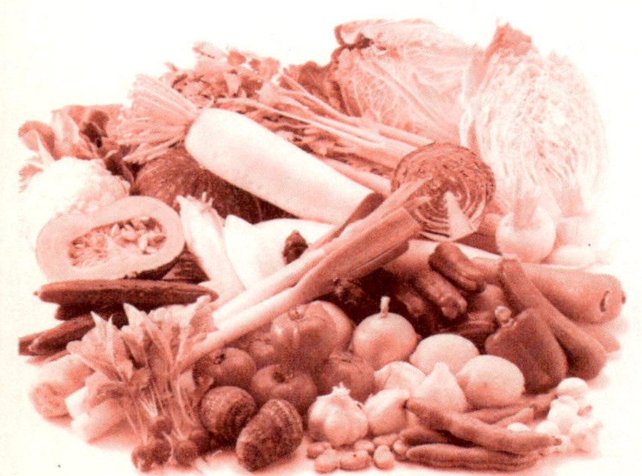

❺便秘严重时可采用生理盐水、肥皂水灌肠，或戴上手套将大便抠出的方法。

慢性支气管炎

慢性支气管炎是指气管、支气管黏膜及其周围组织的慢性炎症性病变，简称慢支，是老年人的常见病，人群患病率4%，50岁以上的老年人患病率高达15%左右。

慢性支气管炎发病缓慢，病程较长，呈反复发作且逐渐加重的趋势。主要症状是咳嗽、咳痰、气短或喘息，特别是在清晨或夜间时情况会加重，痰量增多。连续发作2年以上，每年持续发作3个月。部分情况严重的病人可发展成慢性肺源性心脏病、阻塞性肺气肿。

慢性支气管炎是多种因素长期作用所引起的。其发病离不开感冒的影响，且容易在气候剧烈变化的季节发生。一般分为急性发作期、慢性迁延期和缓解期三个阶段。

在治疗手法上以抗感染为主，待炎症消除后，喘息才能缓解。要对慢性支气管炎有正确的了解，积极作好预防和治疗的准备，才能减轻慢支患者在秋冬寒冷季节发病的症状，避免并发症的出现，防止疾病扩展。

冠心病

冠心病，也称缺血性心脏病，是冠状动脉发生功能性改变或产生器质性病变引起的冠状动脉血流和心肌需求之间不平衡而引发的心肌损害。

动脉粥样硬化导致器官病变的最常见类型就是冠心病，它是老年人最常见的一种心血管疾病，同时也是危害中老年人健康的常见病。冠心病的患病率随年龄的增长而增高，程度也随着患者年龄的增长而加重。由于冠心病发病率极高，死亡率高，严重威胁着人类的身体健康，因而被称做是“人类健康的头号杀手”。

此病的症状主要表现为心绞痛、心律失常、心力衰竭、猝死，通过使用心电图、心肌酶测定、放射性核素检查和冠状动脉造影能进一步明确诊断。冠心病患者若控制血压、血脂、体重并戒烟，会有效降低冠心病发病的概率。

冠心病的发病原因

随着饮食搭配的逐渐丰富，人们摄取了过多的动物脂肪及高胆固醇的食物，如蛋黄、各类肉食、动物内脏等，这些食物使人体体内胆固醇含量逐渐增多。

由精神疲劳、失眠、紧张而引起的内分泌功能紊乱；受高脂血症、高血压、糖尿病、高黏血症疾病的影响；随着人受空气污染年限的增加，使人体血管内的毒性物质明显升高等都是容易引发冠心病的因素。

冠心病的征兆

紧张或劳累时突然出现胸骨后或左胸部疼痛，并伴有出汗或放射到手臂、肩或颈部的现象。

从事体力活动时心慌、气短、疲劳并伴有呼吸困难。

在吃饱后或受寒冷、紧张等刺激时会有心悸、胸痛、胸闷的感觉。

平时常感到心悸、胸闷、呼吸不畅。

晚间睡眠如果枕头过低时，会感到憋气，需要高枕卧位才会觉得舒服；熟睡或噩梦过程中突然清醒，并伴有心悸、胸闷、呼吸不畅之感，需要坐起后才会好转。

性生活或排便困难时会有心跳过快、心急、胸闷或胸痛等不适感觉，尤其是会连续出现阳痿的情况。

左肩痛长期发作，经一般治疗不能治愈。

经常出现脉搏不齐、原因不明的心跳过速或过缓。

听到噪声会出现心慌、胸闷等症状。

耳垂起褶皱。冠心病易造成血液

缺氧，耳垂受此影响后产生局部收缩，从而出现褶皱。

出现角膜老年环。角膜老年环是老年人眼球角膜边缘部分出现的一圈白色或灰白色的混浊环状物，宽1—2毫米。

服用止痛药后仍不能缓解下牙痛或下颌疼痛，但经口腔科检查又无病变者，应考虑是否患有冠心病，并及时到医院做检查。

3冠心病的急救

老年人冠心病急性发作时，常常会突然产生剧烈的胸痛，使得全身大汗淋漓，甚至突然停止心跳、呼吸。这时，家属要及时进行有效的急救。

让患者休息：让患者马上停止一切活动，平卧在床上，不要随便移动患者；让患者保持平静，放松精神。

通畅呼吸：应该立即开窗让空气流通，保持室内空气清新。同时解开患者衣领，及时清除患者口腔内的呕吐物，以免因误吸造成呼吸道阻塞。

服用急救药品硝酸甘油：此时患者应立即在舌下含服1片硝酸甘油，1—2分钟就能奏效。

亚硝酸异戊酯：当有心慌、流汗、气短等心肌梗死征兆出现时应急使用。

心痛定：其作用是用于治疗和预防心绞痛的发作，每次1—2片。

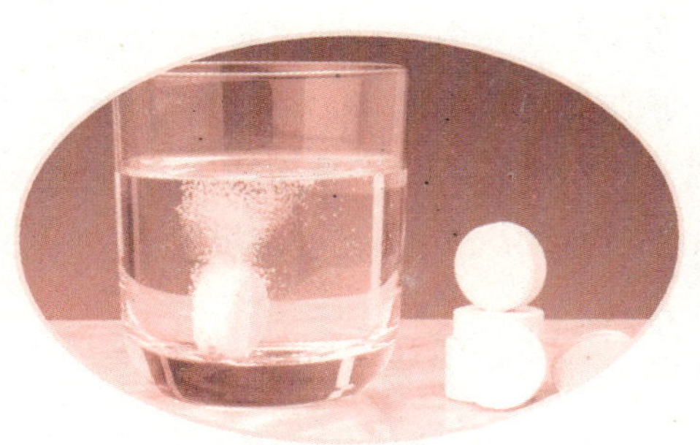

潘生丁：具有增加血流量和心肌供氧量的作用，能扩张冠状动脉，防止血栓。每次25—30毫克。

心肺复苏：最常见的冠心病发作死亡原因就是心脏骤停，冠心病猝死患者最重要的抢救时间是在心跳、呼吸停止后的4分钟之内。心肺复苏不要随意停止，一直要坚持到救护车到来为止。

在向急救中心呼救的同时，应立即让患者仰卧在木板上。然后，按以下步骤进行急救：

打开气道：急救者位于患者一侧，把一只手放在患者的前额，用力往下压，用另一只手的食指、中指把患者下巴用力往上举，使患者气道能够充分打开。

人工呼吸：吹气时应捏紧患者鼻孔，并口对口进行密封呼气。第一次需用力吹两口气，观察到病人胸腹部有起伏即可。然后每分钟吹气12—16次。

胸外心脏按压：即用人工压迫的方法使心脏重新跳动，让流动的血液把肺部的氧送至大脑及其他重要脏器。急救者可用一手掌根放在患者的胸骨中下三分之一处，另一手掌根重叠放在前一手背上，然后两手臂绷直，使用腰部的力量向下按压，深度为3.5—4.5厘米，频率为每分钟80—100次。

4 冠心病的预防

合理饮食，严格控制脂肪与高胆固醇、高动物蛋白质食物的摄入量；尽量增加植物蛋白质、糖类的摄入量；经常吃水果、蔬菜以降脂和预防便秘，如大蒜、洋葱、黑木耳、香菇等；适当增加有益的无机盐和微量元素如锰、钙、镁、锌、铜等；少摄入味精、酱油、食盐；多喝茶，茶叶有降低胆固醇的作用。同时要控制饮食中总热量的摄入，防止体重增加。

生活要有规律，早睡早起，培养良好的生活习惯，避免使自己过度紧张；保持充足的睡眠，培养各方面的情趣；保持情绪稳定和乐观，一定不要急躁、激动或闷闷不乐。

保持适当的体育锻炼活动，如散步、打球、钓鱼等，不仅可以增强体质，还可以增强身体免疫力。

戒烟戒酒。烟会导致动脉壁收缩，促使动脉形成粥样硬化；酗酒容易使情绪激动，血压升高。

积极防治老年慢性疾病，如高血压、高脂血、糖尿病等，这些疾病与冠心病有着密切的联系。

5 冠心病的治疗

冠心病是许多发达国家死亡率最高的疾病之一，所以一旦被确诊为冠心病就应该及时治疗。冠心病的治疗原则是使心肌供血得到改善，减少心肌耗氧量及防止动脉形成粥样硬化。

治疗冠心病的目的是减轻或缓解症状，恢复心脏功能，延长患者生命，提高患者生存质量等。治疗冠心病的方法分为药物治疗、介入性治疗和外科手术治疗3种。

药物治疗：主要是服用控制高血压与糖尿病的药物、抗血小板活性药物、降脂药物和抗心律失常药物、改善冠状动脉供血药物以及溶栓药物等。药物治疗适用于轻度冠心病人。

介入性治疗：是指用导管插入心脏病变的部位进行治疗的方法。目前应用最广泛的介入治疗术就是冠脉支架术、经皮冠状动脉腔内成形术及溶栓治疗。

外科手术治疗：是指冠状动脉旁路移植术，即冠状动脉搭桥术，是利用人体自身的血管移植绕过被堵塞的冠状动脉血管，来达到恢复心肌血液供应的目的。

6 冠心病的禁忌

忌情绪不稳定：当老年人的情绪过分激动、紧张，特别是大悲大喜时，由于中枢神经的应激反应，会使小动脉血管产生异常收缩，从而导致心跳加快、血压上升、心肌收缩过强，使冠心病患者产生缺血、缺氧的状况，从而诱发心绞痛或心肌梗死。

忌过量运动：超负荷的运动量很容易使心脑血管急剧缺血、缺氧，会造成脑梗死或急性心肌梗死。因此，在参加各种体育活动时，冠心病患者可在医生指导下事先服药进行预防。

忌缺水：水能稀释血液，并促进血液流动，老年人要养成平时定时喝水的习惯，最好在睡觉前半小时、半夜醒来时及清晨起床后各喝一杯开水。

忌缺氧：冠心病患者的居住环境要保持通风，经常做深呼吸锻炼，最好在家中常备氧气，以便心绞痛病发时急用。

忌过热或过寒：冠心病患者冬季外出活动时，最好戴口罩、手套和帽子；早上刷牙、洗脸时最好用温水；洗衣、洗菜时，不要把手长时间浸泡在凉水里。天热时要注意降温，以防心脏负担加重。

忌烟酒：香烟中含有的尼古丁对人体的危害很大，吸烟者冠心病的发病率比不吸烟者高三倍，因此为了身体健康最好戒烟。长期大量饮酒，会导致心脏病和高脂血症，还会使冠心病加重。

忌口腔不卫生：如果口腔不卫生或患有牙周炎等，往往容易引起心肌梗死。所以，冠心病患者尤其应该注意保持口腔清洁，防治牙病。

忌过饱：饮食过饱时会造成心脏压迫，使心脏负担加重，还可导致心血管痉挛，甚至发生心绞痛和急性心肌梗死。所以，冠心病患者平时应多餐少食，晚餐应该以七八分饱为度。

忌体重过重：体胖者易患冠心病。冠心病患者要控制饮食，适当进行体育锻炼。但应该注意的是，减肥不要过快。

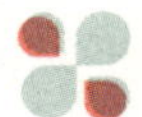

高血压

高血压是指收缩压或舒张压都升高的一种临床综合征，是世界上最常见的心血管疾病，也是最大的流行病之一，它常会引发心、肾、脑等脏器的并发症，严重威胁着人类的健康。

高血压分原发性和继发性两种。原发性高血压的发病原因是先天性颈动脉过长而扭曲，颅底动脉发育畸形，体循环动脉血压长期过高，从而

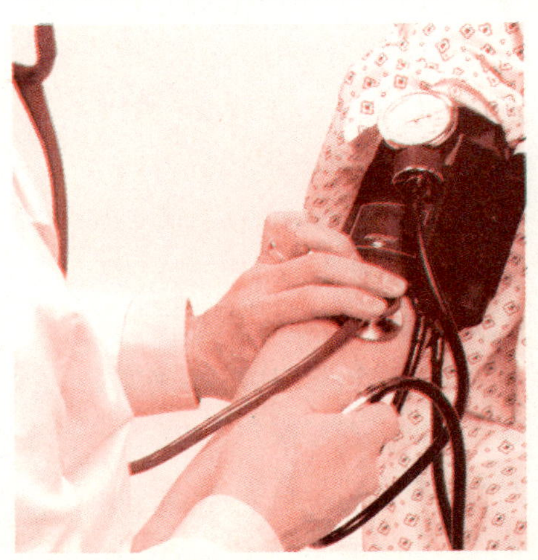

形成独立的高血压病。血压的升高与肾功能障碍、冠心病、高血压并发脑猝死及高血压心脏病的发生存在明显的因果关系。

根据资料显示，我国的高血压病具有如下特点：a.脑力劳动者的发病率高于体力劳动者；b.北方地区的发病率高于南方地区；c.城市的发病率高于农村；d.有高血压家族史者的发病率高于无高血压家族史者；e.高盐饮食者的发病率高于低盐饮食者；f.有烟酒嗜好者的发病率高于无烟酒嗜好者；g.身体超重者的发病率高于正常体重者；h.长期从事精神紧张工作者的发病率高于从事其他工作者。

❶高血压急症的急救

高血压急症表现为高血压患者血压显著或急骤升高，心、脑、肾、视网膜等重要器官出现特殊症状。高血压急症的发病率占高血压人群的5%，常见的有高血压脑病、急性左心衰竭、急性心肌梗死、脑出血等。要正确及时地处理好高血压急症患者的情况，以免产生严重的后果。

病人突然产生心悸气短，口唇发绀，呈端坐呼吸状态，肢体失去灵敏性，并咳出粉红泡沫样痰的时候，要考虑病人是否发生急性左心衰竭，应帮助病人双腿下垂，采取坐姿，如备有氧气袋，让病人及时吸入氧气，并迅速通知急救中心。

血压突然升高，并有恶心、呕吐、尿频、心慌、剧烈头痛，甚至视线模糊的现象，即已发作高血压脑病。家属要使病人平卧在床上，尽量使病人保持安静，家人在旁积极安抚紧张情绪，并及时服用降压药，必要时还可使用利尿剂、镇静剂等。

病人在兴奋或劳累后，常会发生心绞痛，甚至心肌梗死或急性心力衰竭，心前区胸闷、疼痛，并延伸至上肢左肩背或颈部，并伴有面色苍白、出冷汗等症状，此时应该让病人安静休息，服1片硝酸甘油或亚硝酸戊酯。家中配备氧气的，要及时吸氧。

高血压病人发病时，会发生脑血管意外，除产生头痛、呕吐外，还会伴随意识障碍或肢体瘫痪等症状，此时要让病人平卧，头偏向一侧，以免剧烈呕吐时将呕吐物吸入气管。

❷高血压的防治

对于高血压，如果及时发现、及时治疗，并且保证心理状况良好，治疗的方法正确，平时注意自我保健，合理膳食，是可以控制病情的，也可以预防并发症的发生。如果已经发生并发症，要通过服用药物抑制并发症的进一步发展，来起到保护心、脑、肾的作用。

高血压患者要合理调整饮食，限制钠盐摄入量，增加钾、钙的摄入，减少脂肪的摄入量，尤其是动物脂肪，增加优质蛋白质的摄入，如动物蛋白和豆类蛋白，控制体重，戒除烟酒。早晨醒来，不要着急起床，在床上活动几分钟使身体放松，以适应体位的变化；晚上睡觉前喝一杯白开水，有利于稀释血液，防止血栓的形成。进行一些运动量小的体育锻炼，如太极拳、气功等，不要选择有拉、握、举、提等项目的运动。早晨起床应该立即服用降压药，不要在睡觉前服用降压药。保持大便通畅，排便时最好不要过度用力屏气。尽力改善自己的睡眠状态，保证充足的睡眠时间；要定时检测血压是否正常。

高血压属于慢性疾病，治疗期间要避免几个治疗的误区

单纯依赖药物：高血压是一种由生活方式引起的疾病，血压的降低与稳定是综合治疗的结果。因此，要调节各方面，保持血压稳定，而不要单纯依赖药物，如注意保持适量运动、减少盐的摄入量、控制体重、戒烟忌酒、生活有一定的规律、尽量保持精神愉快、劳逸结合等。

服药没有规律：治疗高血压，最好按疗程治疗，如果血压升高时才服药，不升高时就不服；想起来才服药，忘记了就不服药；不规律地服药等，都会使血压的稳定受到破坏，使血压时高时低，从而损害心、脑、肾等器官，甚至导致严重后果。

久病成医自行治疗：有些患者需要长期用药，为图方便自己到药房买降压药自行治疗，这是极不科学的。最好在医生指导下服用对症的药物。

糖尿病

糖尿病是在环境和遗传因素的相互作用下，导致胰岛素绝对或相对分泌不足，降低靶组织细胞对胰岛素的敏感性，从而引起代谢紊乱的综合征。糖尿病分为Ⅰ型即胰岛素依赖型和Ⅱ型即非胰岛素依赖型两类。

糖尿病属于最常见的慢性病之一，是现代疾病中的第二杀手，它对人体的危害程度仅次于癌症。随着人们生活水平的普遍提高、人口老龄化以及肥胖发生率的升高，糖尿病的发病率也呈逐年上升趋势。

1 糖尿病的预防

防止肥胖。

避免摄入高脂肪食物。

控制饮食摄入量，维持标准体重，最好采取少食多餐的方法。

增加体育活动，进行适当的体育锻炼，坚持散步。

避免或少用抑制糖代谢功能的药物。

积极治疗冠心病、高血压和高脂血。

戒除嗜烟好酒等不良习惯。

中老年人要进行定期健康体查，除检测常规空腹血糖外，还应重视餐后2小时的血糖检测。

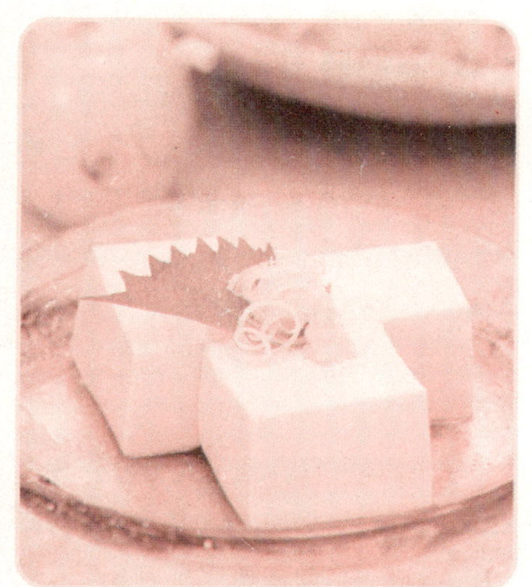

保持乐观的情绪，避免情绪受到过度刺激或精神紧张。

坚持劳逸结合，适当参加文娱活动、体育运动和体力劳动，这样做可以促进糖的吸收和利用。

避免从事过度疲劳和精神紧张的活动。

最好不要吃辛辣甜腻类的食物，进行适度的性生活。

使用降糖药时，应及时对血糖下降情况进行记录，调整药量，以避免低血糖对身体造成不良影响。

注意足部和皮肤的护理，保持清洁卫生，防止感染、坏疽的发生。

饮食应以清淡为主，避免吃得过多，适当吃些甜食、动物脂肪及精制食品，多吃鱼类、粗粮、豆制品、蔬菜和水果。

饭后应到室外进行活动，最好不要立即卧床或睡觉。

❷糖尿病的治疗

心理治疗：保持乐观稳定的情绪对维持病人内在环境的稳定有利。焦虑的情绪会刺激身体分泌一些应激激素，如去甲肾上腺素、肾上腺素、胰高血糖素及肾上腺皮质激素，从而产生拮抗胰岛素，导致血糖升高，加重病情。

在医生的正确指导下，患者应该积极发挥主观能动性，掌握一些防治糖尿病的知识，通过对尿糖和血糖含量的监测，发现影响病情的有利和不利因素，了解自己病情的特点，增强战胜疾病的信心和毅力，积极配合医生治疗。如果因为感染、手术产生重大精神负担，要及时进行自我心理疏解。

通过有效的心理治疗，可以起到控制和防治糖尿病的作用。

饮食治疗：饮食要尽量清淡一些，不吃甜食，适度喝酒及不吸烟；多吃高纤维食品，有助于通顺大便、降低体重及控制血糖；肥胖者要注意每天总热量的摄入；老年糖尿病患者会并发冠心病、高血压，故应吃一些低盐、低脂食品，每天胆固醇的摄入量不应超过250毫克。

运动治疗：运动不仅可以使血糖降低，而且能让心血管状况得到改善，降低血压、血脂，又能改善心理状态。但进行运动一定要循序渐进，根据自身耐受能力逐渐增加活动量，避免发生意外事件，如扭伤或产生低血糖反应等，造成猝死。

口服药物治疗：目前市面销售的口服降糖药有两类，即磺脲类和双胍类。

磺脲类：最早临床应用的口服降糖药之一，药物通过刺激胰岛素分泌而发挥作用，如达美康、优降糖等。在吃饭前半小时服药可产生最佳效果。

双胍类：通过抑制肠道对葡萄糖的吸收和促进组织分解葡萄糖而起到降糖作用，除了不诱发低血糖，具有降糖作用以外，还对心血管具有保护作用，常见的有降糖灵、降糖片。由于此类药物有明显的副作用，对于心、肝、肺、肾功能严重不良的患者，不推荐使用。为了减轻双胍类药物对胃肠的副作用，一般建议在饭后服用。

胰岛素治疗：老年糖尿病 95%以上属于非胰岛素依赖型的 2 型糖尿病，一般不需要使用胰岛素。但是不能采用口服降糖药物及饮食疗法来控制病情的老年患者，需要用胰岛素治疗。

中西医结合治疗：采用中西医结合治疗，既能够减轻症状，防治并发症发作，又可避免药物产生不良反应和继发失效。有疗程短、疗效高、取长补短、作用持久、有效防治并发症的特点。

骨关节疾病

老年人时常出现活动不方便，腿脚不灵，关节疼痛、肿胀等情况。很多疾病都可以产生这些症状，但最常见的是骨关节病。因其常出现在老年人群中，又被称做老年性关节炎。

❶骨关节病的成因

a.有些患病者属于先天性骨关节畸形，年轻时没有任何症状，随着年龄的增加，体质逐渐虚弱，畸形的部位就会出现病变，导致疾病形成。

b.经常从事低头、弯腰、长时间站立的工作，使得血脉流通不畅，致使肌肉、骨骼缺乏营养、局部受到损伤，因而出现疼痛、活动障碍等情况。

c. 由于意外摔伤或者关节用力过猛，引起关节受损，进而引发骨关节病。

❷骨关节病的治疗

a.注意保暖。保暖可以促进血液循环，虽不能完全治病，但是在炎症部位注重保暖可以缓解病情，减轻症状，减缓病变的发展。

b.适当锻炼。走路、骑自行车等运动可以改善关节的环境，促进软骨吸收营养，延缓病变。但是锻炼应当适度，切忌没有规律和过量地运动，以免加重病情。

c.合理用药。现在对关节有消炎止痛作用的药物多种多样，在选择

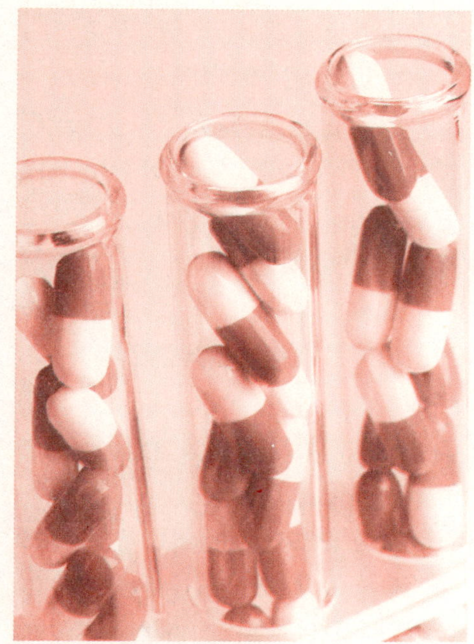

时应根据个人情况适当使用，但不可长期依赖药物缓解疼痛。此外，某些激素类药物也可导致骨关节病的发生，因此选择药物时要向医生仔细询问。

d.物理治疗。使用先进的仪器进行物理治疗，可以不刺激皮肤，进入关节内部，改善血液循环、增加营养，以达到减轻疼痛的目的。

e.人工关节。如果患者年龄较大，关节破坏严重时，可以采取人工关节的方式来解除疾病带来的痛苦。这种人工关节使用金属或者高分子材料制成，替换坏死的关节，可以恢复一定的关节作用。一般情况下，这种关节可以使用十年左右，比较适合年龄大的患者。

老年痴呆

老年痴呆是一种由老年人脑功能障碍引起的认知、行为和人格变化的综合征。

老年痴呆症多发生在50岁以后，最开始发病不明显，且发展缓慢，早期的表现往往是以逐渐加重的健忘开始，如果不留心观察，通常不容易发现。

老年痴呆的主要表现为：在智能方面，开始出现推理判断与计划不足、抽象思维能力丧失、注意力缺失的症状；在人格方面，开始出现迟钝或难以抑制、兴趣与始动性丧失、不拘小节、社会行为不端的症状；在记忆方面，开始出现遗忘地形、视觉与空间定向力差的症状；在言语认知方面，开始出现说话不流利、综合能力缺失等症状。

老年痴呆的发展共分为三期：

第一期：遗忘期。这是老年痴呆发病持续最长的一期，主要表现为特别健忘，并在记忆产生障碍的同时，逐步出现认识能力、计算能力和定向能力障碍，活动范围开始减少，但基本能保持日常生活能力，基本上不需要人在旁边帮助。

第二期：精神错乱期。这个时期痴呆症状持续加重，病情进一步恶化，认识功能进一步减退，同时伴有认知、语言功能的丧失，思维情感障碍及个性人格明显改变，行为明显异常等现象。部分患者会出现少动、假面具脸和肌张力增高的现象，也会有偏瘫、癫痫发作等症状，日常生活已难自理，需他人照顾。

第三期：痴呆期。患者进入全面衰退状态，表现为严重痴呆，病人此时处于完全缄默、完全卧床、完全丧失生活自理能力的状态，并时常伴有大小便失禁等现象。对待患老年痴呆症的老人，我们应该付出更多的照顾和关爱。

❶老年痴呆的症状

记忆障碍：老年性痴呆的最早表现是记忆力下降，主要表现为短期记忆的健忘，尤其是物品名、人名、打算做的事情、数字等。但对很久以前发生的事记忆较好，如过去发生过的事情、工作经历、去世的亲人等。随着病情的加重，远期记忆也会逐渐丧失，开始出现妄想、虚构及错构。严重的患者会忘记自己的姓名、年龄及亲人，甚至连镜子或照片中的自己也认不出。

定向力障碍：逐渐丧失对时间和地点的识别力。不知道今天是几月几号，属于哪个季节；不清楚自己身处何方，甚至在自己熟悉的地方也会迷路；严重者在家中不认识自己的房间，丧失常用工具的使用能力。

语言障碍：语言杂乱无章、重复，常常自言自语或答非所问，无法同别人进行正常的交流，阅读能力丧失。

思维迟钝：计算力下降，思维迟钝，智力低下。连简单的计算也无法完成，甚至没有数字概念。常常对琐事纠缠不清，忽略大事。

理解力下降：日常生活中，对新发生情况的反应和理解能力下降，导致判断力下降，参与意识模糊。分不清主次，不能正确解决问题，易将东西放错地方。

性格改变：情绪起伏，有时会毫无原因地突然哭泣，或突然变得极为愤怒；性格会变得极为敏感多疑或非常恐惧，急躁易怒；经常以自我为中心，对周围事物缺乏热情；有的会出现短时间的幻想，如被盗幻觉、被迫害幻觉等。

行为改变：早期表现为容易忘事、丢三落四、迷路走失等。随着病情的加重，渐渐表现出吵闹不休、不知冷暖、随地大小便、不讲卫生等症状。

行动障碍：患者动作变得迟缓，走路不稳，出现偏瘫，甚至卧床不起，不会自己用筷子、勺子吃饭，大小便失禁等，生活不能自理。

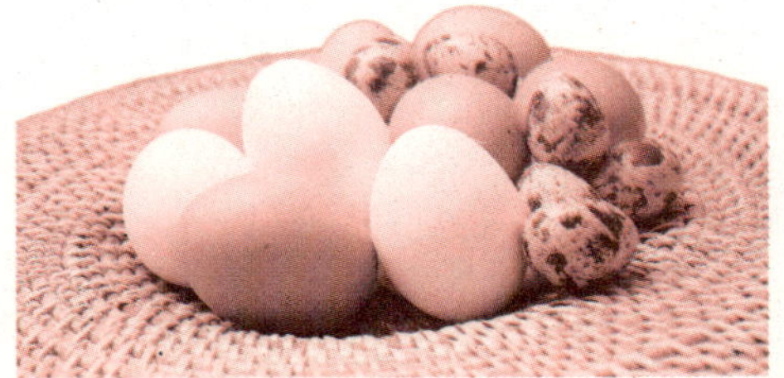

2 老年痴呆的预防

老年痴呆症发病率逐年增多，对老年人的生存质量和生命有着严重的影响，给家庭、社会带来了种种困难。虽然老年痴呆症的发病原因尚未完全被探知，但目前已探明一些危险因素对痴呆的形成和恶化有明显作用。所以，积极避免这些危险因素的干扰，对预防痴呆的发生具有重要作用。

良好的饮食习惯：老年人的饮食应低脂、低盐、低糖，并且饮食中要富含各种维生素和微量元素；每餐只吃七分饱，既能保证人体所需的能量供应，又能预防痴呆；常吃富含胆碱的食物，如豆类及其制品、花生、蛋类、鱼、瘦肉、核桃等；经常食用富含 B 族维生素的食物，如海带、贝类、肾、肝、萝卜和白菜等。

良好的生活习惯：精心合理安排饮食；起居有规律，早睡早起，每天保证不少于 8 小时的充足睡眠，但也不要睡得过长，养成午睡的好习惯；看电视时间不可过长；进行适度的性生活。积极防治各种慢性病：动脉硬化、高血压、糖尿病、高脂血、脑中风、冠心病及慢性支气管炎等慢性疾病。因此要保持血压正常，选择服用长效降压药，使血压 24 小时都控制在正常范围内且波动较小；积极治疗心脏疾病；控制血糖、血脂及血液黏滞度；可服用维生素 E，清除氧自由基。

提高免疫力：免疫功能低下或免疫调节紊乱对老年痴呆症的发生有一定影响，最好选择用中药来调理，因为中药有较好的调节、提高免疫功能的作用。

坚持体育锻炼：进行适当的体育锻炼，增强身体抵抗力。根据自身特点，选择合适的锻炼方式，如慢跑、散步、健身操、打太极拳等，这些运动不仅有利于减肥、降脂和降低血压，还可促进血液循环，使大脑有良好的血液供应，对脑神经细胞也有不可忽视的保护作用。

勤用脑：多思考，勤用脑，陶冶情操，培养乐观向上的心态。勤于、善于用脑，大脑才能长久地保持活力。老年人应该每天安排一定时间看报、看书、学习新知识，让头脑得到运动，保持大脑的灵活性。

保持好奇心：保持一颗好奇心，对所有的新鲜事物都有浓厚的兴趣，这样既促进大脑思维活动，获取新知识，又防止脑细胞的老化萎缩。

戒烟酒：吸烟史越长，每天吸烟量越多，脑动脉硬化越明显，越容易使大脑供血不足、致使脑组织萎缩。酒精也能降低大脑细胞密度，使脑组织出现萎缩，脑功能下降、反应迟钝从而引发痴呆。

防便秘：未被消化的蛋白质能被肠道内的细菌分解成氨、硫化氢等有毒物质，并被血液吸收。便秘时，大便滞留在肠道时间过长，上述有毒物质便会随血液循环大量进入大脑，致使智力下降。

控制铝质炊具的使用：酸、碱、盐与铝均可发生化学反应，经常使用铝质炊具加工或盛放含酸、碱、盐的食物，游离出来的铝元素容易污染食物。体内摄入过量的铝会导致中枢神经系统被损害，引发反应迟钝、智力下降，容易导致痴呆。

活动手腕、手指：有意识地锻炼手腕、手指，尤其是左手手指，如进行写字、绘画、手工编织、弹奏乐器、转动健身球等活动，能直接激活脑细胞，延缓脑细胞衰老，防止大脑退化。

避免精神紧张和过度操劳：尽量避免精神紧张和过度操劳，保持情绪稳定，使血压保持稳定，保证脑组织正常供血。创造舒适美观的居室环境及温馨和睦的家庭气氛，并可在家中组织一些有益的活动，如画画、养鱼、养花等。

服用雌激素：在老年痴呆患者中，女性的数量多于男性，这是由于雌激素水平降低，发病率明显升高，使得病情加重导致的。老年女性可在医生指导下适量服用雌激素，促使血流量增加，脑组织营养得到改善，延缓女性老年痴呆的发病年龄或减轻症状。

3 老年痴呆的护理

注意饮食：尽量培养老年人良好的饮食习惯，每日三餐，定量、定时；应该以清淡易于消化的饮食为主，保证丰富的营养；在烹调上经常变换花样，保证患者的良好胃口；荤素搭配合理，做到无骨、无刺；禁止喝咖啡，适量喝茶水；应避免患者出现因健忘吃了再吃或不主动进食的情况。

血管性痴呆患者常伴有吞咽困难的情况，吃饭时不宜过快、过急，防止食物误入气管，造成患者窒息。

注意居室环境：室内创造舒适的环境，保持空气新鲜，光照充足；房间保持安静、整齐、干燥、床铺清洁；患者有躁动症状应加装床护架，防止患者坠床，导致跌伤或骨折；养成规律的起居习惯，保证足够的睡眠。

注意个人卫生：经常帮助患者洗手、洗脸、洗脚、刷牙，饭后漱口，勤换衣服、被褥，勤剪指甲。患者若不能自己做这些事，家属应随时给予帮助，避免将脚布、毛巾错乱使用。根据天气的变化随时增减衣服，以防受凉、感冒，导致肺部感染和其他并发症。

长期卧床的患者，家人要给他勤洗澡、勤翻身、多按摩，保持被褥的干燥，预防褥疮的发生。

定时训练：加强对患者记忆、思维、计算等能力的训练，鼓励患者多看书、看报，经常认卡片，看电视，让病人努力感受外界的各种刺激，防止患者的智力进一步衰退。

定时对患者头部的各个穴位进行按摩，经常活动手指和关节部位，起到提神醒脑的作用，阻止病情的进一步发展。

经常进行锻炼：鼓励患者进行简单的劳动、户外活动或社交活动，可以起到振奋精神、增强体质的作用，并可防止患者在外出时迷路走失。

注意安全：不要让患者独自一人外出，以免迷路、走失，衣袋中最好放一张写有病人姓名、地址、联系电话的卡片或布条，一旦发生走失情况，便于家人寻找；行走时应有人扶持，以防跌倒摔伤、造成骨折，对住在高层楼房的患者应防止不慎从楼上坠落；洗澡时注意不要被热水烫伤；吃饭时必须有人在旁边照顾，以免食物呛入气管；妥善保管病人所服药品；把老人的日常生活用品，放在其看得见、找得到的地方；化学日用品、家里的药品、刀剪、电源、热水瓶等危险品应放在安全、不容易被人碰撞的地方。

护理人员要耐心：护理人员要富有耐心，随时把握患者的心理状态，主动与患者进行交谈，耐心听取患者的倾诉，对患者的唠叨既不横加指责，又不伤患者的自尊心，要做到理解宽容患者。

勤观察、多询问：老年人往往会出现其他脏器功能衰退的情况，痴呆者反应能力差无法表达，感觉迟钝，因此若不细心观察、及时处理，将造成严重的后果。多注意患者饮食、起居、大小便变化，如果发现异常，应及时送往医院进行检查和治疗。

提高患者生存和生活的质量，关键是对患者的心理加强护理，准确把握患者的心理和行为的表现。护理人员应使用语言进行沟通，在精神上安慰患者，满足患者心理上的需求。并加强对患者生活上的细心照顾，避免患者受到各种不利的心理刺激，以促进患者尽快康复。

老年痴呆的康复治疗

康复治疗在老年痴呆的治疗中有着不容忽视的作用，康复疗法对本病的改善有一定的作用。康复治疗主要包括心理康复与记忆力康复。

心理康复：让患者对老年痴呆的心理特征和病理原因有所了解，使其对疾病有一个正确的认识；医护人员和亲属都要尊重患者，关心爱护患者；根据不同患者的心理特征，分别采用鼓励、安慰、暗示等方法，积极给予开导，鼓励患者树立战胜疾病的信心和勇气；鼓励患者多学习一些知识，并参加一些力所能及的社会、家庭活动，来分散患者的注意力，缓解不良情绪，以此唤起其对生活的信心。

音乐治疗：音乐可以改善大脑皮质的功能，增加其供氧供血，可以很好地调节自主神经系统的功能，因此

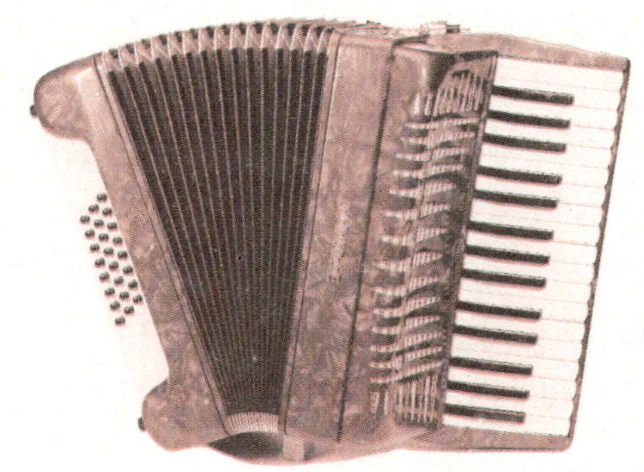

音乐治疗是比较有效的治疗措施。帮助活跃患者的精神情绪，可根据患者的兴趣爱好和文化修养，选择性地给他们播放一些爱听的乐曲。

合理用药：当患者有疼痛或失眠等情况时，为了减轻患者的痛苦，医生要及时给患者使用适当的药物。

记忆康复和智力训练：根据患者的文化程度和病情，可教他们记一些由简单到复杂的数字，反复进行训练。或利用玩智力拼图、玩扑克牌、练书法等方法，拓展患者思维，增强患者记忆。

强化记忆：带患者在室内反复辨认卧室和厕所以及日常用品，经常谈论患者记忆深刻的人或事，帮助其强化回忆，进行记忆训练。

行为训练：手把手地教患者做些力所能及的家务，如擦桌子、扫地、整理床铺等，训练患者尽量自理生活。

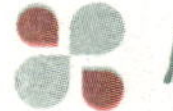

肿瘤

肿瘤，尤其是恶性肿瘤，严重危害着现代人的身体健康，但是肿瘤也有自身的信号，如果能够及早发现，就可以把握治疗的最佳时机，因此当身体出现异常症状时要学会及早发现。

1 中老年人易受肿瘤威胁

肿瘤的形成常常是多年的慢性刺激和长期接触致癌物质的结果，一般肿瘤的潜伏期为10—30年。因此，如果年轻的时候受到某些致癌因素的影响，虽然当时细胞即发生异常变化，但要在40—50岁才开始发病，这就形成了中老年肿瘤发病的高峰。

人过中年以后，身体各项功能都会随之减弱，免疫力也会相应下降，人体对肿瘤细胞的免疫监视和消除作用也会降低，容易受到外界各种致癌因素的影响。

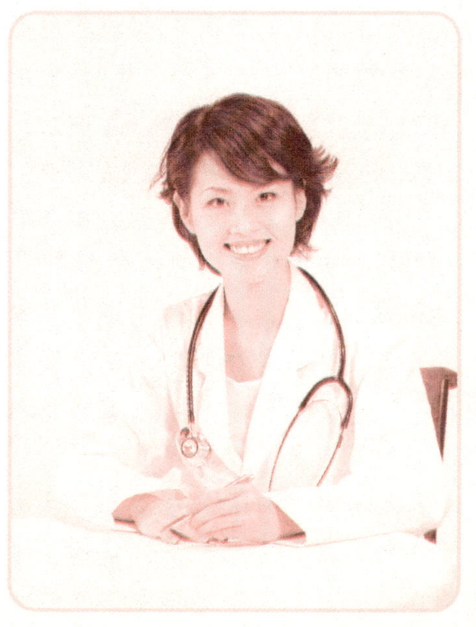

中年人肿瘤发病率高的原因还有以下几点：

a.中年人长期的过度疲劳和精神紧张会使自身的抵抗力降低，使包括肿瘤在内的各种疾病都有可乘之机。

b.中年人内分泌系统容易发生紊乱，使由内分泌紊乱引起的肿瘤容易形成。

c.中年人自觉身体状况良好、精力旺盛，对疾病警惕性较低。许多肿瘤的早期症状不明显，容易被忽视。再者由于终日忙碌，中年人常常忽视身体的异常，待到症状明显时，肿瘤已经发展到了中晚期，错过了最佳治疗期。

健康提示

老年肿瘤患者在进行康复治疗时要注意以下几点：

1.避免不良刺激，如精神刺激，要保持心情愉快、情绪稳定，忌酒，避免接触致癌物。

2. 保持良好的生活习惯，睡眠充足，饮食规律，营养均衡，避免劳累，同时还应预防感冒。

3.定期接受医生检查，按时作专项检查，每年应至少进行1—2次全身检查。

4. 如在康复期可不必进行抗癌放疗或化学治疗，如果自身免疫功能低下，可以根据疗程使用具有免疫调节功能的中药。

2 早期肿瘤的警告信号

所有的肿瘤细胞都是由正常细胞经过漫长的转化突变过程发展而来的，这也是恶性肿瘤初发阶段病程缓慢，没有特别症状和信号以及不易被发现的原因。同时，由于人们对某些症状和信号不敏感，无法引起足够的重视。因此延误治疗，使病情继续恶化。

对于早期肿瘤所表现出来的信号，中老年朋友要注意以下几点：

a.消化不良呈持续性发展。

b.吞咽食物时有哽噎感或感觉疼痛及胸骨后闷胀不适。食管内有异物感或上腹部疼痛。

c.以前身上的疣或痣变化明显，如迅速长大、颜色加深、疼痛、脱毛、溃烂、出血、有液体渗出等。

d.听力减退、耳鸣、鼻塞、鼻分泌物带血、头痛、颈部及颌下出现肿块等。

e.干咳、持续性嘶哑、痰中带血。

f.伤口久治不愈，并且伴有溃疡。

g.原因不明的体重减轻。

h.原因不明的大便带血及黏液、腹泻与便秘交替、血尿。

i.肝区疼痛，如原有肝炎会反复发作。

上述的九种信号并不是肿瘤特有的标志和体征，当患有其他疾病时也有可能出现上述现象。因此中老年朋友要经常及时地作相关检查，如果确实是早期肿瘤，那么只要采取正确的诊治方法，治愈的概率就会大大增加。

中风

我们日常经常说的“中风”，是由脑出血和脑血栓形成的，这两种都是由于供给脑组织的血管有血栓堵塞或者破裂而引起的疾病。因此，动脉硬化或者高血压患者更容易发生中风。中风会使脑部活动受到严重影响，引起失语、偏瘫、失明等症，严重时甚至还会引起死亡。对于中老年人来说，中风是一种严重危害神经系统健康的疾病。

中风先兆

一般来说中风都是突然发生，无法预料的。但如果细心观察，会发现中风往往有以下征兆：

❶瞬间失语，说话困难。

❷瞬间失明，可持续数秒至几分钟之久，这一般来说代表着某条脑血管变窄。

❸头晕、站立不稳甚至突然跌倒，眼睛看物象会出现复视。

❹剧烈头痛、恶心、呕吐、嗜睡。

❺个人生活习惯改变，异常健忘，失去判断力。

❻身体单侧的上臂、下肢、面部出现麻木无力感。

如果中老年人出现上述情况，并且自身就患有高血压或高脂血症，应当提高警惕，尽早去医院作检查，以免延误治病时机。

中风的预防

预防中风的检测项目主要有测血压、眼底检查、心电图、测血脂、血糖、血常规、尿常规、血液流变检测等。特殊检测项目有脑血流图等。

对于易患中风的人群，还应当积极采取下列预防措施：

❶重视中风发病前的先兆，如头痛、头晕、肢体麻木、昏沉欲睡、性格反常等，此时应当积极地采用治疗方案，避免中风的发生。

❷高血压是中风发生的明显因素，控制血压可以有效地预防中风，日常生活中应当按时量血压，以便及早发现病情。

❸避免诱发中风的各种因素，如过度疲劳、用力过猛、情绪波动等，这些因素都可以在自我控制下完全避免。

❹改善饮食，均衡营养，多从事体育锻炼活动。

❺及时治疗可能引发中风的各种疾病，如糖尿病、冠心病、高脂血症、动脉硬化、肥胖症等。

用药的注意事项

人到老年，身体各器官都在逐渐衰退，机体的各种自我调节能力也在下降。老年人如果不注意科学用药，不仅不能治疗疾病，还会患上新病，因此老年人用药要特别注意一些错误认识和不良习惯。

❶用药并不是剂量越大，效果越好

由于老年人的疾病多属慢性疾病，加上老年人体质虚弱，抵抗力弱，对药物的反应耐受性也各不相同。因此老年人应慎重用药，用药量宜小不宜大，一般为常人药量的二分之一或三分之二，缓慢治疗，逐渐收效。

随着年龄的增长，老年人肾脏排泄功能下降，肝脏代谢率低下，所以药物在体内的蓄积现象也不断加剧。同样的药量，其他年龄组服用没有问题，在老年人身上就可能出现问题。如果老年人长期大量服用药物，不但会在体内蓄积药物造成慢性中毒，还可能对药物产生依赖性和成瘾性，最终导致耐药性。

所以，老年人要正确用药并认识机体吸收药物的速度，根据医嘱科学用药。

❷发现药物的副作用要及时停服

老年人服用一些药物后会产生不适，往往以为是疾病带来的不适而加以忽视，专家提醒对此要特别重视，如果发现服用药物后出现不良反应，一定要停用，并请医生改换他药。不良反应严重时，要立即就医，避免和减少意外的发生。

老年人服用有些药物会产生不良反应，严重时甚至可能导致死亡。例如用来治疗老年慢性支气管炎和气喘的氨茶碱功效卓著，但是有些老年人服用后很快会出现氨茶碱中毒，表现出烦躁、忧郁、呕吐、记忆力减退、定向力差、心律紊乱、血压急剧下降等症状。所以，老年人服用氨茶碱一定要慎重，开始用药一定要小剂量试用，一旦发现有胃部不适或失眠、兴奋等不良反应，应立即停药。

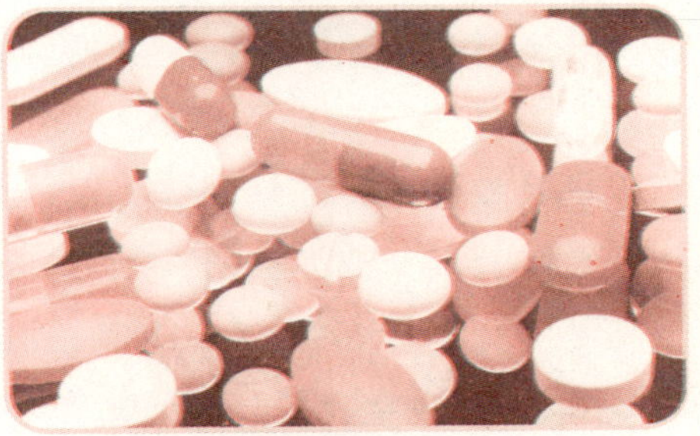

❸并不是新特效药就好

新药物疗效不确切，要经过很长一段时间后才能发现并发症和不良反应，因此老年人应选择经过临床认证、无毒副作用或少毒副作用的药物，并且要与医生密切配合，根据患者的具体情况，有针对性地用药。此外，还要及时检查总结服药情况，适时调整，以取得满意的治疗效果。

选用老年人熟悉的药物，还可以避免用错剂量或误用。老年人记忆力减退，反应不如从前，如无家属或他人协助服药，容易错服、误服或重复用药，影响身体健康。因此，老年人为了用药安全可靠，宜选用患者和医生最熟悉的药物。

4 用药的品种并不是越多越好

老年人的器官功能都有一定程度的下降，这在一定程度上也影响机体对药物的吸收、分布、代谢和排泄。所以，为避免影响药物的吸收和疗效，老年人用药品种不宜过多。

同时使用两种药物或多种药物，其综合作用可能会对病人产生疗效，也可能会产生不良反应，影响治疗，甚至会使病人有生命危险。目前有关专家认为，药物不良反应的发生率会随用药种类的增加而增加。专家指出，同时接受 5 种以下药物的病人，其药物不良反应发生率会为 18.6%，同时服用 6—25 种药物时，其不良反应发生率为 81.4%。所以，为了减少药物不良反应的发生率，应尽量减少使用药物的种类。

老年人必须根据病情正确选择药物，分清轻重缓急用药。可以用一种药物解决问题，就不用两种。不要主药、辅药、中药、西药全都使用。如果长期使用药物，效果不佳或产生抗药性，应在医生指导下更换其他同类药物，不可擅自更换。

5 切忌盲目轻信广告宣传和偏方、秘方

目前，有一些厂家通过多种宣传手段，让一些老年人轻信广告宣传，随意购买药物长期服用，有些不但没有治疗效果，还会产生不良反应，甚至造成病残、死亡等严重后果。更不能轻信偏方和秘方。尤其是一些秘方，未经过验证，毒副作用会更强。因此，老年人要谨遵医嘱，坚持科学合理地用药。

用药常识

老年人疾病较多，相应地用药也多，掌握必要的用药常识，有利于药效的发挥和疾病的康复。

严格掌握药物特征，一定要对症下药，切忌滥用药物，对一些老年慢性病患者，应尽量少用或不用药物治疗，多用如针灸、推拿、按摩、理疗及锻炼与饮食相结合等其他疗法。一定要用药时，应选择针对性强、疗效好、药物不良反应小的药物。而且用药品种要少，尽可能避免多种药物联合应用，避免药物相互作用发生不良反应。能用口服药物治疗的，就不必通过注射给药。

老年性疾病的治疗要同时从精神和药物两方面进行。老年性疾病有固定的特点，如情绪改变、失眠、食欲减退、头晕、气喘、心慌、乏力、尿频、便秘等。用药也应因人而异，体质肥胖、壮实或患有高血压、高脂血、高胆固醇的老人，应慎用大温、大热、升提滋补的药物；体质单薄、瘦弱、贫血的老人，切忌大寒、大凉、发散的药物。

要适当减少老年人用药的剂量。由于老年人肝、肾功能减退，对药物代谢能力下降，肾脏的排泄也较慢，

因此，与青壮年相比老年人用药剂量应有所减少，用药种类也以少为好。有肝、肾功能障碍的老年人用药剂量应更小。另外为了防止产生蓄积中毒，老年人患慢性病，最好采用临时或短期用药，如果要长期服用某几种药，一定要监测肝、肾功能。

由于老年人的肌肉对药物的吸收能力较差，注射后易形成硬结或出现疼痛，所以除患急性病、急性感染伴有高热等需静注、静滴、肌内或皮下注射给药外，应尽量减少注射给药或静脉点滴给药。慢性病患者尽量用口服制剂，如片剂、溶液剂或胶囊剂；因为缓释片释放慢，吸收量增加，易产生毒性，所以应尽量不用这些药剂。

老年人经常同时患有多种疾病，如高血压、动脉硬化、心肌梗死等。在用药时，老年人应根据病情的轻重缓急，先服用治疗急、重病症的药物，等病情稳定后，再适当兼顾其他病症的治疗，服用其他药物。不要不分轻重，多种药物同时使用，这样不但达不到良好的治疗效果，还会产生不良反应，引发其他疾病。

要按医生处方所规定的用药剂量、次数和疗程用药。没有经过医生同意，不要自行增加或减少服药的剂量和次数。到疗程时，要及时减量或停药，不要在服药过程中私自改药、换药。当忘服、多服、重服、误服或漏服药物时，要根据药物性质和不良反应作相应处理。

要防止赖药性

随着年龄的增长，老年人各脏器的生理功能逐渐衰退，发病率增高，用药概率增大。长期、频繁地使用某一种药物，或不合病情地应用过量药物，都会造成患者对药物的心理依赖或生理依赖。不管是哪种依赖，都会给患者的身体健康带来严重的后果。

药物的心理依赖性是指一种药物经过反复应用，因各种原因停用后，在患者心理上产生的不可控制的用药欲望，以用药来求得心理安慰和获得欣快感的反应。可以引起心理依赖性的药物有巴比妥类药和其他镇静安眠药。

当停用某种药物后，某些患者会产生严重的生理功能障碍反应。可以产生生理依赖性的药物主要为麻醉性镇痛药，如杜冷丁、吗啡等。

如果用药不当形成依赖性，会对消化道、肝肾功能、心血管系统、造血

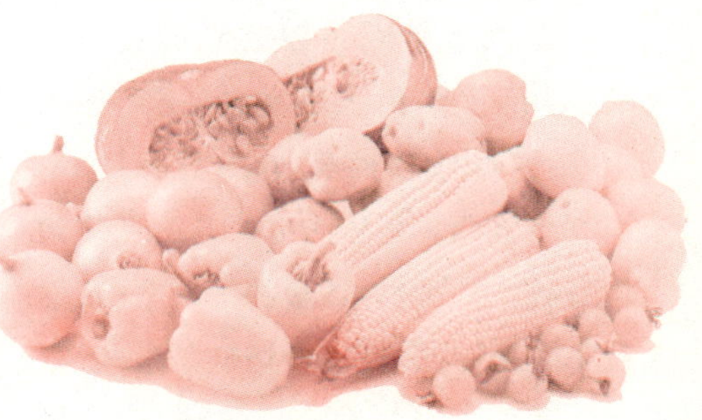

系统、神经系统及呼吸系统造成极大的伤害。

在需要药物治疗时，除非万不得已，对有毒性或副作用强的药物，应尽量少用，或改用其他较为安全的药物。下面介绍几种老年人易产生药物依赖性疾病的注意事项和其他疗法。

老年人容易患慢性肩、背、腰、腿和四肢关节疼痛，应当避免服用吲哚美辛及保泰松。即使用一般的解热止痛药，也应注意减量，防止大量出汗而虚脱。

老年人容易便秘，如果经常使用泻药，时间长了会有抗药性和赖药性，可早起空腹喝一杯蜂蜜水或淡盐水，平时多吃蔬菜、瓜果和含纤维素多的食物，注意多活动，养成定时大便的习惯。偶尔急需时，应选用开塞露，尽量不用泻药。

失眠是因为老年人睡眠时间减少，加上其他原因所致，如果依赖安眠药，则会损害心、肝、肾。注意生活规律，使用睡前排除杂念等方法可促进和改善睡眠。

服用滋补药可以起到延缓衰老的作用，但补药不是食物，不可以当饭吃，长期依赖补药，也会导致疾病，不利于健康。老年人要想长寿还应靠适当的饮食营养、适量的体育锻炼、注意生活规律、保持精神愉快等来实现。

治病和养生都不应依赖药物，最好用饮食疗法或其他方法，如体育疗法、针灸、推拿、按摩、理疗等，都是老年人应采取的正确方法。

总之，老年人不可滥用药物，也不可依赖药物。老年人想健康长寿，要保持心情舒畅、精神愉快、合理营养，还要做到戒酒戒烟，养成良好的卫生习惯。根据不同年龄、不同健康状态、不同的生活习惯和生活条件，采取不同形式的身体锻炼。尽量少吃药或不吃药。必须服药时，要在医生指导下用药，不可依赖药物，更不可滥用药物。

正确判断药物的不良反应

根据用药后出现不良反应的时间来判断以下 5 种情况：

数秒至数小时发生的不良反应：常见的有过敏性休克。使用药物后数分钟至 12 小时内可突然发生荨麻疹、药疹、血管神经性水肿等过敏反应。支气管哮喘也是药物过敏反应的一种常见表现，也多发生在用药后数秒至数分钟内。

服药后半小时至 2 小时内发生的不良反应：服药后半小时左右或 2 小时内出现恶心、胃部不适、呕吐，则可能是药物引起的胃肠道反应。

用药 1—2 周发生的不良反应：血清病样反应大多在首次用药后 10 天左右出现；服用洋地黄出现的不良

反应及利尿剂导致水肿等，多在用药过程中的1—2周后出现；药疹也多在用药后几小时至28天内发病。

停药后的反跳反应：连续使用抗凝剂突然停药后，可出现反跳性高凝态伴血栓形成；如长期使用心得安、可乐定降血压，停药后可能会出现反跳性高血压等。

停药后较长时间发生的不良反应：如氯霉素、保泰松所致的再生障碍性贫血，可能会在停药后较长一段时间才发生；还有些药物引起的病变经常在病人用药后一年以上才出现，停药后仍会继续发生。

如果生病服药时出现了不良反应，请及时停药观察或去医院检查，以免引起不良后果。

误服药的处理

首先不要惊慌，应当保持镇定，要耐心询问患者误服的是什么药，并马上寻找到误服药品的说明书或药瓶，了解误服药品名称及药量和性质，仔细观察中毒表现；其次是要根据药物的性质进行现场急救和对症处理；第三，在进行急救的同时，根据病情联系急救医生和医院。

如果误服的是如维生素、滋补药、抗生素、健胃药等一般药物，其副作用小，如果不是大量服用，一般不必作特殊处理。但应注意观察病情变化，多饮开水，让药物稀释并及早排泄。

如果误服了止咳化痰药、解热镇痛药、避孕药、降压药、心血管扩张药、安眠镇静药、抗菌药、止胃痛的解痉药等，用量过大会产生不同程度的毒副反应，如头痛、头晕、面色苍白、昏睡，或心慌、烦躁不安、腹痛等，就应该采取紧急措施。首先应该把剩余的药品收集起来，供医生参考，立即催吐后，迅速将患者送往医院抢救。

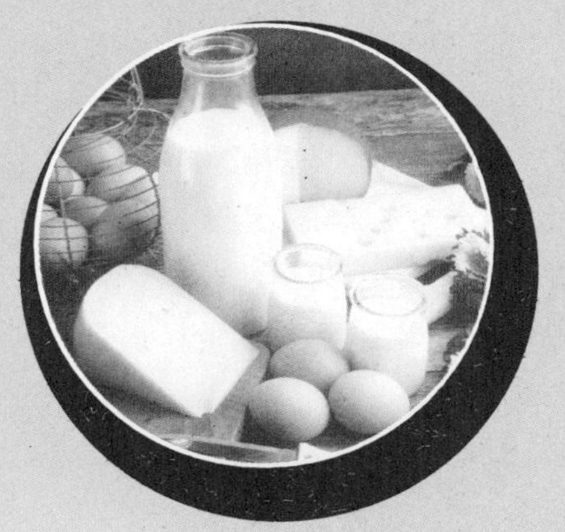

可以用手指、筷子或汤匙柄刺激咽喉部位引起呕吐，将误服的毒物吐出；然后让患者喝下500毫升加入25克食盐的凉开水，再用上法催吐，呕吐得越干净越好，但要注意意识不清醒、无法配合者忌用；然后给患者吃一些牛奶或生鸡蛋清，并立即送往医院，进行急救处理。

如果误服腐蚀性很强的来苏儿、石炭酸等，就不应该用催吐和洗胃等方法，避免腐蚀食管、胃黏膜。应马上让患者喝一些生鸡蛋清、豆浆、牛奶、稠米汤等，让这些食物尽快覆盖在食管及胃黏膜上，可以保护黏膜并中和毒性，然后迅速将患者送到医院抢救。

如果误服了敌敌畏等农药，要用2%—5%的小苏打水或肥皂水等碱性溶液冲洗，避免使用酸性溶液，否则会增加敌敌畏的毒性；如果误服强酸应当用弱碱，如用肥皂水来中和其毒性；如果误服了强碱就应用弱酸，如用食醋来中和；如果是重金属和生物碱类毒物，可以用茶水来洗胃，茶中的鞣酸可以沉淀毒物。采取以上措施后再及时将患者送到医院交给医生处理。

如果误服碘酒，应该及时让患者多喝些稠面糊、米粥和米汤之类含淀粉的流质食物。大量的淀粉物质进入到胃里后，一方面可以保护胃黏膜，另一方面还能与碘结合，生成蓝色的碘化淀粉，使其失去毒性并易于排出体外。然后再反复多次催吐，把胃里的东西都吐出来，直到吐出物不显蓝色为止。

有条件的家庭，可以采用不同的解毒药，如用高锰酸钾中和氰化毒物；用肥皂水、氢氧化铝中和酸性毒物；用醋、橘子汁中和碱性毒物；用牛奶、浓茶、蛋清等帮助重金属和生物碱毒物沉淀。

经过紧急处理后，还要及时去医院，并带上误服的药物或药品包装物，如药瓶、药盒、药袋等，帮助医生在抢救治疗时参考使用。如果不知道服过什么药，就应该带上患者的呕吐物、污染物、残留物等，有助于医生鉴定毒物种类。

服药时间

药物的应用必须与人的饮食、睡眠相配合，才能更好地发挥作用。

饭前：饭前30分钟左右，适宜服收敛止泻药、吸着药、胃壁保护药以及健胃药、抗酸药、利胆药、胃肠解痉药等，如硫酸镁、胆酸钠等，可以使药物通过胃时不会过分稀释而保证其疗效。

饭时：助消化药如胃蛋白酶合剂应该在饭时服用，可以让药物及时发挥作用。

饭后：饭后15—30分钟，绝大多数药物可以在饭后服用。尤其是对胃肠有刺激性的药物，如阿司匹林、消炎痛、碘化钾、黄连素、洋地黄等。

服药习惯

❶不宜用热水服用的药物

助消化类：如胃蛋白酶合剂、胰蛋白酶、酵母等，这种药中主要含蛋白酶、淀粉酶、脂肪酶等。酶这种活性蛋白质，遇热后就会凝固变性而失去原有的催化剂作用，有助消化的作用也随之丧失。

止咳糖浆类：为复方制剂，就是将止咳药溶解在糖浆中，比较黏稠。一方面糖浆覆盖在发炎的咽部黏膜表面，形成一层保护性“薄膜”，可以减轻黏膜炎症反应，减少刺激来缓解咳嗽；另一方面，止咳药吸收后会直接发挥镇咳作用。如果用热水冲服，就会稀释糖浆，降低黏稠度，减少黏附在黏膜上的糖浆，不能形成保护性“薄膜”，也就不能减轻刺激，缓解咳嗽，从而降低了止咳糖浆的药效。

维生素C：是水溶性制剂，不稳定，遇热后容易被还原破坏而失去原有药效。

2 不宜用茶水服用的药物

有些老年人多年养成喝茶的习惯，喜欢用茶水送服药物，这样做是极其不科学的。因为茶叶中的鞣酸能与很多药物发生化学反应，轻者会让药效降低甚至完全失效，重者可对患者产生严重的不良反应。

茶中富含一种叫鞣质的物质，鞣质能被分解成鞣酸，鞣酸与铁盐极易反应成鞣酸铁沉淀。这样不但会影响人体对铁的吸收，而且鞣酸铁沉淀还会导致腹痛、腹泻等不良反应。服用枸橼酸铁、硫酸亚铁和葡萄糖酸亚铁等治疗缺铁性贫血时不能喝茶水。此外，麻黄碱、阿托品、利血平、可待因及黄连素等含生物碱，均可与鞣酸反应产生沉淀，从而大大降低药效。

心脏病病人服用洋地黄来缓解心力衰竭，若与茶水一起服用，有时可导致药物失效，有时也会引起药物中毒。治疗贫血的药物如枸橼酸铁铵和硫酸亚铁等，各种助消化药物如胃淀粉酶、蛋白酶、酵母、胰酶、乳酶生等，如果与茶水一同服用，结果必然会影响这些药物的治疗效果。值得一提的是，许多中药如黄连、人参、元胡、麻黄等，也不能与茶水一起服用，这样做同样会降低药效。

3 不宜用牛奶服药

在生活中，常有一些人喜欢用牛

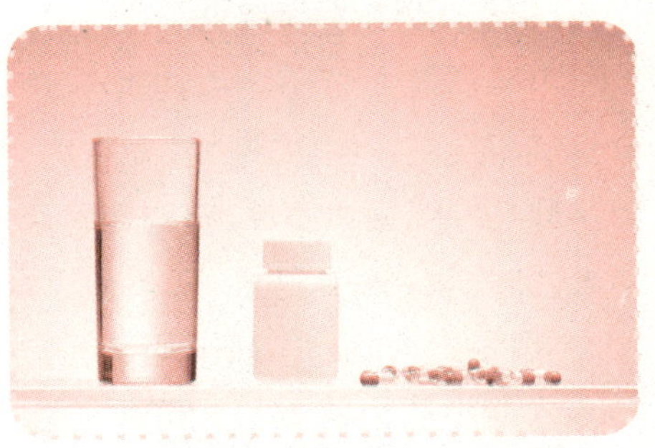

奶送服药物，或在牛奶中加入药物粉末给小孩饮用，或喝完牛奶后立即服药，这些都是不好的做法。下面列举部分药物并加以具体说明，以便告诫病人改变不良的用药习惯，避免用牛奶送服药物。

铁剂：缺铁性贫血病人常常需在一定时间内补充铁剂，有些病人一边饮用牛奶一边服用铁剂。殊不知，铁剂可与牛奶中钙离子在十二指肠的吸收部位发生竞争，使铁的吸收减少，从而降低疗效。况且牛奶中的磷也可以使铁剂沉淀，从而影响铁的吸收。

强心药：如用于治疗慢性心力衰竭的地高辛、洋地黄毒苷等。若在服用这些药时，同时饮用大量牛奶，牛奶中的钙离子可使这类药物的毒性增加。

抗帕金森病药：如左旋多巴。牛奶可在肠道内分解出大量的氨基酸，从而减少左旋多巴在肠道内的吸收，降低药物的疗效。

降压药：如优降宁。若同时饮用牛奶，将会使降压效果降低。

中草药或中成药：牛奶与中药同服极其不适宜，因中药中常含有糖、氨基酸、多肽、蛋白质等，有些含甘草甜素、维生素、人参皂甙、有机酸、挥发油、微量元素。而牛奶中的磷、铁、钙容易与中药中的有机化合物产生化学反应生成难溶物，同时破坏了药物和牛奶的有效成分。此外，牛奶中的蛋白质、脂肪有时也可以影响肠胃对药物的吸收。

❹不宜直接用药瓶吃药

老年人用的药，有很多瓶装的水剂、汤剂、糖浆等，老年人为了图省事，常常用药瓶直接喝，这样做是不科学的。

用药瓶直接喝药不卫生，不仅会把口腔的细菌带入瓶内，而且会使药水变质，下次用药时不仅不卫生，还会影响药效。

用药瓶直接喝药，药量的多少不易把握，服用量过少不起作用，服用量过多又会对身体产生不良反应，甚至造成中毒。

用药瓶直接喝药，容易把药瓶打碎，浪费药物，也容易咬碎瓶口，误服玻璃碎片，造成食管出血，甚至导致静脉曲张的食管大出血。

正确的服药方法是听从医师嘱咐或按照瓶签上的说明剂量，将药倒在小勺或其他容器里，用水冲服。这样做既卫生又安全，更重要的是能准确把握药量、药物浓度以及温度，对胃及食管刺激较小，有利于患者身体健康。

不要病初愈就停药

一般情况下，在病情稳定以后，治疗性药物是可以停药的。但有些药物不可以病刚好就立即停用。

❶降血压药

可乐定、心得安等抗高血压病的常用药物，如果在长期服用后立即停药，会使病人血压在短期内大幅度升高，甚至超过治疗前的血压水平，患者会出现头痛、头晕、视力模糊等高血压的危险症状，更严重时可能会发生脑血管破裂出血。因此，应在医生指导下逐渐减量。

❷抗心律失常药

使用心得宁、心得安等药治疗心绞痛、冠心病时，见效后如果立即停药，会引起更为严重的心绞痛发作，甚至发生心肌梗死。如果心得安要在病情稳定后停药，应提前两周就开始减量，以防意外发生。

3 肾上腺皮质激素类药

地塞米松、强的松等激素类药物在治疗危重病人时，如果突然停药，会骤然加重病情，甚至会导致病人意外死亡。

4 抗糖尿病药

胰岛素有降低血糖的功效。糖尿病人在使用胰岛素后，如果突然中断用药，会使血糖突然升高，甚至出现酮症酸中毒昏迷的症状。

常用药物指南

随着年龄逐渐变大，机体的功能也开始衰退，经常导致老年人身患各种疾病，因此会频繁使用强心苷、降压药、抗心律失常药、利尿药、泻药、解热镇痛药、抗生素类药物、安眠药等。但是在用药时应注意科学、合理，避免因错误用药而引起不良反应，影响健康。

1 强心苷

老年人对强心苷比较敏感，服用小剂量即可能产生毒性反应。因此，建议老年人一般按照成人常规剂量的1/2或1/4服用，在肾衰竭时更应酌情减量。用药期间应根据血药浓度监测临床表现及调整剂量。其中，老年人地高辛中毒的发生率、死亡率均比年轻

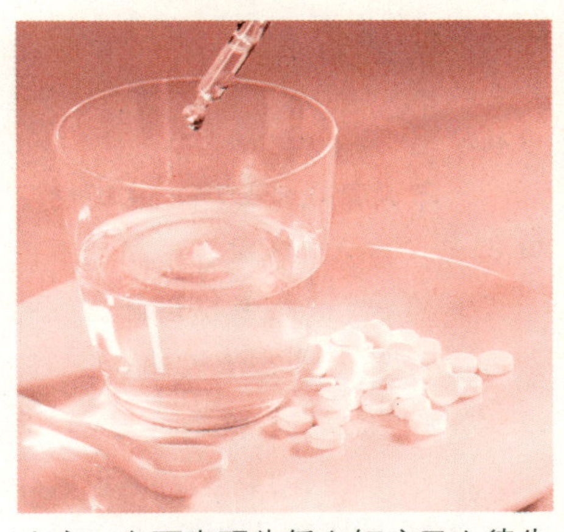

人高，主要表现为低血钾症及心律失常，产生中毒性精神病、急性腹部综合征及抑郁症的概率也较高。

2 降压药

服用降压药的原则一般以用药后数周至数月后血压逐渐降低回落，且不会造成体位性低血压和其他副作用为标准。对老年高血压患者应该主张选用噻嗪类利尿药和β受体阻断剂。以普萘洛尔为代表的β受体阻断剂对治疗高血压有确切疗效，但不应该突然停止用药，否则可能诱发或加剧心绞痛、心律严重失常或心肌梗死、猝死，这些都应予以注意。甲基多巴、可乐定、利血平、胍乙啶等会对交感神经功能产生影响，更易引发体位性低血压，必须小心选用。

3 抗心律失常药

由于老年人个体之间差异比较大，特别是心力衰竭程度各不相同，因此，使用奎尼丁时应根据血药浓度监测来调整用药剂量。在使用利多卡

因时应采用低滴注速度，必要时对血药浓度进行监测。

4 利尿药

老年人肾功能减退，从而使噻嗪类利尿药的疗效受到影响，不良反应开始增多，容易出现低血钾的现象。此外还会出现低钠血症、失水、体位性低血压、低血容量、肾前性氮质血症等，这也与老年人饮食结构改变、对渴觉不敏感、自主神经反应性下降等有关。

老年人在使用利尿药时须定期检测血中电解质，并关注体位性低血压的改变。

由于噻嗪类利尿药作为降压药容易引起电解质紊乱及对代谢产生不良影响，一般不作为首选的单一治疗用药，但若与 β 受体转换酶抑制剂、钙拮抗剂、阻断剂配合应用仍具有重要作用。除非老年人迫切需要，强效利尿药一般仅作为保留用药。老年人多采用小剂量的如噻嗪类利尿药等缓和性利尿药。

5 解热镇痛药

老年人很容易产生四肢关节疼痛和腰酸背痛，如果长期使用去痛片、消炎痛等止痛药，很容易引起粒细胞减少和水肿，甚至能引发再生障碍性贫血，另外还可引发老年眩晕、精神障碍或胃肠出血、腹泻、胃溃疡等不良反应。老年人在使用解热镇痛药时，如果用药量过大或两次用药时间间隔过短，极可能引起出汗过多而导致虚脱，应引起重视。

6 抗生素类药物

有些抗生素如庆大霉素、链霉素等极易损害听力及肾脏功能，老年人对此特别敏感；氯霉素具有抑制骨髓、影响造血功能的副作用。青霉素用量过大，会使老年人出现眩晕、昏迷的现象；老年人经常使用红霉素也容易发生肝损害；老年糖尿病患者在服用降糖类药的同时若服用抗生素类药，更易产生眩晕甚至休克的现象。

因此，老年病人使用抗生素，除了解适应症外，应该减量或延长用药时间间隔，有条件者应定期进行血药浓度监测，并根据测定结果拟定适用于患者的给药方案。不宜频繁盲目地更换，以免引起病原菌的耐药性，一般应用抗生素要 3—5 日后才能见效。

7 安眠药

由于老年人对安眠药的分解排泄速度慢，长期使用可对药物产生依赖性，有些还可能导致分解酶的增加而使其逐渐加大用量，如服用巴比妥类药物会出现异常的反应，也容易使神经中枢受到抑制。长期使用苯二氮卓类药物，会产生生理依赖性。所以这类药物不可滥用，只可在短期内偶尔应用，且应该减少用量。如果必须长期应用时，用量要小，并尽量延长用药间隔时间，而且不断更换用药品种，以减少对药物的依赖性。最好是白天多进行体力活动，培养良好的入睡习惯，逐步摆脱对安眠药的依赖。

老年人宜慎用的药物

❶解热镇痛药

阿司匹林、消炎痛、扑热息痛等药物虽然有解热止痛功效，但可能会引起恶心、厌食、呕吐的症状。年老体弱的发热患者如果服用不当，还可引起大量出汗、虚脱等情况，所以老年人服用此类药物的剂量要偏小些，也不应当空腹服用。

❷抗胆碱药

为避免诱发青光眼、尿潴留、心跳过速等，老年人应该慎用或忌用阿托品、颠茄等。

❸激素类药物

由于老年人对蛋白质的需求量增加，维生素 D 吸收减少，会对因为激素类药物引起的骨质疏松和肌肉萎缩特别敏感，并且停药后也不能恢复。如果绝经后老年女性服用激素类药物，很容易引起骨质疏松，还容易引起消化道溃疡，造成二重感染，加速骨质疏松及水钠潴留等。

❹安定类药物

安定类药物为临床常用药。小剂量会有镇静抗焦虑的作用。但长期使用，即使是常用剂量，也会很快产生成瘾性和依赖性，并随之出现耐药性。长时间服用后停药，会出现头晕、恶心、失眠加重或肌肉跳动等症状，导致发生智力障碍、血管性痴呆，并对肝、心、肾和骨髓等有损伤。有低血压、心跳过缓、视物模糊、青光眼及重症肌无力的老年人应禁止服用。

❺抗生素类药物

抗生素如链霉素、卡那霉素、庆大霉素等耳毒性、肾毒性药物，会影响肾、听神经及内耳前庭的功能，容易产生听力减退、头晕、恶心、走路不稳及肾功能减退等现象。如氨基苷类抗生素，使用时间稍长就会引起眩晕、耳鸣、耳聋及平衡失调，也会影响肾脏；呋喃妥因、红霉素等会在肝胆内郁积，产生过敏和中毒反应，容易对肝造成损害；磺胺类药物长期服用，会伤害肝细胞，并同时对骨髓、心脏、肾脏及皮肤造成损害，容易导致酸中毒，严重者可危及生命；随年龄的增长，氯霉素所导致的再生障碍性贫血的发病率明显增高；就算是毒性较小的青霉素，也容易引起过敏反应，轻者会出现全身皮疹，重者可能会因为过敏性休克而导致死亡；肾功能不全的老年人，应当小心使用复方新诺明，重度肾功能不全的老年患者，忌用复方新诺明；长期使用广谱抗生素可能会引起二重感染，应该避免使用。

6麻醉类药物

老年人对麻醉药的敏感性极高，药物安全范围小，比较容易发生昏迷、呼吸中枢抑制等症状，因此吗啡、可待因、杜冷丁、哌替啶等，老年人应慎用。

7泻药

长期服用导泻药不但会引起结肠痉挛，还可造成体内维生素和钙的缺乏，所以要慎用。实在需要导泻时，建议选用开塞露比较安全。

8消炎镇痛类药物

如消炎痛等，可能会引起心律失常、胃肠道出血、胃肠道痉挛；羟基保泰松，可能会引起不可补救的贫血，如果必须使用，最好在使用7天后停药；老年人容易患慢性腰背及四肢关节疼痛，长期服用保泰松，可能会引起水肿和再生障碍性贫血；长期服用吲哚美辛可引起精神障碍、眩晕、胃肠出血、胃溃疡等。

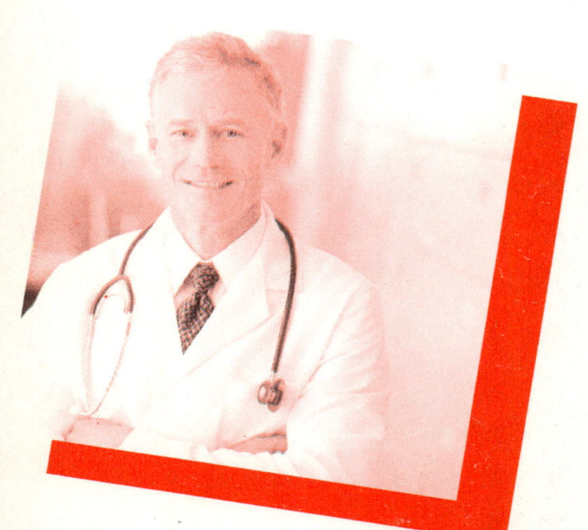

9其他各类药物

洋地黄类药物：如洋地黄毒苷等，可引起心律失常、恶心、呕吐等。因为老年人的肾脏排泄和肝脏代谢功能降低，药物容易在体内蓄积中毒，所以，使用的剂量应该偏小，有条件时还应作血药浓度测定。老年人洋地黄类药物的用量应为青壮年剂量的四分之一。

巴比妥类药物：肝肾功能不全的患者及老年人对其特别敏感，容易产生中毒性反应，表现为头晕脑涨、说话迟钝、步态不稳，严重者会出现意识模糊。

胃复安：在使用中可出现中枢神经的轻度抑制作用，如经常嗜睡、头晕等。老年人，尤其是糖尿病患者，服后易出现神经系统的不良反应，出现急性肌张力障碍，应引起注意。

咳必清：多痰患者不适宜服用。咳必清可以选择性地抑制呼吸中枢及局部麻醉。此药止咳作用明显，是强镇咳药。但强镇咳药并不利于排痰，反而会使呼吸道大量积痰滞留，造成呼吸道阻塞或继发感染，加重病情，不利于患者康复。

氨茶碱：为松弛支气管平滑肌的药物，可以很好地减轻黏膜充血水肿，缓解支气管痉挛。但老年人服用后会很快出现中毒症状，表现为烦躁、呕吐、忧郁、定向力差、记忆力减退、心律失常、血压骤然降低等。肌内注射时，会引起注射部位剧烈疼痛。静脉注射则可能引起心脏兴奋，导致心律失常甚至死亡，因此老年人应慎用。

硝酸甘油、消心痛等药物：青光眼患者严禁使用。

心得安：有心动过缓、低血压、哮喘、心功能不全的患者不应服用。

抗生素、维生素和激素

抗生素、维生素、激素是在临床中常用的药物，但不经医嘱不能随便使用，否则会导致严重的不良后果。

❶抗生素

老年人肾功能开始衰退，对药物的承受力降低，尤其是服用一些药性比较剧烈的药物，极易产生过敏反应和毒副作用。因此，肝肾功能不全的老年人，在服用这些药时需慎重，不应该大剂量和长期服用。另外，老年人长期服用抗生素，合成叶酸的肠道细菌会被抗生素大量杀死，容易造成贫血症。

因此，老年病人使用抗生素，除了掌握药物的适应症外，还应该减量或延长用药间隔，有条件的人应该定期进行血药浓度监测，并依据测定结果制订适于患者的用药方案。药物不适宜频繁、盲目地更换，以免造成病原菌产生耐药性，一般应用抗生素要3—5天后才能见效。

❷维生素

维生素是参与机体代谢必不可少的六大营养物质之一，如果缺乏维生素会对身体造成巨大的危害，但也不要补充过量，以免对机体的正常功能造成影响。如长期服用过量维生素C会产生尿路结石，加速动脉硬化；长期大量口服维生素D，可产生高血钙症，导致厌食、恶心、呕吐、肌肉疼痛、弥散性肌肉乏力等。

老年人患有肠道吸收障碍或慢性消耗性疾病时，则容易出现维生素缺乏现象，需要进行适当补充，但不能滥用。滥用维生素，不仅会造成药物的浪费，而且还可引发维生素与维生素之间吸收的不平衡，不仅影响机体的正常功能，严重时还可造成中毒。人体所需的各种维生素极少，只要饮食结构合理，一般不会缺乏，不必专门补充，更不可当成补药随意服用。如果未患有维生素缺乏症，那么用药物补充维生素是多余的，甚至会对身体造成危害。即便是维生素缺乏，也应从完善饮食、寻找病因入手，单纯依赖药物是不明智的。

❸激素

由于生理机能开始老化，老年人大多患有骨质疏松症，激素会导致骨质疏松，常可造成骨折或骨坏死，以及由肌萎缩所致的肌无力和疼痛，而

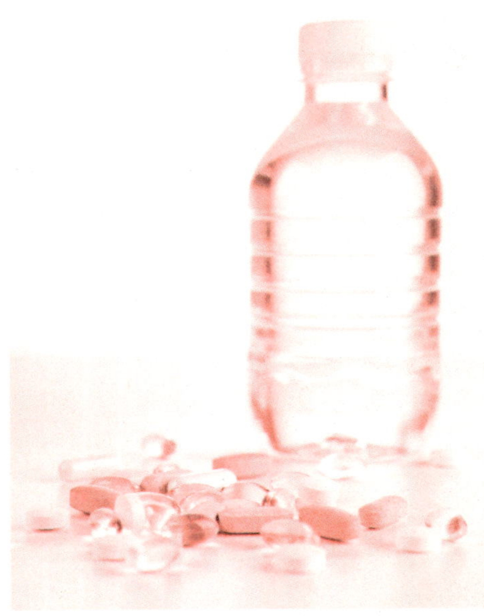

且停药后也不易恢复。绝经后的老年女性服用激素类药物，很容易引起骨质疏松。激素可导致水盐代谢异常，促使身体原有的血清钾含量进一步降低，严重时不仅可引起肌无力、瘫痪，还可以引起缺钾性肾病和心律失常。此外，激素运用不当，可以加重糖尿病、高血压、泌尿系统感染、老年性支气管炎等老年人常见疾病。

因此，老年人在使用激素时应严格根据病症选择剂量和疗程，及时减量、停药。

如何补充维生素

维生素是维持机体生命活动不可缺少的营养物质。老年人由于胃壁细胞萎缩，小肠吸收功能下降，很容易导致维生素缺乏，所以适量补充某些维生素对老年人的健康尤为重要。

老年人需要补充的主要有维生素A、维生素D、维生素E、维生素K等脂溶性维生素，主要存在于动、植物脂肪中；维生素C、维生素B_1、维生素B_2、维生素B_6、维生素B_{12}等水溶性维生素，广泛存在于各种食品中，尤其是蔬菜、瓜果之中。

维生素A：具有维护正常视力、预防夜盲症的作用。同时还是上皮细胞生长的必需物质，可以维持上皮细胞组织的健康，促进其生长，增强对传染病的抵抗力。动物肝脏、蛋类、奶类、菠菜、胡萝卜、杏、柿子、小白菜等都富含维生素A。如果老年人严重缺乏维生素A，可另行服用维生素A胶丸，每次服1粒，每天1次，每粒胶丸维生素A含量为25 000国际单位，间断性服用。

维生素D：具有增强和调节钙、磷在小肠内的吸收和代谢作用。一般人通过阳光照射即可获得足量的维生素D。老年人因肝肾功能退化，调节钙磷代谢功能显著降低，极易患维生素D缺乏症，从而引起骨质疏松，发生骨折，所以老年人需要适量补充维生素D。蛋黄、动物肝脏、牛奶等食物都含有丰富的维生素D，常吃可以补充维生素D。

维生素E：具有维持正常生殖功能、合成抗血栓素、防止肌肉萎缩、防治动脉硬化和心脏病、抑制褐色物质生成、延缓老年斑形成的作用。维生素E广泛存在于绿色植物中，特别是各种天然植物油中。老年人每天维生素E的摄入量为20—30毫克，但切忌过多，如果每天摄入超过400毫克，可产生乏力、腹泻、视力模糊等副作用，应尽量避免。

维生素K：具有预防出血症、预防老年性紫癜等作用。如果缺乏维生素K，可每次口服4—8毫克，每日3次，也可每日肌内注射8毫克进行补充。

维生素C：又名抗坏血酸，主要起着维持血管、肌肉、骨骼牙齿等器官正常功能的作用。此外，维生素C还有解毒、增强抵抗力、促进伤口愈合、预防衰老、防治动脉粥样硬化等作用。老年人常因饮酒、吸烟、心肌梗死、手术等原因引起维生素C缺乏。为了降低血清胆固醇，防止动脉硬化发生，经常补充维生素C是有益的。

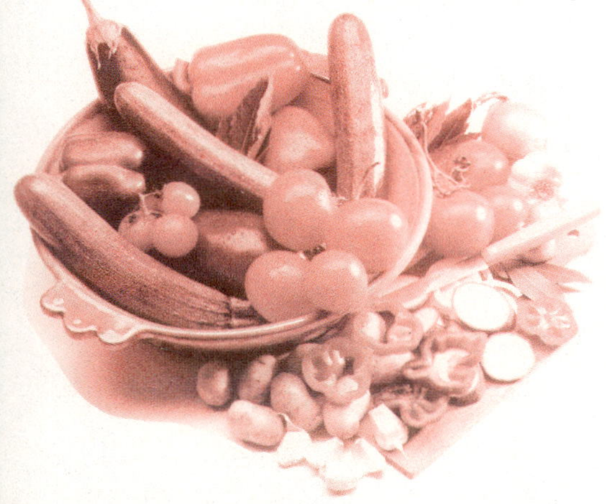

各种新鲜水果及蔬菜，如山楂、酸枣、草莓、柑橘、番茄、油菜中都含有丰富的维生素C。也可另行口服维生素C片，每次100—200毫克，每日3次，可长期服用，一般无副作用。

维生素B_1：又名硫胺素，有促进体内糖氧化、防治神经炎和脚气病、增进肌肉功能、增进食欲等作用。如果存在水肿或长期吃精白米、面粉等情况，应当及时补充维生素B_1。谷类、大豆、小麦等粗制食品中及麦麸、生米、动物内脏、蛋、肉、蔬菜中都含有丰富的维生素B_1。口服补充维生素B_1时每次20毫克，每日3次，可长期服用或间断性服用。

维生素B_2：又名核黄素。在老年人体内含量不足，但很少表现出明显症状。如果出现口角炎、口腔溃疡等现象，则可视为维生素B_2缺乏的表现，需适当补充。可每次口服2—10毫克，每日3次。

维生素B_6：是构成氨基酸转氨酶和脱羧酶等辅酶的组成成分，参与脂质和氨基酸代谢，并与免疫功能有关。身体缺乏维生素B_6会造成体内抗体减少，免疫功能减低，故应注意补充。谷类、豆类、蛋、酵母、肉及半糖中都富含维生素B_6。

维生素B_{12}：具有参与制造骨髓红细胞、预防恶性贫血、预防大脑神经受到破坏的作用。动物性食物中都含有丰富的维生素 B_{12}。如果缺乏也可注射维生素B_{12}予以补充，每日用量为 100 微克即可。

油、盐、酱、醋对药物的影响

油、盐、酱、醋是居家必不可少的食品调料，多方面了解其对用药的影响，在应用药物治疗时将大有益处。

油对药物治疗的影响：首先，由于高脂肪性食物可抑制胃酸分泌，服用铁剂时，会对铁的吸收产生影响；高脂肪性食物还会使某些抗生素的吸收降低，对其生物利用率产生影响，例如，油脂会使四环素的生物利用率降低约 50%、强力霉素的生物利用率可降低 20%；另外，油脂可使某些驱虫药的溶解度增加，从而增加胃肠道对其的吸收，使药物在肠道中的浓度降低，不仅降低疗效，还可因吸收增加而引起中毒反应。

食盐对药物治疗的影响：服用糖皮质激素类药物如地塞米松、强的松等，可因水钠潴留而引起水肿，如果对食盐的摄入量不加控制，可加重水钠潴留症状，产生水肿等不良反应；还会降低利尿剂如速尿、氨苯蝶啶、双氢克尿噻等的利尿效果及降压药的降压效果。所以，服用利尿剂、降压剂时一定注意控制食盐的摄入量。

酱油对药物治疗的影响：酱和酱油均由大豆制成，其对药物治疗的影响主要在于大豆中含有丰富的钙、镁等金属离子及发酵过程中产生的酪胺。钙、镁等金属离子可影响四环素类药物、雷米封、苯乙肼等的吸收；而酪胺则可因单胺氧化酶被抑制，进而促进神经末梢释放去甲肾上腺素而使血压升高，这是应用优降宁等单胺氧化酶抑制剂时要特别注意的一个问题。

醋对药物治疗的影响：醋会对药物治疗产生影响的成分主要是醋酸，同时与碱性药如碳酸氢钠、氢氧化铝、氧化镁等服用，可因酸碱中和使之降效或失效；在胰酶等碱性条件下活性会增强的药物，食醋可使之降低效用；红霉素在酸性环境下不稳定，而在碱性环境中作用增强，食醋可破坏红霉素并降效；磺胺类药物及其代谢产物乙酰化磺胺，在酸性环境下溶解度会降低，导致在尿液中形成结晶，损害肾脏。一般情况下，应加服等量的碳酸氢钠并大量饮水。因此，服用磺胺类药物时，不宜食醋。

老年人怎样服用滋补药

人一旦步入老年，各个组织和器官的功能就会开始减退，免疫功能也开始下降，会逐步出现体质衰弱、抵抗力低下、听力视力减退、白发脱发、健忘失眠、食少畏寒等情况。在医生指导下适当服用一些滋补品，可以延缓衰老，增强体质，防治疾病。

老年人要根据自己身体的实际状况来选择滋补用药，身体衰弱，有慢性病者可适当进补，体质过虚者切忌大补。如果只是为了强壮身体、无病养生，可以通过日常饮食摄取充足营养，切忌随意药补。

老年人服用滋补药的原则：

要在医师指导下用药，不能根据自己的经验自行进补，否则会造成不良反应。如人参虽能大补元气，安神益智，养血生津，但连续大量服用可导致人参滥用综合征，出现兴奋、烦躁、头痛、眩晕、体温升高、出血、高血压等症状，因此，应根据身体情况和病症合理使用。

应按照老年人的身体素质有选择地服用，如身体偏于阴虚者，应选用轻补型滋补药；偏于阳虚者，应服用温补型滋补药。

应按老年人疾病的具体情况服用滋补药，如肾虚的老年人适宜服用六味地黄丸；心虚的老年人应该服人参归脾丸；中风的老年人应该服大活络丸。

注意服用方法，例如服用补益类滋补药，如果味道适口，并且没有毒副作用，可选择较长时间服用；祛病类补益药，不宜久服；含金石铅汞类的滋补药，更不能服用过多及过久。

中医根据病情施补，主要分为滋补血虚、气虚、阳虚、阴虚等。

滋补阳虚：阳虚表现为腰膝酸软、四肢无力、畏寒怕冷、大便溏薄、小便频数、阳痿早泄等，可选用紫河车、鹿茸、淫羊藿、肉苁蓉、核桃、补骨脂、羊肉、狗肉、金匮肾气丸、三鞭制剂、壮阳滋补类药酒等进行滋补。

滋补阴虚：治疗阴虚可选用补阴药麦冬、玉竹、女贞子、冬虫夏草、百合、山茱萸肉、梨、蜂蜜、鸭肉等。

滋补气虚：气虚表现为少言懒

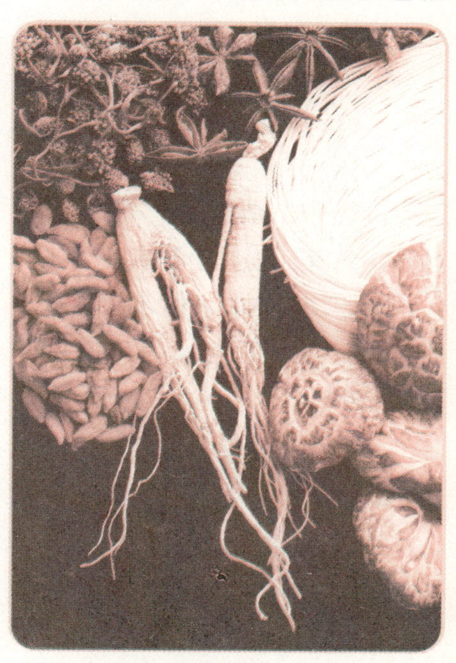

语、气喘乏力、嗜睡眩晕、神疲肢软、不思饮食等，可选用人参、党参、山药、黄芪、补中益气丸、蜂王浆等。

滋补血虚：血虚表现为面色无华、神志委靡、指甲苍白、心悸难眠、心神不宁等症状，可选用阿胶、当归、何首乌、熟地黄、龙眼、枸杞子、乌鸡、动物肝

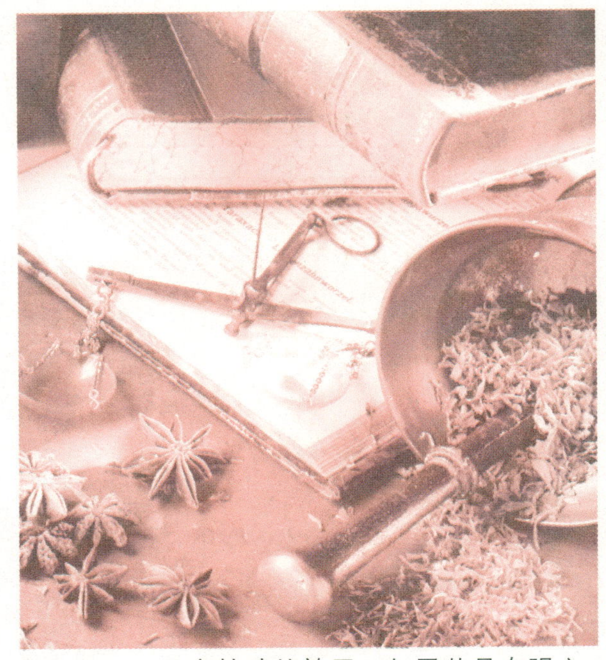

脏、养血归脾丸、十全大补膏等。

一些老年人即使有上述病理特征，也切忌生搬硬套，自行滋补。还要考虑个人体征和其他因素，如在服用滋补药品期间，患发热、感冒、胃肠不适或腹泻，则应暂停进补；服药期间忌刺激性、生冷食物与荤腥油腻类食物，忌饮浓茶、咖啡等；燥热内盛、肝阳上亢的老年人，不适合进行大补，否则会引起黏膜微血管出血、肠燥便秘、咽喉肿痛、目赤头痛等；患有湿热实证的老年人，如果舌苔厚腻、面部浮肿或患有如高脂血症、高血压者，不可服用参茸类滋补药品。

一些滋补品也要按照时令进行补养。在春季，应该用平补之剂，可选服北沙参、太子参、西洋参来补益元气，但用量不宜太大；夏季应该用清补之剂，可选用玉竹、百合、绿豆、梨、莲子等；秋天以滋润、滋养为主，可选用天冬、生地黄、茯苓、麦冬、莲藕、沙参、银耳、香蕉等；冬季应该采用温补，可选用人参、西洋参、枸杞子、杜仲、何首乌、冬虫夏草、肉苁蓉、龙眼、核桃、银耳、大枣、羊肉、狗肉、鹿肉等。

另外，一些传统的滋补用品，也具有特殊的效用。如灵芝具有强心、增加冠脉流量及双向调节血压的作用，对防治老年人高血压、冠心病是大有裨益的；冬虫夏草含有多种维生素、二十多种氨基酸，具有提高机体免疫力以及良好的抗肿瘤作用，更是老年性慢性支气管炎缓解期扶正固本的优良补品；黄芪可延长细胞的生长寿命；党参、甘草可以提高吞噬细胞的能力，能够促进机体产生干扰素；党参、白术、大枣、肉桂，可以增加血清白蛋白；何首乌、黄精、枸杞子等，可以降血脂及抗动脉粥样硬化；川芎、毛冬青、三七可以增强冠脉血流量，可以降低心肌耗氧量；三尖杉、半枝莲、山慈姑、海藻、昆布、天花粉、薏苡仁等，具有抗肿瘤作用。

给老爸——未病先防保健康

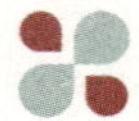

预防疾病是健康长寿的基础

我国古代就推崇“圣人不治已病治未病”。而现代医学给予我们的理念不再只是治病，更多的是防病。无病早防、有病早治，应是老年人战胜疾病的上策。

针对自身的健康状况，究竟是处于正常状态，还是病态？是继续维持现状，还是应该休息？要适当调整，还是要及时就医？这都要先依靠自我观察、自觉症状来判断，这样才能切实地、更好地维护健康。

及时发现自觉症状，引起警觉，提醒自己注意病情的发生和发展，不可麻痹大意。最正确的做法是到医院作进一步检查，及时请医生诊断和治疗。

定期健康检查很有必要

健康检查是指对中老年人进行的定期或不定期的体格检查，它是保证老年人健康长寿的一项有效措施。通过比较系统的体格检查，可以了解老年人的身体健康状况，尽早发现疾病，做好防治工作，保证老年人健康长寿。很多中老年人不习惯外科检查，觉得被医生摸来摸去很难为情。但外科检查能通过触摸淋巴结、甲状腺、脊柱、皮肤等来发现肿瘤，并最后通过 B 超确诊。尤其是肛诊，也就是肛门指诊，这是发现前列腺肥大、痔疮以及肛肠方面肿瘤的最佳方法。45 岁以上的男性最好作一下眼底检查，看看有没有动脉硬化。如脑动脉硬化就是从眼底开始的，不及时治疗很容易发展成脑梗死（即脑中风）。

中老年人要警惕胸闷

中老年人由于心肺功能的退化、衰老，加之缺乏锻炼，常出现胸闷气短等现象。许多中老年人对胸闷气短不在意，认为人老了就是这样，其实，这常常是许多疾病的信号。胸闷分为功能性胸闷和病理性胸闷，遇到某些不愉快的事情，甚至与别人发生口角，或门窗密闭、空气不流通以及气压偏低，往往会产生胸闷、疲劳的感觉，这可以说是功能性胸闷，不必紧张，也不必治疗。而病理性胸闷可能会突然发生，也可能缓慢发生。缓慢性的胸闷则是随着病程的延长，症状逐渐加重。老年人发生胸闷多预示患有肺气肿、冠心病等。总之，对于胸闷必须引起重视，以免延误必要的治疗。

中老年人腰腿病的防治

下腰部位于人体躯干的下端，因其结构复杂，活动度强，负重量大，所以容易损伤和患病，因此腰腿疼痛在老年人中较为多见。腰腿痛多是指下腰、腰骶的疼痛，有时会伴有下肢放射性痛。腰部肌肉、筋膜、肌腱、韧带损伤是老年人腰腿痛的常见原因。急性腰扭伤多发生在弯腰、滑倒、转身、举重等动作时，但很难自愈，时间过长会转变为慢性腰痛。

前列腺炎的自测与治疗

中医学认为：急性前列腺炎属“热淋”范畴，慢性前列腺炎属“淋浊”、“精浊”范畴，前列腺肥大（又称前列腺增生）发生排尿困难者属“隆闭”范畴。

1 前列腺炎的病因

久坐不动、行走过多、坐大理石板凳、骑自行车、吃辛辣生冷食物、饮酒、着凉、手淫或性生活频繁、忍精不射、憋尿等都是诱发因素。急性期若治疗不彻底，就会转为慢性前列腺炎。该病已是成年男性的常见病、多发病，不管是正规大医院还是个体小诊所，都缺乏有效的治疗方法。

2 前列腺炎的症状

尿急、尿频、尿痛、尿白浊、小腹胀痛、会阴部不适、肛门发痒等，个别患者可尿血。

前列腺位于男性泌尿系统和生殖系统的交汇处，既有泌尿系统炎症的易感染性、易复发性，又有生殖系统炎症的难治愈性、多变化性。近年，性生活错乱，淋病、梅毒等性病泛滥，致使前列腺炎发病率明显上升。需要指出的是，前列腺炎一不是性病，二不是传染病，三不需要禁止性生活，但急性期除外。

3 前列腺炎的治疗

可采用中西医结合的方法。

a.急性期

用抗生素口服或静脉点滴，中药可用古方“八正散”，或“清热利湿汤”（金银花30克、板蓝根30克、连翘20克、赤芍10克、车前草30克、泽泻20克、地丁20克、丹皮10克、黄柏10克、牛膝10克），此外，可选加王不留行30克。

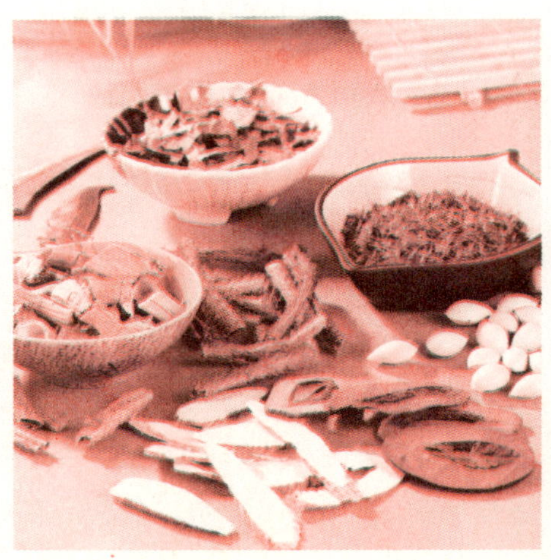

b.慢性期

治疗原则是清热解毒、凉血活血、化痰利湿。两期均可用汤药的第三煎坐浴(坐浴时用手托起阴囊,因为睾丸受热容易恶变成睾丸癌),坐浴后用野菊花栓塞入肛门内。好转后可选用“前列康”、“前浊消”长期服用,并注意避免前述诱发因素,以防反复发作。有性病者同时治疗性病。

前列腺炎既不会威胁生命,也不会影响生育。个别病人可能并发遗精、早泄、阳痿等性功能障碍疾病。关于前列腺按摩,作为一种治疗方法,在西医医院被广泛采用,但在急性期不宜采用,因为会加重病情。在慢性期,为了明确诊断,可以采用。

给老妈——防病治病靠日常

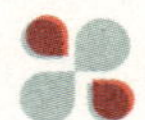

女性35岁后必做的五大检查

健康检查的必要性,很多致命性的慢性病早期并没有明显症状,等到我们身体不适时,往往病情已经到了中后期,对于我们的生活及生命构成重大威胁,治疗起来也会耗时长久,疗效不佳。

因此女性朋友过了35岁以后,就要接受固定的健康检查。尤其是针对更年期容易出现的症状,如骨质疏松症,乳房、子宫、卵巢的癌变,心血管疾病等,一定要按时检查,早期发现才能早期治疗。

❶骨质密度检测

骨质密度检查可以在骨折尚未发生之前便断定受测者是否患有骨质疏松症,或者虽然还没达到骨质疏松,但已有骨质疏松症的危险。

骨质密度状况的检测方式很多,不同的身体状况有不同的检测方式。不过,检查前还是要经过医师诊断后再进行。

接受骨质检查的频率

接受骨质检查的频率视年纪和危险性而定。骨质疏松症的患者最好能够每半年至一年进行一次追踪,以便确定骨质含量是否继续大量流失,如果骨质含量还在流失,就需要持续接受治疗,骨质含量稳定下来后,就不用再频繁检测了。

如果在初次检查时骨质密度正常,可在五年后再复诊。如果能每隔一段时间作一次检测,并持续几年,检测结果就能够显示出一个人骨质流失的速度。

❷子宫颈涂片检查

此项检查应每年作一次，检测时间很短。月经过后到排卵前是作子宫颈涂片检查的最好时机。检测前24小时内不要冲洗阴道或进行性行为，以免影响检测结果。

❸卵巢超声波检查

由于卵巢也是更年期常发生癌变的组织，而且不容易被发现，所以需要定期进行检查。可利用每年一次进行子宫颈涂片检查时，一并作妇科内诊、卵巢超声波检查。

❹乳房检查

乳癌不是内脏癌症，它长在体表，所以大部分乳癌都可通过触摸发现。

乳房自我检测

每个月花5—10分种进行乳房自我检查，就能够掌握自己的健康状况。一般女性在生理期后一周内自检，停经、更年期或怀孕女性，每个月要找一天固定进行检测。

超声波及乳房摄影

除了自我检测之外，40岁以上的女性每年应到医院进行一次乳房检查、乳房摄影和乳房超声波，每年作其中一种检查便可。

❺每年进行一次全身健康检查

每年进行一次全身健康检查，更能及早发现身体上的异状，以便及早治疗。检查内容包括：身高、体重、血压、心电图、血液检查等。血液检查的项目应包括血糖、尿酸、胆固醇等，避免心血管疾病的发生。

更年期症候群的防治

❶失眠

失眠是更年期常见的困扰之一，患者的症状通常是睡到半夜突然醒来，意识模糊，睡眠很浅，没有熟睡感，结果影响了白天的精神，容易感到疲劳，做什么事都感觉没有精神。更年期女性因为荷尔蒙不断流失，或者因为情绪不稳定、心理压力大、平时的生活习惯和作息时间不正常等原因，容易发生经常性失眠。从中医观点来看，更年期因为身体失衡所导致的失眠是属于“心肾不交”、“心血不足”和“阴虚火旺”所引起的，而且阴虚火旺的情况最容易引发失眠。

失眠者应戒掉爱喝咖啡的习惯

失眠的原因有很多，但是为了尽早查出原因，平时应多注意自己的饮食习惯，如少喝茶和咖啡，因为大部分茶和咖啡中都含有一定咖啡因，容易导致失眠，所以建议更年期容易失眠的患者尽量不要饮用，如果喜欢喝茶，可选择性平的花茶来替代。

保持在休息状态就好

如果遇到睡不着的情况，不要太过焦虑，可注意多营造睡眠的气氛。睡不着时可以看看书、听听音乐，或者用热水袋来暖脚，帮助血液循环；

另外，调整一下入睡时的体温，放松或自我催眠，只要告诉自己睡不着也可以保持在休息的状态，放松心情，慢慢就会产生睡意，进入梦乡。

2盗汗

更年期的女性，因为女性荷尔蒙分泌失调，容易导致浮躁，经常会在头部、脸部以及长毛发的部位感到明显发烫，身体也会出现夜间异常出汗的现象。

潮红发生时，因血管扩张，体表开始散热，导致全身出汗，较常发生在凌晨三四点，患者常常抱怨，晚上常流汗，枕头和被单都湿了。夜间盗汗不同于一般的“自汗”，盗汗是专指在晚上入睡时莫名出汗的情况。这也容易造成睡眠中断，导致隔日精神不济、容易疲倦。

在中医观点看来，夜间盗汗算是“肾阴虚”型的病症，应该用养阴清热的方式来调养。

值得一提的是，更年期的夜间盗汗和作息没有直接的关联，与情绪的关系较大，所以应该尽量保持心情愉快，采取正确思维。若情绪不佳、想要发脾气，可寻找一些较无害的宣泄方式，例如听音乐、外出散步、运动、与朋友谈心等等，及时治疗可以避免让家庭承受更大压力。

3头疼、头晕

虽然头晕、头疼不止是更年期特有的症状，但因为此时身体失调，也很容易引发头痛。发生在更年期时的头晕、头痛现象，与荷尔蒙分泌失调有关，情绪因此大受影响，一旦发生头晕或头痛的症状，做起事来当然更加力不从心。

此时期的头晕症状，不时伴随充血和天旋地转的感觉，甚至连站都站不稳。

其实，头痛的状况也会随着天气而变化，这个时期的头痛，也可能是因为老花眼所导致的眼睛疲劳而造成的，为了兼顾眼睛的健康，必要时也应主动到眼科进行检查。

在更年期，如果持续发生头痛，除了应该先观察身体有无其他异常的现象之外，在心情上也应该时刻保持轻松，别给自己太多的压力，尽量将扰人的忧思排除，不要一直想不开或用脑过度。

想要解除头晕、头痛的问题，休息是必要的调养方式。然而，休息的时间绝对要保证，该休息的时候要休息，该醒的时候也不应该继续赖床，不要熬夜或嗜睡，尽量让身体在晚间11点至凌晨1点间休息，每日午睡尽量保持在20分钟至一小时内，平时行走或活动、运动也不要操之过急。

4记忆力减退

更年期由于女性荷尔蒙分泌产生变化，脑细胞的活动率也会逐渐减退，进而影响到记忆能力。由于记忆力减退的困扰也经常发生在动脉硬化的老人身上，致使许多更年期女性误认为自己记忆力减退，这就是身体不正常的征象，因此而更加忧虑、烦躁，从而导致更严重的更年期心理障碍。其实，更年期阶段性的记忆力减退，是属于正常的老化现象，所以如果察觉自己最近很健忘、脑袋时常迷迷糊糊、对事情老是犹豫不决的话，就代表即将进入更年期。

可改善记忆力的食物

银杏叶是中药里所说的“白果”的叶子。银杏叶是青春不老的象征，具有抗氧化及改善老年痴呆、记忆力衰退、心血管疾病等老年人容易发生的疾病的功效，对于治疗偏头痛和降血压都有不错的效果，可以调整身体的免疫系统和增强抵抗力。服用时视需要而定，注意各厂家产品说明书、服用剂量等。

人参的名称和种类有很多，人参含有大脑神经传导最重要的物质，可以帮助改善记忆力不足、体虚倦怠乏力、新陈代谢不良、惊悸失眠等症，因此中医认定人参可安精神、补五脏、定魂魄、增益智，并具有大补元气、安定心神、增加智慧、抗过敏、调血糖与降胆固醇等功效。但以人参作为进补药材时，每次的量不可过多，以免造成反效果。建议更年期女性每日摄取量为3—10克。

深海鱼油含有丰富的EPA和DHA，这两种多元不饱和脂肪酸能有效降低血液中的胆固醇和三酸甘油酯，对于预防血栓及降低高血压都有不错的效果，是一般人熟知的保健食品。此外，DHA也是大脑组织、神经传导和视网膜细胞的重要组成物质之一，所以也能用来改善更年期记忆力衰退。服用时视需要而定，应仔细阅读各厂家产品说明书、服用剂量等。

5 情绪忧郁

一般来说，女性比男性更容易产生情绪不安的现象，因为女性有停经的症状，当女性荷尔蒙失调时，就会有明显忧郁的征兆。

其实更年期和青春期很类似，是一个生理变动很大的时期，这个阶段也是一个心理修复时期，并且由于荷尔蒙的波动，也容易回忆起许多陈年往事，包括刻意遗忘的记忆与创伤。此时将“逃避”作为自身的防卫手段已不可行，成熟而有智慧的女性需要诚

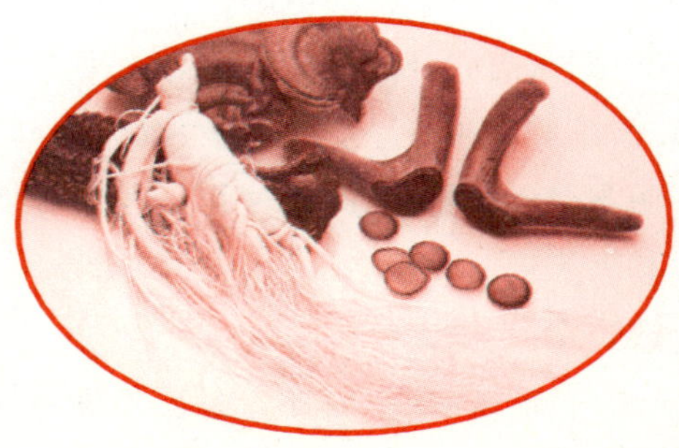

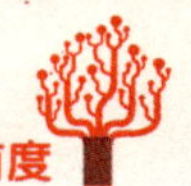

实、坦率地的面对自己，才能修复创伤。

这一时期，的过去女性应将重心转回来照顾自己，在奉献牺牲和成就自我之间取得平衡，这有赖于家庭成员的支持和自我成长的驱动。

进入更年期的女性，因荷尔蒙分泌减少，经常感到力不从心，在情绪的反应上，也经常容易烦躁，做什么事都提不起兴趣，这些都是常有的现象。建议处于更年期的夫妻应该多多体谅正在经历身心转换的另一半。进入中老年，意味着有更充足的时间和较好的经济能力，做自己想做的事。夫妻间也会因为共同经历了人生的许多事后，产生更深厚的亲密感。

6 热潮红

更年期的热潮红，是因为女性荷尔蒙突然减少，身体的自律神经处于不稳定的状态，血管会突然之间放松或是收缩，并引起血管舒缩的症状，大约四分之三的更年期女性曾发生过这种症状。

热潮红的症状会因个人的体质而有所不同，发生时间也会因人而异。有人是从胸口开始燥热，然后向颈部四周扩散，而后是脸部或手足发热、心跳加速、心悸不适；有的人可能只是脸上热潮红，但脚踝和脚尖附近却感到冰冷。热潮红有时也会伴随头痛、头晕、恶心及呕吐的症状。

热潮红出现的频率也不一样，有的人是几天一次，有的人可能是一天数十次，每次从三四秒钟到十几分钟不等，持续的时间也不确定，从数月到数年都有。热潮红有时会发生在夜里睡觉时，突然感到一阵急促的心悸、盗汗。热潮红跟天气和血管的扩张都有关系，特别是在天气热的时候，症状通常会比冬天时更加严重。

心悸和热潮红一样，有轻重之分，发作严重时会伴有身体抖动，最后全身无力甚至昏厥。心悸是交感神经和副交感神经不平衡所致，所以在精神紧张或情绪激动时容易出现，另外，工作过于忙碌的职业女性也比较容易出现心悸的状况。

热潮红的症状，会随着个人的体质而有所不同，但也会时常伴随心悸等不适的症状而来，为避免症状突然发生时不适的时间过长，建议处于更年期的人要保持心情愉快，不要让自己时常处于烦躁的情绪中。如果身体发生不适时，可以马上拍打凉水帮助散热，以减轻症状。平时尽量让作息时间保持正常，避免接触热源，并保持环境的干净和通风，在密闭的室内也可利用空调降低体温过度升高而引起的不适。

7 皮肤瘙痒

女性在进入更年期之后，因为皮肤下的胶原蛋白和女性荷尔蒙分泌减少，皮肤会产生两种变化：一是皮下脂肪减少。脂肪多存在于肾脏、肝脏和心脏的四周。在皮肤下面也有一层薄薄的脂肪，称为皮下脂肪，可以保护神经和肌肉。随着身体逐渐老化，皮下脂肪减少，皮肤就会渐渐失去弹性，相对也会增加不少皱纹；第二种变化是皮脂薄膜减少。皮肤表面因有皮脂分泌所形成的薄膜，所以显得柔滑润泽，如果失去了这层保护膜，皮肤中角质的水分就很容易蒸发，而导致粗糙干裂，严重时还会有龟裂现象，有时也会产生不明原因的痒刺感，如果不小心抓破，还可能导致感染细菌、化脓。

在这个时期，如果发痒是由于疾病引起的，必须先接受治疗。如果是因为皮脂引起，必须先检查皮脂；如果是因为皮脂薄膜减少而导致发痒，可试着调整自己的情绪，不要过于紧张，这样就可以减轻症状。

有时严重发痒会导致失眠，可以向医生寻求解决的方法。另外，通过控制饮食也可以得到某种程度的改善。所以，处于更年期的人，平时要注意摄取均衡的营养。

因为雌性素和荷尔蒙会在更年期流失，很多更年期女性在冬天时特别容易出现皮肤干燥、瘙痒的不适症状，这时务必要多注意对皮肤的保养。要经常补充水分和油脂，保持皮肤滋润，每天洗澡时不要总使用香皂，以防过度去除皮肤的油脂。在洗澡之后要多涂抹含有保湿和添加油脂成分的乳液。

8 性生活失调

对于即将停经的女性来说，更年期所带来的影响，除了外貌，最重要的便是来自女性荷尔蒙下降所造成的身体改变。

雌性激素影响乳腺及脂肪组织分布，缺乏雌性激素会造成乳房萎缩，脂肪组织因失去弹性而松弛，肌肉韧带松弛导致支撑力不足，乳房下垂。女性荷尔蒙降低，使得子宫、卵巢、大阴唇和阴道内的黏膜都会逐渐萎缩、变薄；阴道口变窄、弹性变差，阴道也无法正常分泌滋润的液体，阴部比较干燥，因而性生活的快感降低，甚至有性交疼痛的现象；又因为阴道环境的改变，造成局部感染的概率升高，当女性有这些状况时，便会显得性趣缺乏。

以上种种不适，会使更年期女性对性生活开始逐渐冷淡，夫妻之间可能因为彼此的性需求无法配合而感到难过自责，产生很大的心理压力。

更年期的性生活不协调，显示了进入更年期时，男女双方沟通和相互体恤的重要性。如果关于这方面的问题无法很好地沟通，则夫妻双方应主动咨询医生或相关专家，找出适合自己的应对方法。

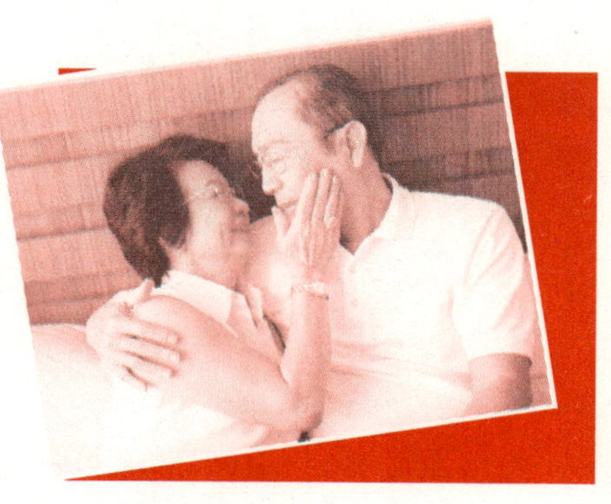

女性对于性爱的态度也会影响生理的反应。如果对性有误解，或目的只在于传宗接代，或是婚姻中不得不尽的“义务”，这自然会影响求医的意愿，在遭遇困扰时也很容易就会放弃。其实生理的困扰都是有办法解决的，比如针对阴道干燥的问题，可以使用阴道润滑剂来改善。还应妥善安排房事的时间，如果夜间比较疲劳，就会降低性欲，因此不要安排在睡前。

另外，问题也有可能出现在丈夫身上，在相关研究中发现，男性性功能障碍多半是由心理因素引起的，少部分是因为老化因素引起的。如果问题无法解决，可求助于专业咨询，或到医院就诊，由医生进行专业治疗。许多医生指出，更年期以后因为没有怀孕的后顾之忧，可以不用太顾虑避孕的安全性，而且子女多数已离家，也不用担心隐私的问题，所以应该换个角度思考，转换一下心情，尤其是对于性的态度，与伴侣的关系，可以借此机会好好检视一下。总之，营造气氛，保持愉悦的情绪，在更年期里享受更自在、更幸福的二人世界，可以说是老年生活的一大福气！

干燥综合征是中老年女性的杀手

干燥综合征分为两种，即原发性干燥综合征（该病独立存在，不伴有其他免疫性结缔组织疾病）和继发性干燥综合征（此干燥综合征伴有类风湿性关节炎、系统性红斑狼疮、系统性硬化症）。

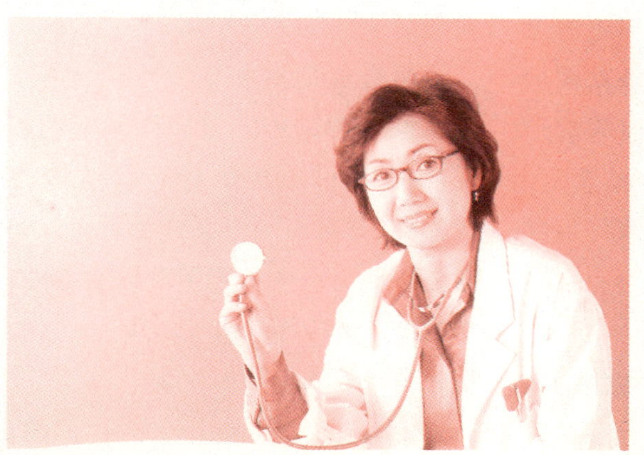

干燥综合征是造成口干、眼干，或造成全身多个器官受到损害的一种结缔组织病。起病初期往往不被重视，到后期往往很难治愈，是死亡率很高的一种疾病。该病又称“白塞氏综合征”，即口—眼—生殖器皮肤综合征，原因不明。

该病患者以女性居多，其临床表现为：

❶口腔损害

该病约80%有口干表现，严重口干者随身带水杯，讲话时需频频饮水，半夜醒来饮水解渴，也有在熟睡中因口干而醒。由于唾液减少，可引起味觉减退，出现口角炎等。口腔的另一个重要表现为牙齿的病变，约50%的病人出现多个不易控制的龋齿，先是牙齿逐渐变黑，继而小片脱落。牙龋洞迅速扩大，无法修补，最后只留残根，这种猖獗龋常常是干燥综合征的重要特点。约40%的病人有单侧或双侧腮腺、颌下腺反复交替性肿大，有的伴有疼痛或压痛，多在1—2周内自行消退。

❷眼睛损害

由于泪液分泌减少，引起干燥性角结膜炎，使眼干涩、疼痛、畏光、异物感、沙砾感、烧灼感，早期有过度流泪、晨起后睁眼困难、有过多黏稠分泌物等症状。部分病人有血管翳形成，引起结膜皱缩，出现角膜溃疡、葡萄膜溃疡、白内障、青光眼、泪腺肿大等。

❸皮肤黏膜损害

皮肤损害分为许多种，可出现各种不同的皮疹，容易误诊。可有荨麻疹样皮疹、环形红斑、多形性红斑，压之不退色的紫癜样皮疹。好发于下肢，运动后出现，有的病人皮疹1—2周内成批出现，以后颜色逐渐变浅，自行消退，留有色素沉着或溃疡。除皮肤的一系列表现外，黏膜也会出现不同的症状，在口腔表现为口腔黏膜干燥，在阴道表现为阴道黏膜干燥，出现局部不适，烧灼感、疼痛，甚至外阴萎缩，性交困难。

❹呼吸系统损害

约有32%的病人鼻黏膜干裂出血，半数病人鼻腔干燥结痂，鼻腔阻塞，黏膜萎缩，嗅觉不灵，可有鼻中隔穿孔，80%的病人咽喉干燥疼痛或声音嘶哑，黏液不易咳出，胸闷气喘，也有表现为慢性支气管炎、支气管扩张、间质性肺炎、常并发肺部感染，最终发展成肺间质纤维化。后期出现肺动脉高压，发展成肺原性心脏病，重者呼吸困难，可因感染而死亡。

胆囊炎的防治

胆囊炎是指由化学性刺激或细菌感染而引起的胆囊管阻塞及胆囊炎性病变，可分为慢性胆囊炎和急性胆囊炎，日常生活中慢性胆囊炎较为常见。此症在中年肥胖产妇及40岁左右的女性中经常发生。

❶胆囊炎的四种临床表现

a.体检时右上腹有反跳痛、压痛，

有时可摸到肿大的胆囊。

b.部分患者会出现胆囊结石进入胆管的情况，造成胆管阻塞，出现黄疸。

c.进食油腻食物后会感觉右上腹绞痛，阵发性加剧，并在右肩背部呈放射性疼痛，同时伴有恶心、呕吐、寒战、发热等症状。

d.胆囊坏疽穿孔会导致胆汁性腹膜炎，出现寒战和高热等毒血症症状。

2 胆囊炎的防治

a.饮食要规律，忌暴饮暴食，少食含脂肪过高的食物，戒烟酒。

b.平时多喝水，适量饮用磁化水或矿泉水，日饮水量应在1500毫升以上。

c.经常进行体育锻炼，增强新陈代谢，防止过度肥胖。

d.注意保暖，防止腹部受凉。

e.保持乐观情绪、心胸开阔。

f.患有肠寄生虫病或胆结石，应及时驱虫或去石治疗，避免进一步引起胆囊发炎。

g.急性胆囊炎发作时，暂时禁食，给予静脉输液及使用阿莫西林、氨苄西林、苯唑西林、头孢哌酮，同时并用甲硝唑等药物。

h.中医中药：可用龙胆泻肝汤、茵陈蒿汤，起到舒肝理气止痛，清肝利胆的作用。

i.解痉利胆：可用硝酸甘油、舒胆通或阿托品治疗。

j.若胆囊炎、胆囊结石反复急性发作，且内科保守治疗效果不理想者，应考虑手术切除胆囊。若胆囊化脓或穿孔破裂应立刻手术。

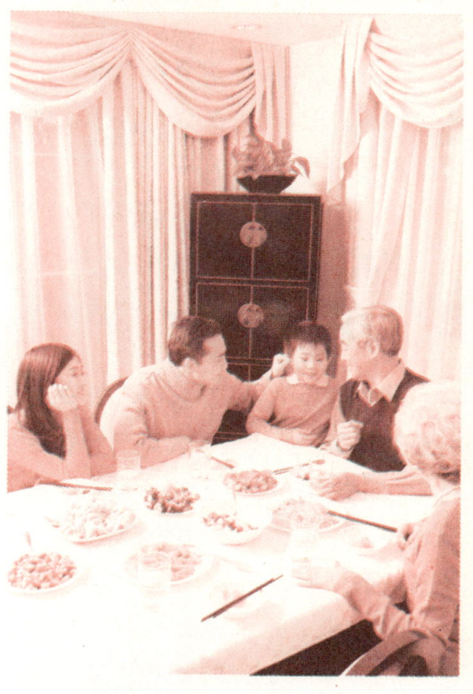

老年性阴道炎的防治

女性在绝经后，应在医生的指导下，进行一定量的激素补充。可服用适量的外源性激素倍美力 0.625 毫克，加黄体酮 2 毫克，同时补充含维生素 D 的钙制剂，每日一次，以预防老年性阴道炎的发生。

老年性阴道炎的治疗

用药治疗，临床上多采用复方氯霉素油膏，上药前应清洗阴道，拭净后，将带有尾线的棉球蘸些药膏放入阴道深部，24 小时后自行拉出，连用

2—3 天。

另外，老年性阴道炎治疗还可以用洁尔阴、皮肤康等外阴洗液清洗外阴。然后将手洗净，向阴道内部放入2—烯雌酚栓 1 枚，连用 5—6 枚，症状即可缓解，甚至消失。

子宫的卫生保健

子宫是女性特有的器官，是孕育生命的摇篮。女性从青春期开始直至晚年，都要保护好自己的子宫。这对女性身心健康有着十分重要的意义。

子宫肌瘤保健方法

子宫肌瘤是女性生殖器官中最常见的一种良性肿瘤，多见于 30—50 岁的女性。子宫肌瘤由平滑肌组织增生而成，其间有少量结缔组织。

患子宫肌瘤后，如尚无子女者，应在肌瘤早期怀孕分娩。已有子女者，应选择适当的避孕工具，不宜口服避孕药。

子宫肌瘤多属良性肿瘤，只要每半年作一次妇科检查，并将检查情况进行比较分析就可以了。子宫肌瘤恶变的概率不大，中年女性对此应持平和的心态。

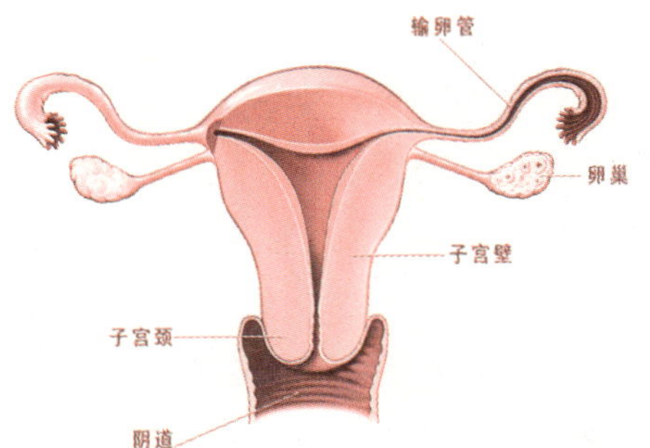

含有雌激素或其他激素成分的药用化妆品不可滥用。

子宫肌瘤长大或临床症状明显时，可采用肌瘤剔除术、子宫部分或全部切除术和介入治疗。

宫颈癌的预防

老年女性患宫颈癌的概率在女性生殖器肿瘤中占首位，而且近年来发病率还有上升的趋势。一般情况下，老年女性宫颈癌的症状并不明显，这是由于老年女性性生活减少或停止，很少有接触性出血的情况出现，只有当肿瘤发展到一定程度，才会表现出明显症状。如持续性或间歇性阴道不规则出血，阴道分泌物呈脓性或米汤样的恶臭白带等。这时常常是宫颈癌的晚期，因此，要注意预防，避免更大的痛苦。

首先老年女性在日常生活中应保持良好的心态，心情舒畅，排除消极、紧张、焦虑情绪，维持神经系统的稳定。可增加一些业余爱好，如绘画、缝纫、书法等，也可参加适当的体育锻炼，如太极拳、慢跑、散步等，以改善机体血液循环。

其次，注意控制饮食，避免体重增加过快；保证充分的休息和睡眠，

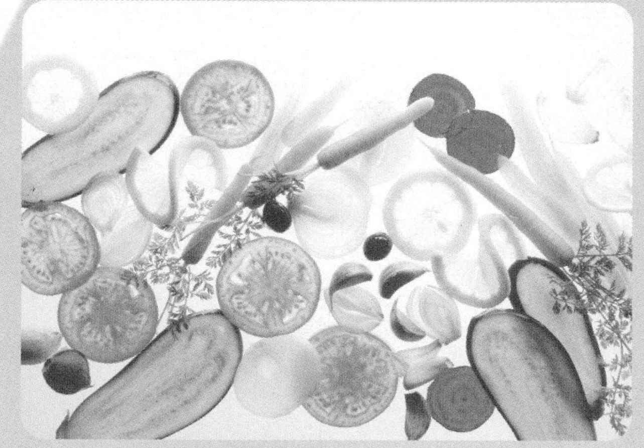

做到劳逸结合；注意阴部清洁，预防感染；注意保暖，避免感冒。

最后，加强营养，多吃含蛋白质和维生素多且容易消化的食物，少吃盐及刺激性食物，保证水分的充足。定期进行妇科常规检查，做到早发现早治疗。同时要及时治疗生殖系统及泌尿系统的其他疾病，防止引发宫颈癌。

癌症的预防和调养

妇科癌症发病的高峰期通常在四五十岁以后，这个时期女性也恰好步入更年期。更年期容易被诊断出癌症的原因有二：一是女性的老化细胞容易变化，形成癌症；第二，中年女性较容易患肥胖症，体内脂肪过高，女性荷尔蒙分泌会增加。适量的荷尔蒙能促进生殖器官的成长，如刺激乳腺，使胸部变大，但是过多的女性荷尔蒙则可能刺激细胞产生病变，增加患乳癌和子宫内膜癌的危险。

癌症首重预防

癌症的形成，从正常细胞发生变异到被诊断为癌症，需要五到二十年的时间。这是无声无息的长期的过程。癌症的生成与饮食习惯、环境污染很有关系。尤其是饮食，至少有百分之三十的癌症被认为与饮食大大相关。现代人因为过于忙碌、紧张，饮食混乱，习惯于在外就餐，营养不均衡，又往往以高蛋白肉类饮食为主，蔬果的摄取不足，运动太少，因此衍生出很多疾病。如肥胖症几乎是许多慢性病的根源，如不注重饮食就会让癌症有可乘之机。

也有研究指出，癌症与基因有关，家族血亲当中若有人得癌症，那么其他人患病的可能性就会增加。因此，医生常会提醒女性，如果母亲或是祖母等直系血亲中有人得过妇科癌症，就要特别注意，随时留意自己的月经状况，定期检查，早发现早治疗。

个人的体质情况也和癌症有关。体质的形成除了基因之外，日常生活习惯也是一大要素。因此家庭教育十分重要，一个人的饮食习惯是从小养成的，妈妈如果很重视营养和健康，就会把观念传给孩子，孩子就会终生受用。但如果妈妈觉得孩子喜欢吃什么就吃什么，孩子从小就习惯吃很多零食、速食，甚至以高蛋白的肉类为主食，不注重营养是否均衡，那么，这种饮食观念是很难改变的，因此也就可能使孩子形成易患癌症的体质。

即使家族中有得癌症的人，但如果及早注意修正自己的生活习惯，以耐心与毅力调配饮食，成为癌症患者的概率也会大为降低。

女性常见的四种妇科癌症

❶乳癌

乳癌是长在乳房的恶性肿瘤，大部分会长在乳管细小的部分，偶尔也会长在乳头上。

乳癌的发生一般来说与遗传、内分泌有关，也与高油脂饮食习惯有关，甲状腺机能的减退也可能引发乳癌。西医的治疗一般是在癌细胞未扩散时，采取保留乳房的切除手术，再加上放射线治疗。中医则把乳癌称之为“乳岩”或“乳痈”。治疗上，由于患者气阴两虚的比较多，因此会给予一些补益气血、行气活血与消肿散结的药或食材，以辅助治疗。

❷宫颈癌

宫颈癌早期可能完全没有症状，到晚期时，会出现白带增多、夹杂黏稠状的物质或血丝，或有不正常的出血，这只要通过子宫颈的涂片检查就可以及早发现。

目前西医在宫颈癌的治疗上多采取外科手术切除、放射线治疗及化学治疗三种方法。在外科手术方面，医生会考虑病人的病情及实际要求来决定是否要进行子宫全切除手术，或子宫颈周围异常组织的部分切除。

采用化疗或放射线治疗宫颈癌的疗效是肯定的，但是这些治疗会损伤人体的元气和津液，使白血球降低，出现消化道反应，并容易损伤子宫颈附近的器官，如直肠、膀胱等。所以患者常见头昏眼花、四肢无力、精神疲惫、口淡无味等脾肾阳虚现象。

❸子宫内膜癌

子宫内膜癌好发于更年期及停经后的女性之中，主要症状是阴道不

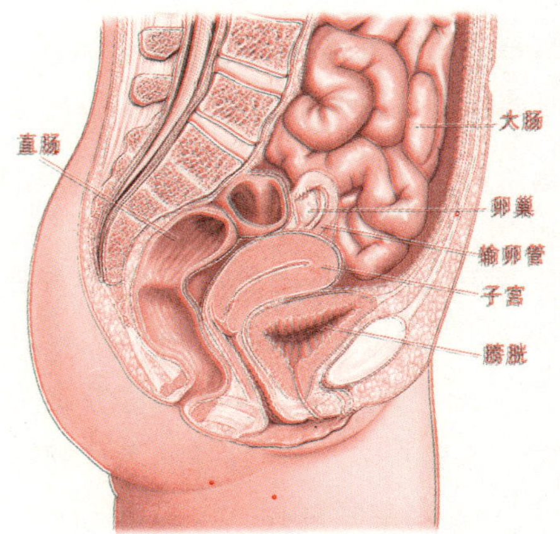

正常出血。尤其是停经后，若有不正常的阴道出血，一定要作进一步检查。有糖尿病、肥胖症及高血压症的女性，更应特别小心，其属于患此癌的高危险人群。

目前西医对子宫内膜癌的治疗，

主要是以切除子宫为主，病情较严重者会将卵巢、骨盆腔内的淋巴腺等一并切除。子宫内膜癌属中医学中的崩漏、五色带等范围，至于发病的原因多由脾虚生湿、湿久化热、湿热停留子宫，与淤血郁结化为邪毒所致，也有少部分是因肝肾阴虚所引发。

4 卵巢癌

卵巢癌是四种妇科癌症中最缺乏临床症状的癌症，因为卵巢本来只有拇指大小，当肿瘤还小时没有自觉症状。而且卵巢有两个，当其中一个发生病变时，另一个还会正常作用，所以很难察觉到异常。

卵巢肿瘤需长到某种程度后才有下腹痛、消化不良、腹胀、尿频、体重变化等现象发生。因此通常卵巢癌被发现时就已到了晚期，有时已经无法用外科手术切除，必须以化学药物来进行全身治疗。目前所用的抗癌药物大多是免疫抑制剂，而且大多数都会有不同程度的副作用。

重视抗癌时的心理重建

对癌症病人来说，要对抗癌症，不仅是生活中饮食的调配，心态的治疗也很重要。完整的医疗应该是全面的，包括照顾到病人的身体和心理。很多人在患癌症后会有恐惧的状态，即使癌症已经治疗好了，心态上却一直处在复发的恐惧中。当人在恐惧中时，免疫力自然会下降，患病的概率更高。

所以在病人痊愈后，应向医生询问相关的信息，如复发的概率、可能产生的变化，以便了解在自己身上到底发生了什么病症。了解病情，愈后情况是抗癌、减少恐惧的最好办法。

癌症患者术后的有益食品

癌症术后的食物，原则上是以补益气血、调整脾胃功能的食品为主，如红枣、莲子、糯米等，这些食物可以煮成粥，以增加其益气健脾、帮助消化吸收的效果，还可以加上山楂、金橘等，可健胃消食、活血化淤。

因为手术之后可能还会搭配放射线治疗，放疗病人的食物以开胃和增强食欲为主，要清淡，营养丰富。放疗之后可能会伤阴或伤津，因此病人容易有口干舌燥等燥热现象。所以这类病人可以多吃百合与银耳。

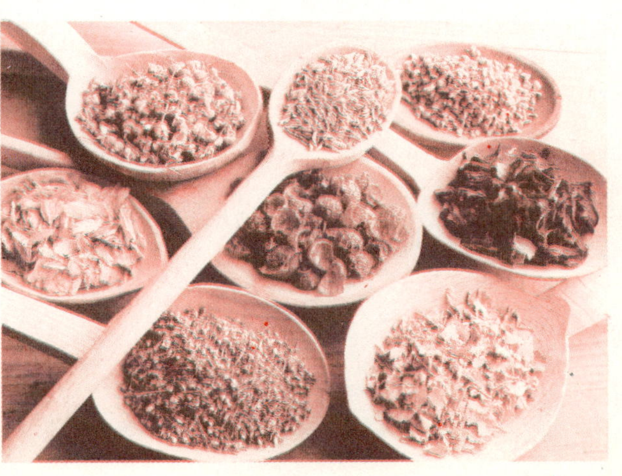

化疗后的病人白血球会下降，所以饮食应以补益气血为主。如鸡血、鸭血、猪血，再加上可以补气、促进消化的中药材。化疗之后，容易产生恶心呕吐的症状，可以用姜来调配病人的饮食，如在饮食中加一些嫩姜片等等。

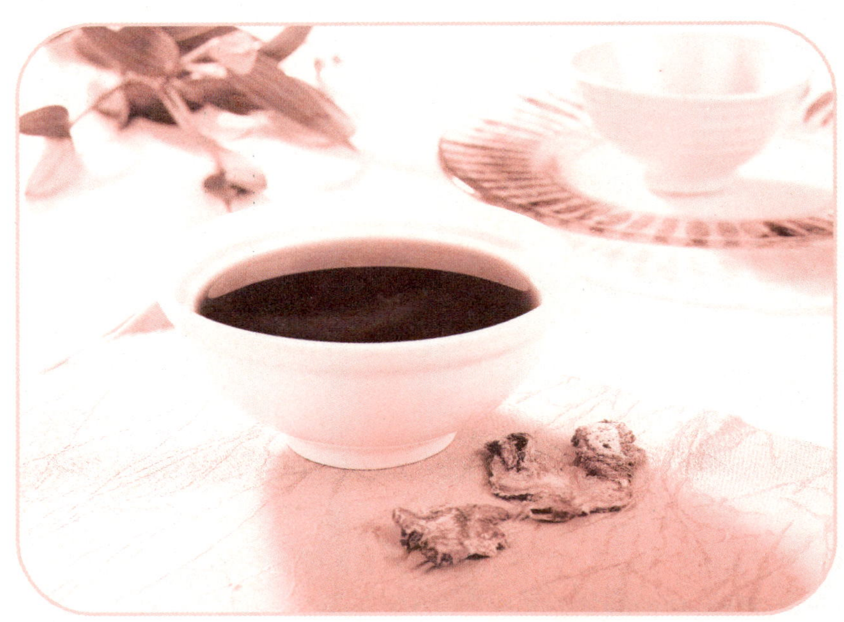

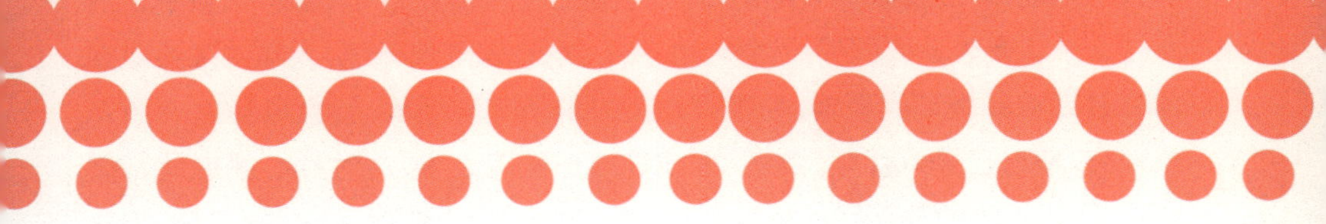

心灵鸡汤

XINLING JITANG LIANGXING JIANKANG

两性健康

PART 6

第六章

心理平衡——健康长寿的金钥匙

中医理论认为：暴怒伤肝，过喜伤心，忧患伤脾，过悲伤肺，大恐伤肾。人的情志活动，若过度兴奋或抑制，就会损及五脏而致病。“人生不如意十之八九”，人总会有失意或困惑的时候。事业的挫折、家庭的矛盾、人际关系的冲突等都是经常会碰到的事情，如果不能及时地调节和缓解，就会导致内心的矛盾冲突，使自己陷入忧郁、焦虑、悲痛等心理困境之中，这对身心健康危害极大。此时，外界的帮助固然重要，但关键还是自我调整，学会一些心理困境自救方法十分重要。现介绍如下：

1 回避法

俗话说：“惹不起，躲得起。”“躲”，就是回避，虽然简单，但很有实效。

具体的做法是：当某些人和事、某些场合使你闷闷不乐，或即将火冒三丈，内心出现矛盾冲突时，应及时回避，不在导致心理困境的地方驻足，以免“触景生情”，找一安静处，静默 10 分钟，或听听音乐、散散步，都可分散注意力，淡忘烦恼，使内心趋于平静。

2 自勉法

自勉就是以积极的信念暗示自己，努力发掘自己的优点和长处，而不是把悲观、沮丧、挫折感放大。只有在不幸与失败中奋起的人才能获得成功。

3 自慰法

所谓自慰法就是“想开点”，为自己找一种“合理”的解释，“自圆其说”。例如，“吃不着葡萄说葡萄酸”虽是一种精神胜利法，但总比懊恼、沮丧好得多。

也有许多事情，换一个角度看，不难发现其中的积极因素，正所谓“塞翁失马，焉知非福”，“失之东隅，收之桑榆”。但这种自我安慰的方法，不能使用得过于频繁，否则会陷入自欺欺人的阿 Q 精神的误区里，一旦养成了习惯，反而会影响到自我发展。

4 宣泄法

选择在适当的地方大叫一番、痛哭一场，或是适当地发脾气，都可以宣泄内心的积郁，摆脱恶劣的心境。这就好似一个气球，要想不让它破掉，最好的方法就是让它“撒撒气儿”。当然，宣泄应该适度，要以不影响到他人为基本前提。

5 倾诉法

心中的郁闷、悲伤等也可以向亲友、同事，甚至是不相识的人倾吐，相信对方在理解你当时的心境后会及时给予你善意的劝慰。

也可以把心中的积郁通过写日记、写文章等诉诸文字的方式，在“一吐为快”后，排解出心中的郁闷、悲伤，尽快走出心理困境。

6升华法

如果你能够把内心激起的能量引导到对社会，或对自己有利的方面，确实不失为不幸中的万幸。升华，就是人家越说你，你越要好好干。

少年夫妻老来伴

少年夫妻老来伴，老年夫妻恩爱、和睦相处，有利于身心健康，可延缓衰老。相反，如果老年夫妻感情不和，不仅对心理健康不利，还会使健康情况迅速恶化。总之，和谐稳定的夫妻生活是长寿的重要因素之一。

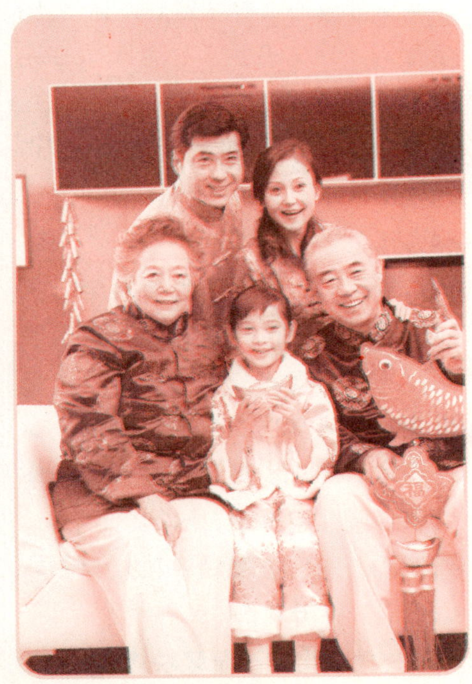

老年人因为机体和心理的巨大变化，也常渴望和睦的家庭气氛，希望子女孝顺，一家人相亲相爱。因此，子女要尽力为家庭营造一个舒畅、愉快的环境，不但要提供给老人良好的物质生活，更要重视他们的心理需求。但是，现在不少成年人的生活、工作与家庭的压力都比较大，没有充足的精力照顾父母，所以老年夫妻更需要和睦相处，生活中互相照顾，互相关怀体贴。

夫妻恩爱，是老年人非常重要的精神力量。夫妻相互照顾会更细微、体贴，也更周到和及时。夫妻间还可以共同负担与分享心理上的忧愁与欢乐，对缓解心理压力有利。老年夫妻恩爱的关系还可以保持健康的心理和积极的生活态度，有利于健康长寿。

失去另一半的老年人要考虑寻找新的伴侣，这不但可以减轻孤独感，还有利于老年人的身心健康。

家有“老小孩”

俗语说的“老小孩”就是指许多老年人的思维、语言和动作都像个不懂事的小孩子，情绪多变且不稳定。他们经常会因一点小事生很大的气，甚至会与儿孙们斤斤计较，让人觉得无可奈何。

老年人会出现这种现象，是其与身边人失去正常沟通的一种极端的心理异常的表现。随着老年人大脑功能的退化，他们自己缺乏自制能力，又渴望别人的关心，就会耍小孩子脾气。面对这样的老人，家人应多给予关心，正视老年人的心理状况，要有耐心，宽容地对待老人。碰到有老年人爱吃的东西，要像哄孩子一样，满足他们的需要；遇上他们想做的事情，只要不危害健康，家人要尽量由着他们做；老年人烦躁时，家人要像对待孩子一样耐心地开导他；遇到有意见分歧时，尽量不要计较他们的态度，要用体贴的态度去帮助老年人控制情绪，让他们感受到家庭的温暖。

此外，可以多引导孩子气的老人，让他们尽量不要太过幼稚，体谅家人的用心。

远离孤独与寂寞

孤独感是老年人最大的心病，也是老年人心理疾患的根本来源。在对老年人进行问卷调查时，对于“老年人最担心的是什么”这个问题，大部分老年人的回答都是“孤独”。其实这是一种错误的心理认识和心理状态。如果不及时给予纠正，就会带来各种不良后果。

❶老年人易患孤独症

老年人容易患孤独症的客观原因是老年人远离了社会生活，儿女离去独立成家，再加上体力衰弱、行动不便，减少了与亲友的频繁来往。而老年人有固定交往几十年的亲友，又不愿结交新的朋友。

主观上的因素是老年人人际交往逐渐变少，由此产生封闭性的心理状态，感到孤独与寂寞，生活没有乐趣。丧偶老人感觉更加孤独寂寞。据了解，生活在养老院等集体环境中的老人，在没有建立起和谐、亲密的人际关系之前，都会感到非常孤独，很希望有亲友来看望。

❷孤寂有害身心

国外有心理学家做过实验，付给老年人一定的费用，让老年人在无光、无声、与世隔绝的舒适的房间里住 4 天，结果被测试老人生活不到两天就要求停止实验，他们忍受不了这样的环境。

美国有一位医学家，对老年人进行了 14 年的调查研究，结果表明，孤独隐居者死亡的可能性比爱交往的老人高出 2 倍，得病的几率是正常人的 1.6 倍。他在长达 9 年的调查研究中发现，排除其他原因，孤独老人的癌症发病率和死亡率都比正常人高出 2 倍。

由此看出，独居又缺乏交往，不

利于老年人身心健康，这可能是没有亲人的陪伴和朋友的“话疗”，再加上经常处于心情忧郁的状态导致的。

甩开自卑

人体各器官的功能随着年龄的增长会不断衰弱，体力逐渐减退，行动迟缓，视力和听力不断下降，牙齿脱落，这些现象经常会让老年人产生衰老和死亡等联想，并由此产生自卑情绪。时间长了，老人会出现烦躁、焦虑、暴怒、多疑等不良情绪，性格也会产生变化，如好发无名火、好生闷气、猜忌等。如果对这些变化不加以重视，时间一长就会造成恶性循环，不仅会给老年人带来生理上的不适，而且能诱发或加重疾病，对健康不利，还会加速衰老。

老年人面对衰老和各种不顺心的事，要学会保持积极乐观的心态。即使是患有疾病的老年人，也要科学、乐观地对待疾病，帮助自己树立战胜疾病的信心和勇气，这样更利于恢复身体健康。

老年人要坦然享受晚年的天伦之乐，做到知足常乐，安心处世，保持宁静的心态，光明磊落，性格豁达，心平气和，不要对自己要求过高，不争强斗胜，不自寻烦恼，更不要为一点小事大动肝火。

丰富多彩的晚年生活还可预防和改善老年人的自卑心理。老年人因为离开了工作岗位，减少了接触社会的机会，再加上行动不方便，经常没有办法参加或很少参加娱乐活动，生活变得枯燥无味，因此容易形成自卑心理。其实老年人也要有积极的生活态度和有规律的生活，养成良好的生活习惯。老年人可依据自己的情况适当地安排生活、学习、工作、锻炼、饮食、休息和睡眠等，适当做些力所能及的家务，劳逸结合。培养如书法、画画、弹琴、下棋、看书、烹调、缝纫、养殖栽种、工艺制作等新的兴趣，让老年生活丰富多彩，保持精神安乐轻松。

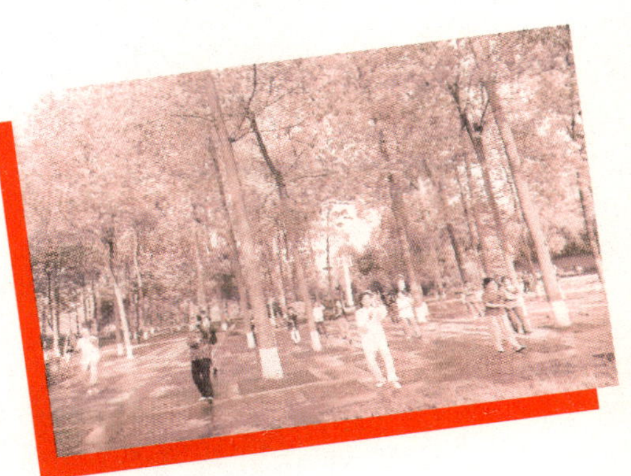

适应新环境

为方便照顾老年人，有些子女经常把老年人接到身边居住，其实换到新环境很容易引起老年人的心理不适，影响老年人的身心健康。

虽然说子女们把老人接到身边

居住，是为了给老人更好的照顾，让老人享享清福，但是子女们工作比较忙，没时间陪老人聊天，虽然给老人提供良好的物质生活，却没有时间关心老人的精神需求。有些老年人还要帮助子女照看孩子和做家务，感觉反而比在家更辛苦。

老年人一般难以适应环境的改变。以前老人有自己的生活圈子和朋友，即使离开了工作岗位也还能根据自己的兴趣和专长做些力所能及的事情。但是到了新的环境后，因为语言交流上的障碍、生活习惯的差异让他们感到迷茫，无事可做，会让老年人怀疑自我存在的价值。

生活环境的变化和工作繁忙的子女，会给老年人带来更多的孤独感。虽然生活水平好很多，但是对家乡的思念之情会日渐加重。另外一些老年人说方言，换到新环境语言不通，有时甚至为了适应新环境需要重新调整几十年的老习惯，会让老人逐渐远离人群。时间长了，不仅让老人孤独寂寞，还会引发一些不适和疾病，如失眠、神经衰弱等。

很多老人到了新城市，因为城市温度、湿度、气压的不同，在生理、心理上都要重新适应，容易在血压、心脏等方面出现问题。所以老年人有病要及时就医，不要让病情恶化。

子女们要多关心和安慰移居的老年人，多鼓励他们融入新环境，还要抽时间多陪他们聊天、散步等；鼓励老人学习感兴趣的事物，帮助其转移注意力，进而减轻环境变换的压力；及时化解矛盾，预防老年人产生拘谨、孤独心理。

老年人要积极适应新环境，多参加社会活动，多结交新朋友；多把注意力转向社会、身边的人，学会关注他人；不要过度关心子女、依赖子女，避免过虑伤身。

面对突如其来的悲剧

老年人在晚年的时候，如果夫妻中一方过世，一定会给另一方造成巨大的精神创伤，甚至可能会丧失继续生活下去的勇气和信心。丧偶老年人的心理将经历一个接受、孤独、恢复的活动过程。

很多老年人对另一半的亡故，都会表现得麻木，这是因为他们主观上排斥这个坏消息，进而逃避丧偶的事实。这个接受阶段大概持续几个小时到一周。

伴侣突然死亡，会给老年人带来巨大的孤独感，老年人一时间找不到排遣的方式，经常会郁郁寡欢、寝食难安，还会出现一系列言行反常的现象。

经过一段时间，在亲友的关怀和帮助下，老年人会逐渐恢复正常，同时也会逐渐适应丧偶后的生活。

调适丧偶后的心理障碍三法

❶心理转移

丧偶老年人在情绪极度悲伤时，可大哭一场，或向别人倾诉，以便发泄心理上的消极情绪。

❷心理补偿

丧偶老年人在情绪悲伤时，可翻看配偶的照片，抚摸配偶用过的器物，回忆以前相处时的美好时光，以便在心理上得到一定的补偿。

❸心理升华

为了减轻丧偶带来的忧伤，最好把心理活动与社会需要结合起来，从事力所能及的工作。

调适再婚心理四法

❶矫正再婚心理动机

老年人再婚，主要是出于爱的需要、安全的需要和生理上的需要，只有从爱的需要出发而产生的再婚动机，才能使再婚得到幸福。

❷正确对待心理重演

"心理重演"是指老年人再婚后的生活境遇与前次婚姻过程恰好吻合，从而引起的心理反应——对前配偶的思念。对此，再婚老年人应积极改变心态，要把自己的爱毫无保留地献给现在的配偶。

❸适应对方心理特征

每个人的性格、兴趣和爱好都会不同，再婚者应尽快了解体察对方的心理特点，正确对待对方的个性、性格和习惯，要耐心安慰、体谅、理解和包容、接纳对方。

寻找情感中的第二春

丧偶的老年人再婚可以帮助老年人缓解其在生活、情感上的痛苦与无助，有利于他们重建乐观积极的生活态度，不仅有益于身心健康，对养生长寿也有好处。

再婚后的老年人，新的伴侣可以与他共同分享、追忆生活的往事和喜怒哀乐，互相安慰、体贴，这样可以消除孤独，排除内心的烦恼、焦虑、苦闷，使内在的情感与外界的刺激达到平衡，精神上也得到了放松，又给生活带来了乐趣。

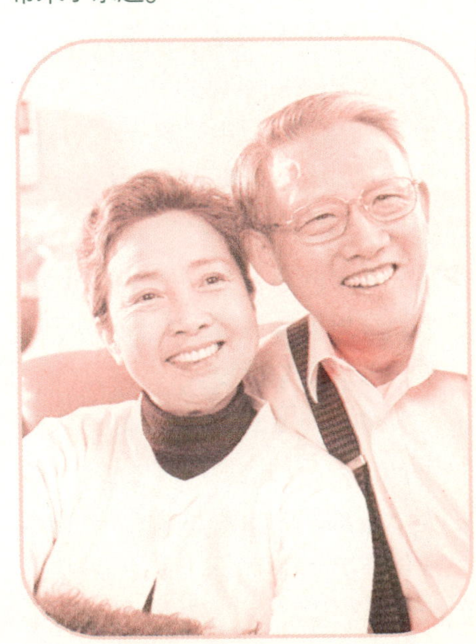

再婚后的老年人尤其要注重培养两人的感情。老年人长期的生活模式已经养成，可塑性较差，不容易改变，再婚后双方如果有矛盾，就会与前妻或前夫相比较，容易产生感情上的不和谐。只有尽早摆脱旧人的影子，才能帮双方建立融洽的感情。首先，老年人要尽量不再接触或留恋旧物以免睹物思人；尽量不在对方面前提起旧人，更不要把两者进行比较，努力在各方面做得更好。其次要注意不要去触动对方心理上的敏感点，如双方条件的优劣、对方带来子女的问题、彼此间的信任问题等。另外，还要注意培养新的情感，尽早接受对方，为建立一个新的幸福家庭而努力。

建好人际桥梁

人生活在社会这个大群体中，难免会存在各种矛盾和竞争，只有心情舒畅，善于处理问题，才能乐观自如；相反，不知如何处理问题就会使矛盾激化，进而影响个人健康。因此，古人常常告诫后人要学会化干戈为玉帛，提高处理好人际关系的修养，对于中老年人来说尤其重要。

要想化干戈为玉帛，处理好人际关系，先要了解周围人的性格，这样才能适应周围的人际关系。一般来说，以下几种性格是我们经常会遇到的：

1. 心胸过于狭窄，常把细小的事情和失误过分地夸大，因此常常耿耿于怀，为此烦恼，不能自拔。这类人疑心重，少言寡语，不愿意与别人接触，属于孤僻类型。与此类人相处要理解他们，多开导他们，逐步增加与他们的交往，使他们的心理境界变得开阔。

2. 性格表现自卑、胆小、孤僻，沉默寡言、不爱交往。对周围人态度冷淡，不愿意介入人群当中，以自我为中心，常常做白日梦、想入非非，话到嘴边又吞吞吐吐，很少与别人主动打招呼，给人躲躲藏藏的感觉。与这类人接触要学会分析他们的动机，不要嘲笑或排斥他们，要善于发现他们的长处，耐心地帮助他们，为他们建立信心。

3. 过分敏感、多疑，常感觉周围人和自己过不去，在故意难为自己，常造成不必要的误会。这类人善妒且自负，对自己评价过高，常常固执己见。对别人的所作所为非常不满，当自己做错时又总是强词夺理，为自己辩护，找客观原因。与他们相处，要先打消他们的疑心，如果在非原则问题上有分歧，可以适当让步，不必与他们争论，以免使矛盾扩大。

4. 情绪过分高涨，整天欣喜愉快，多言善辩，扬扬自得，态度敏感。这种人常会因小事冲动，产生对立情绪，萌

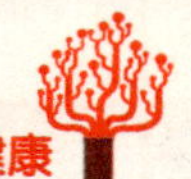

发报复心理，不计后果。做出强烈的报复行为后，又会后悔万分。这种人做事情有头无尾，有的甚至以欺侮弱小来发泄自己的不满，并以此为乐。与这种人相处要以诚相待，晓之以理，动之以情，必要时向他“泼点冷水”，对他不无好处。须注意的是，要对他的极强的报复心理作好准备。

5多思多虑，极为敏感，优柔寡断，遇事顾虑重重，为人处事过于刻板，不懂变通，过分克制自己、关注自己，没有特别的爱好和欲望，不喜欢开玩笑，很难与别人融洽相处。常常有不安全的感觉，总是无缘由地紧张、焦虑。与他们相处要以尊重他们为前提，肯定他们的优点。

6情绪不稳定，心地狭窄，哭笑无常，虽然表情生动，但是给人一种做作、夸张、爱表现自己的感觉，总想引起别人的注意。做事情爱感情用事，容易走极端。与他们相处不能百依百顺、无原则地迁就，但也不能过于冷淡，应当多鼓励、帮助、表扬他们。如果他们有不正确的主张和做法，要向他们解释清楚，避免发生争吵，以免他们过于激动。

要想加强人际关系交往，就应当灵活地掌握各种性格类型的特点，投其所好而又不失原则，这样才会拥有和谐的人际关系。

与子女相处的十条原则

一忌偏爱

在日常生活中，无论是对儿子、女儿还是对儿媳妇、女婿都要一视同仁，不要偏心。

二忌猜疑

在共同生活中不要无事生非、捕风捉影，如果有怀疑的事情不要闷在心里，要当面问清楚，要与子女经常

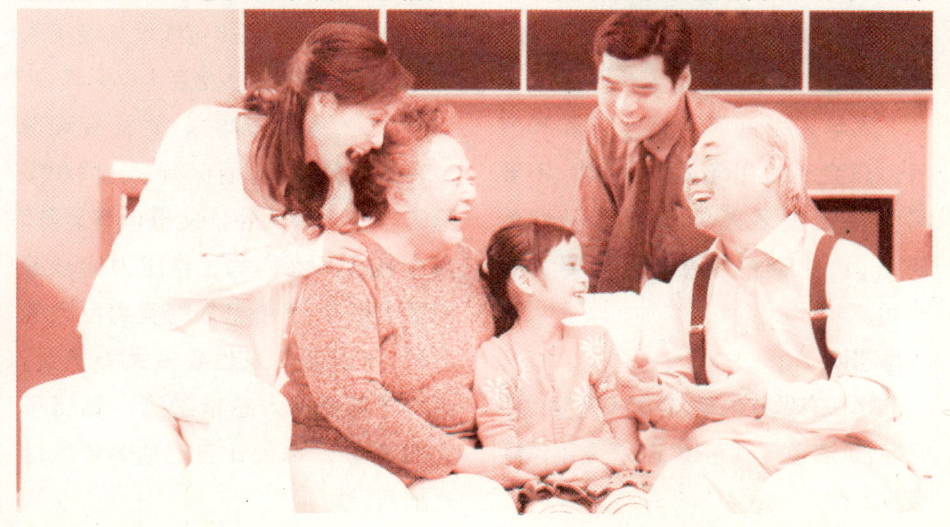

沟通。

三忌传话

不要与亲友过多议论晚辈的好坏，以免引起子女误会。

四忌看不惯

因所处时代不同，晚辈与自己的兴趣爱好和生活方式都会有所不同，老年人要试着接受，而不是一味批评。

五忌争钱

如果子女较多，老年人切不可计较儿女谁给钱多、谁给钱少，只从自己的角度出发，而不顾子女各自的生活状况及经济条件，这种与子女相处的方式是不恰当的。

六忌专断

个别老年人生性固执、好强，在生活中过于专断，只要求别人尊老敬老，反而有些倚老卖老的意想，要知道这种观点是错误的。只有相互尊敬，生活才能愉快，因此老年人要学会尊重晚辈的看法。

七忌迁就

人与人之间不可能永远和和气气，总会有发生矛盾的时候，不要因为怕出现矛盾就迁就孩子们的缺点，该批评的就要批评，要赏罚严明。

八忌唠叨

晚辈有做错的事，老年人只要说明危害、讲清道理就可以了，不要不停地唠叨。

九忌冷漠

在日常生活中，对子女不要没有笑容整天板着面孔。

十忌偏激

个别的老年人情绪激动，因自己辈分高，认为自己是一家之主，没有错的时候，其实这种想法是错误的。老年人遇事要冷静，不要偏激。没有弄清事情的来龙去脉时不要乱发脾气。

当今社会竞争逐渐激烈，成年人上有老人下有小孩，一年没有多少时间与老人团聚。这时老年人也要理解子女，不要对子女产生过分期盼和依赖的心理。要理解子女们生活上的不容易，学会自己寻找生活乐趣，如找人下棋、打牌、出去走动或者看轻松的电视节目，也可以适当地做点轻松的体力活，自娱自乐。

儿女们除了为老年人提供较好的物质条件外，也要尽可能地与老年人沟通，多回家看看，多陪老人聊天等。

总之，家和万事兴，对社会和谐也有重要的意义。而保持家庭的和睦除了与子女有关外，父母也有义务。当今社会子女们的工作压力比长辈们要大得多，身心健康经受着巨大的考验，所以老年人也要多关心子女，这样才能使家人感情融洽。赢得子女的尊重，也会让自己的晚年生活更加美好！

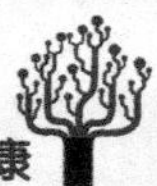

夫妻恩爱有助于长寿

夫妻恩爱不仅可使家庭温馨和睦，充满欢乐，而且还有益于长寿。

有人曾对长寿老人进行过调查，发现许多老寿星除了生活上有良好的习惯外，绝大多数都夫妻感情和睦，白头偕老。有的老人丧偶后还会再婚，这样不仅生活上可以相互照应，而且精神上也有慰藉。据统计，离婚者的死亡率较高。

一般来说，人在心情好的时候，可能分泌出一些有益的激素以及酶和乙酰胆碱，这些物质有利于身心健康，能把血液的流量、神经细胞的兴奋度调节到最佳状态。相反，如果夫妻不和，经常吵闹，终日郁闷忧伤，就会使这种有益的激素分泌紊乱，致使内脏功能失调，发生胃痉挛，引起血压升高，造成冠状动脉闭塞，还特别容易引发心脏病。据统计，在因心脏病而死亡的人中，孤独的人要比有配偶的人多2—3倍。

性爱可以让你更长寿

一般的东方女性提到性生活总是羞于启齿。人到中年以后，可能因为身体的不适、夫妻间身体新鲜感降低等因素，导致性生活的频率或品质每况愈下。其实，适当的性生活是有多种好处的。

在更年期，如果能维持一定频率的性生活，有可能减缓血液中雌性激素降低的速度，从而减少更年期综合征发生的机会。

进入更年期之后，如果能维持性生活，可以避免生殖器官的萎缩，提高阴道的润滑程度，滋润阴道。

性爱时的刺激和运动会刺激身体分泌肾上腺素，能够增加皮肤的透明度，使人变得更加光鲜亮丽。

根据统计，婚姻美满的人往往较单身或离婚的人更长寿，而美满婚姻与性生活有莫大的关系。和谐的性生活可以刺激白血球的活跃功能，提高免疫力，有助于抵抗疾病，减缓老化的速度。

性生活保健

性功能是人体的正常生理功能之一。医学表明，性行为的能力随着年龄的增加而递减，男子的性欲通常

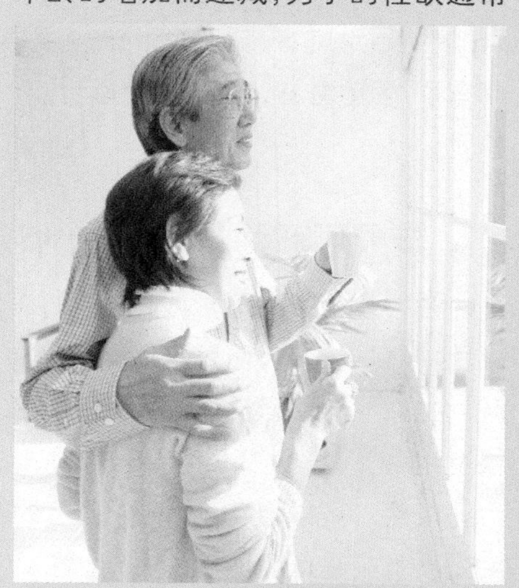

比女子强，不过也因人而异，即使同一对夫妻，性的要求也因职业、性格、工作强度、健康状况的影响而有所不同。性生活是人类生活的一部分，但并不是主要内容。有些人不懂得性的卫生知识，盲目追求所谓的“性解放”，放纵性行为，甚至患上严重危害人体健康的性病——淋病、梅毒、艾滋病等。现代医学认为，长期沉迷于频繁的性生活，是不符合正常生理与心理发展的，它属于一种病理状态，不但是精神意识上的病态，而且是对性生活知识的偏执。过多的性生活会使人出现精神委靡、意志衰退、工作消极等症状，轻者神经衰弱，重者可引起多种疾病的发生。因此，中老年人应该适当控制性生活的频率，中年初期每周 1—2 次，中年中期每两周一次，中年后期可以每月 1—2 次，老年更应适度。当然，每个人的性生活次数无法机械性地规定，一般的原则是以性生活后的第二天无疲乏感为宜，如果感到倦怠、腰酸、乏力、食欲不振，又无其他原因可查，即可能为性生活过度的表现，应及时调整。

老年病患者的性生活要特别注意，但并非所有的病人都不能过性生活，有些慢性病患者，如心血管疾病患者，症状较轻、病情平稳、体质尚好的，可以有适量的性生活。适宜的性生活对于病情轻而且自觉状态良好的心血管病人并无多大障碍，还可以给患者带来精神上的愉悦，情绪处于良好的稳定状态，有利于病体的康复。对有些慢性病患者的房事生活，需要采取一些必要的保健措施，如心绞痛患者，可在房事前 30 分钟口服长效三硝酸甘油脂或心得安，预防心绞痛发作；动作不可太猛烈，时间不宜太长；减少性交姿势的改变，避免在饭后、吸烟、喝酒后性交。有些疾病患者则应禁止房事，如血压波动较大、情绪不稳定者，新近发生脑血管意外者（指轻度），冠心病的急性期和恢复期有心力衰竭者，二尖瓣疾患者，严重的动脉粥样硬化者等，房事应一律禁止。

性爱可使心血管系统更健康

性行为达到高潮时，大脑会分泌脑内啡，有助于安定神经系统，可消除紧张、缓解郁闷情绪，而且可适度提高心率和血压，使心血管系统达到良好的运行，这是舒展心血管系统的另一种方法。况且情绪良好对预防心血管疾病也很有帮助。

虽然人到中老年，会发现自己的性反应和性欲都有降低的情形，但依旧可以享受完整且满意的性生活。性反应变慢，意味双方需要有更多的爱抚、前戏，需要更多的体贴与关爱，这些爱的活动相较于年轻气盛的伴侣，是另一种细水长流的亲密。

协调再婚性生活三法

再婚夫妻的性生活是比较复杂的，双方对此都应有充分的认识和必要的思想准备，并努力适应现状，以获得美满的性生活。那么具体应该如何做呢？

❶ 避开敏感话题

研究表明，许多再婚夫妻的心理和情感冲突都是来源于无中生有的彼此猜忌。因此，"历史遗留"等敏感问题应尽量回避。

❷ 忘掉以前

对于再婚夫妻来说，在性生活中经常会拿自己的现任配偶与前任配偶进行比较，从而影响性生活。明智的办法是顺其自然，多给予对方同情和关怀，同时更加珍惜重新获得的爱，多做安慰体贴工作，以消除对方的心理障碍。

❸ 交流性感受

再婚夫妻要想性生活和谐，就需要解除顾虑，对性生活进行坦率的交流，互相关心体贴。同时共同学习一些相关知识，以利于性生活的协调和适应。

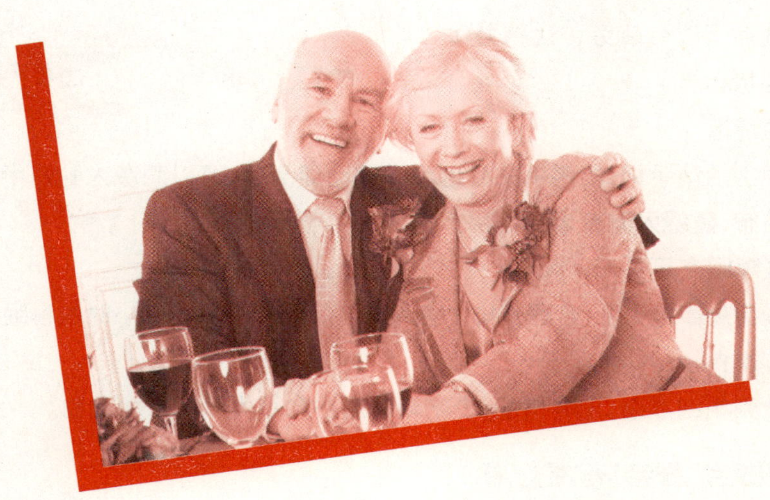

给老爸——笑口常开心情好

年轻心态抗老化

心理的老化感会使人加速生理衰退，意志消沉，百病丛生，生活缺乏乐趣，变得多疑自卑，无所作为，严重损害老年人健康长寿。这是老年人自我心理保健的大忌。人的躯体衰老无法自控和改变，但人的心理老化是可以自我调节和控制的，只要发挥主观能动性和自我心理保健，就可以产生良好的效果。那么，怎样保持年轻心态呢？

❶保持大脑活力

中老年人要多用脑，如坚持读报看书、绘画、下棋，培养多种兴趣爱好。

❷参加社会活动

结交年轻朋友，以接受青春活力的感染，经常保持愉快的情绪，脱离孤僻的生活环境。

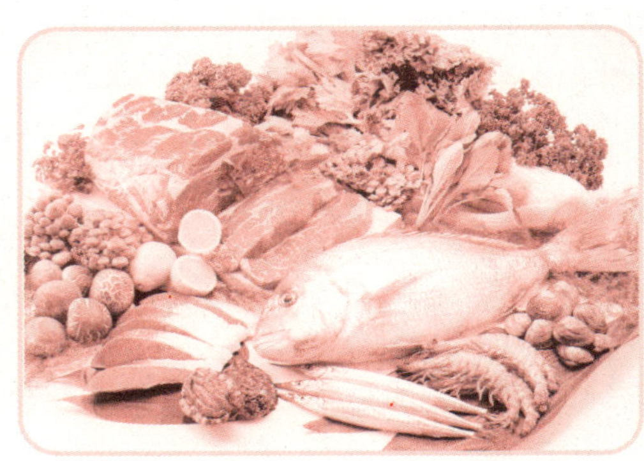

❸转换不同运动

如读书、写作后，应及时转换另外不同性质的运动，使大脑神经松弛而不过分疲劳，让脑力保持最佳状态。

❹活动手指

经常活动手指，做两手交替运动及转动健身球，可以刺激大脑两半球，有健脑益智、延缓大脑衰老的作用。

❺保证睡眠充足

学会规律地生活，合理安排作息时间，保证一天有7—8小时的睡眠时间。

❻调节饮食

做到粗细混杂，荤素搭配，少吃动物脂肪和糖类含量多的食物。

适当“服老”有益健康

老年人不但要承认老，而且还要服老，不要忘了自己的年龄而不自量力地蛮干。长时间使体力和精神处于一种紧张状态，会使人疲劳，不利于身心健康。所以，老年人要正确对待老年“好胜心理”：

❶服老

要承认生理性衰老的现实。这样，才能逐渐培养起抗衰老的心理素质，努力克服、正确对待好胜心理。

❷正确评价自己

同样年龄的不同老人在身体素质上存在着很大差异，体力也不均衡。所以要了解自己的身体状况，而且要正确评估自己的承受能力，不能感情用事。

❸保持良好心理素质

心理素质好，才能精力充沛，发挥出体内的潜在力量。反之，不但不能发挥出正常的力量，而且会危害身体健康。

❹加强锻炼

运动能增强体质，推迟生理衰老的进程。但凡事要量力而行，根据自身健康状况，酌情从事各种活动或劳动，以达到养身保健的目的。

正确对待掌中宝——孙辈

老年人到退休时，身体都还很硬朗，如果能照顾好孙子孙女，不仅能为工作繁忙的儿女解忧，也能缓解自己的孤寂和失落，给家庭带来欢乐。同时，老年人是过来人，在教育、抚养孩子方面有着丰富的实践经验，对孩子也能够照顾周到，耐心细致。但孙辈毕竟不是自己的儿女，中间隔着一代人。可不要小看这“隔辈”问题。过去，老人们年轻的时候对自己的儿女能严格要求、教育和训练，而面对“隔辈人”，一些老年人却像变了一个人，心态、性格都悄悄地发生了变化，特别是面对独一无二的孙子孙女，怎么也疼不够。从前在儿女面前威严十足，谁也不敢冒犯；而今面对孙子孙女，往日那种令儿女敬畏的家长架势和威严却荡然无存，个别的老年人甚至对孙子孙女百依百顺、唯命是从。

幼年时期是孩子养成各方面习惯的关键时期，俗话说：“三岁看大，七岁看老。”在小时候养成的习惯，长大后是很难扭转过来的。

疼爱孩子是老年人的“天性”，要想成为合格的祖辈，带好孙辈，就要不断学习新知识，研究教、养的学问，更新旧观念，这样才可能引导孩子成为品学兼优的人。但是，爷爷、奶奶对孙子孙女的溺爱，几乎是所有老年人的通病，他们可以非常成功地教育自己的子女，但祖父母这样的角色却改变了他们的心态，并且容易无原则地迁就和溺爱孩子。所以老人们总把孩子放在说一不二的核心位置，每件事都顺着孩子的心意，即使孩子犯了错误也不及时给予纠正，还经常会无原

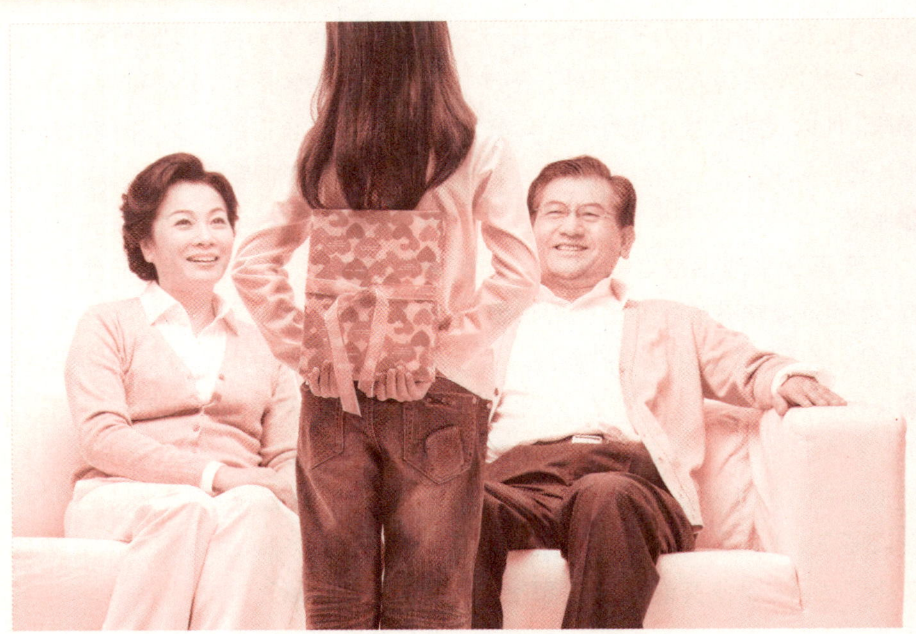

则地满足孩子不合理的要求。再加上老年人思想相对保守、落后，几十年来形成的思维模式和生活方式不太容易改变，不能很快跟上社会发展和观念更新的步伐，因此在与孙辈相处时，不能运用科学的方式进行引导。

最好的情况是老人们能了解现代教育观念，但因为历史条件和传统观念的限制，很少有老人具备现代教育观念。老年人应注意在与孙辈相处的时候，不要给他们过度的、缺乏理智的爱，要多了解社会，多接受新思想，多接触新鲜事物，学习新知识，使自己的教育观念和教育方法跟上时代的步伐，尽量学会用现代科学知识抚养教育孩子。在与子女就孩子的抚育问题意见不一致的时候，要认真、客观地分析子女、幼儿园或学校的要求与自己的想法不一样的原因，在思考的同时，还要多交流和沟通，协调、统一两代人的教育方式，因为两代人共同的愿望都是将孩子培养成材。如果老年人通过学习新观念、新知识有了心得体会，并付诸实施，就可以在给予孙子孙女一个健康体魄的同时，帮助他们塑造一个健全的人格。父母是孩子的第一任老师，也是最久、最好的老师。为人父母者无论工作多忙都要抽出时间来陪孩子，切不可把对孩子的抚养和教育责任完全推给老人。要多与祖辈沟通交流，让老人明白，可以爱孩子，但不能溺爱；要用经验和知识来教育孩子，这样才能使孩子健康成长。

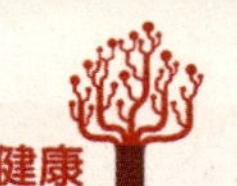

重视情绪锻炼

大量事实表明，乐观情绪是身心活动和谐的象征，是心理健康的重要标志。而不良情绪则有害健康。如果不良情绪在机体中发挥超过了负荷，如狂喜、暴怒或大惊而失控等，都会使恶性情绪膨胀，它会产生严重的后果甚至导致猝死。因此，防止情绪危机、提高调节情绪的本领是老年人学会心理保护的必然选择。老年情绪的优化应注意以下几点：

❶ 言语要幽默

言谈举止要有一点幽默感。高尚的幽默既可给自己带来欢乐、愉悦心情，又能起到调节气氛的作用，淡化矛盾，舒展心绪，消除苦闷，使紧张的神经在幽默的话语中松弛，有利于维护良好的情绪。

❷ 做事要量力

凡事要注意量力而行。人老了是一个现实，但老年人自有老年人的优势，老年人可以有富余的时间去做一些原来想做而不能做的事情，使自己适当地忙起来，既刺激了器官功能，赶跑了孤寂，又优化了性情，带来了健康。

老年人可以用壮阳药补性吗

应当承认，一个人性生活的能力是随着年龄的增长和身体的衰老而逐渐减退的，特别是男性在65岁、女性在50岁以后，这种减退尤为显著。

面对这种生理性改变，许多老年人误认为自己“肾阳虚”，总是希望能够通过壮阳药来重振雄风，其实这种想法是不可取的。

研究表明，单纯为了性生活而补充雄激素是不合适的，特别是60岁左右的老年人，因为壮阳是中医的说法，西医将其解释为补充雄激素。

目前市场上所出售的补肾壮阳药大多都是由鹿茸、淫羊藿、胡卢巴、补骨脂、锁阳、仙茅等药物及某些动物的睾丸、阴茎等成分组成。这些药物都是温热燥性的，服用时间过长很容易出现口干舌燥、口渴多饮、鼻咽干枯、眼红牙痛、鼻出血、大便干结、腹胀腹痛、肛裂、痔疮复发、低热、失眠多梦、心烦易怒、血压升高等症状，高血压患者甚至会引起药物性脑卒中，危及生命。目前市场上比较常见的西药有伟哥(万艾可)，更不宜随意应用。该类药物可诱发急性心肌梗死、严重心律失常，甚至心源性猝死。

所以，为了获得美满和谐的生理和心理健康，应戒除不良的生活习惯，节制烟酒，同时在进行性生活的过程中和伴侣多说情话，多拥抱、亲吻、爱抚，只有进行充分的性诱导，才能完成美满的性生活，而不是一味地服用壮阳药。

给老妈——性静温雅享人生

女性更年期的心理调适

不少女性进入更年期后，心理状态都会有所变化，如变得忧郁伤感、心灰意懒、性急易怒、情绪不宁，与家人或周围人关系不和谐，当出现矛盾时表现更加明显。由于诸多心理变化的增加，有些人精神上会出现异常，如失眠、多梦、头昏、健忘、情绪不稳、容易急躁等，这些人往往敏感多疑、自我贬低、自我谴责，严重的还会有自杀倾向。因此，更年期的心理调适就显得尤为重要，对更年期女性及其家庭都是不可忽视的。

首先要认识到处于更年期的人生理与心理会发生变化，这些失调都是正常的、暂时的。不要烦躁，否则会加重情绪的波动与不稳定，会使更年期的不良情绪形成恶性循环。

其次要加强自我控制能力，以一种乐观的心态生活，要抑制郁闷的心情，以宽容的心对待周围的事物，安排好工作和生活。遇到不愉快的事时，要学会调节，如转移注意力、找人倾诉、做一些力所能及的事等。

根据自己的兴趣爱好、身体状况及季节、气候等多方面因素，进行一些有益于强身健体、调节情绪的活动，并多接受一些当下的新鲜事物，丰富和充实自己的生活。

还要加强医疗保健，定期作妇科检查，使疾病尽早发现、尽早治疗。平时适当服些传统中药及保健品，也可有效消除更年期不适，顺利度过更年期。

抛开病态怀旧心理

老年女性多容易发生病态怀旧，主要表现为消极避世，没有办法以健康的心态融入社会生活。患者认定现在不如以前好，所以把兴趣爱好都停留在过去。有病态怀旧行为的人很难做到与时代同步，这不利于她们自身的进步与发展，要防范这种病态心理的出现，如果出现类似的症状，应提高警惕并进行适当的调节。

心理不老，青春常在

要懂得生命哲理："人的生命总有尽头，但人的智慧和才能会永世长存。"

“浮生若梦”的消极人生态度容易导致心理老化。老年人也要有理想追求和生活目标，这样才不会感到生活贫乏苍白，枯燥无味。

要培养乐观开朗、胸怀宽阔和“不服老”的观念，提高认识，懂得心理老化的危险性。人的心理活动无不与认知有关，只有明晓道理，提高认识，才能确立“人老心不老”的观点。

广阅博览，积极用脑，延迟大脑衰老。生命不息，活动不止，提高生命质量。

把情绪调节至最佳状态，培养良好精神状态。

丰富生活内容，培养多种兴趣，并从中寻求快乐和活力。

好奇心就是接受新鲜事物、求知进取的积极生活态度。永远对人生和大自然充满好奇心，是防止心理老化的良好方法。

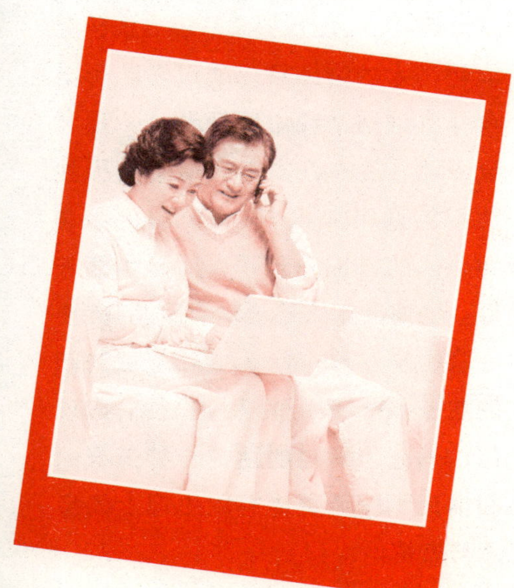

健康提示

临床医学统计表明，有严重怀旧心理的老年人，死亡率和癌症、心脑血管病的发病率会比正常老年人高 3—4 倍，同时还容易导致老年性痴呆症、抑郁症和消化性溃疡等病，会加速人体衰老。专家认为，培养健康的心理和广泛的兴趣爱好，有助于消除病态的怀旧心理。

中老年女性的心理保健

中老年女性心理保健原则

1 自知之明

自知之明是自我意识良好的体现，也是心理保健的重要原则。要对自己有一个清醒的认识，要全面、客观地了解自己的优点、缺点。

2 接受自己

不讨厌自己，理智地对待自己的优点；不苛求自己，理智地原谅自己的错误。

3 建立良好的人际关系

良好的人际关系可以提高自我价值感，消除孤独感和隔离感，赢得别人对自己的关心。

4 实践活动

积极参与各种活动，可以摆脱对

自己的过分关注和消除不必要的顾虑，开发自身的潜能，使人保持与现实的联系，因此，对心理保健有积极意义。

如何调节孤寂

1参与社会活动

退休后的老年人要多参加社会活动，要广泛地接触人群，加强人际交往，结交新朋友，不但可以消除孤独与寂寞，还可以增添生活乐趣。

国外一位心理学家认为，给老年人带来快乐最重要的仍然是让他们做事。他说："为了使老年人快乐，必须让他们心理上获得满足。老年人要被人所需要，要在社会中有所作为，要有一个令人尊敬的地位，要能做一些自己觉得有趣、有意义的事。"

2上老年大学

老年人要缓解孤寂，除了参与社会活动外，还可以参加老年大学的学习。

老年大学既是老年人学习的场所，又是老年人的乐园。在这里，老年人可以重新回到社会生活中来，还可以结识新的朋友。老年大学的学员除上课外，还组织游园参观、节日联欢、舞会等活动。在老年大学，老年人可以集中精力学习，扫除过去"愁病"、"怕老"、"白活"、"无用"等消极心理状态，消除孤寂，挖掘潜力，满足爱好，掌握本领，增强了老年人的幸福感和生存价值，从而获得积极向上的健康生活。所以，老年大学既可以传授知识，又可以缓解孤寂。

3进行力所能及的活动

进行一些力所能及的、有益于家人和社会的活动，能让老年生活更富有朝气，从而轻松、愉快地安度晚年生活。

4学会串门

俗语说："远亲不如近邻。"老人最喜欢接触的是邻居，和邻居和睦相处会让老年人摆脱孤独寂寞。因为人际吸引的主要因素之一就是邻近性，只要对生活在周围的人怀着健康而友好的情感，彼此互助、互谅、互爱，就不会有孤独的感觉。

良好的情绪可以帮助机体内分泌系统、神经系统的自动调节作用处在最佳状态。现代科学从多方面研究证明，人的情绪可以通过大脑影响全身生理活动和心理活动。一项调查表明，88 位百岁老人中感觉孤独忧郁的只有 4 人，占 4.5%，但因这四个人的自控力较强，所以也能长寿。因此老年人不要被孤寂困扰，要注意调整自己的心态，走出自我封闭的圈子，进行良好的人际交往。应该记住马克思说过的话："一种美好的心情比十服药更能解除生理上的疲惫与痛楚。"

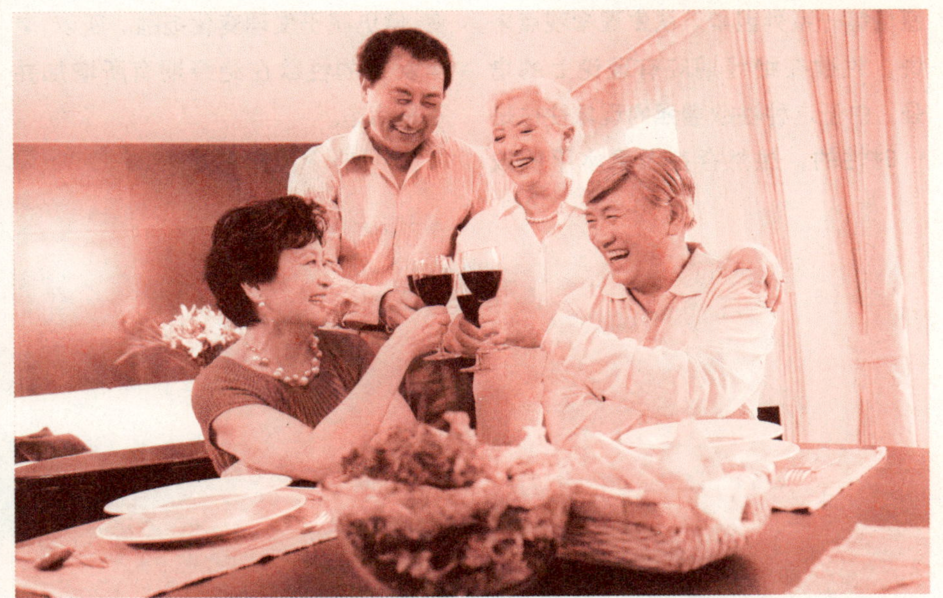

女性调节丧偶后的心理五法

❶培养自慰心理

失去朝夕相处的伴侣是令人心碎的事情，但也是无可挽回的事情。因此，应该理智地提醒自己：死亡是自然法则，任何人都逃脱不了。

❷避免自责心理

许多老年妇女经常对老伴先于自己故去产生自责心理，此时，可用一些积极、愉快的活动来改变自责心理。

❸转移注意力

为了减少悲伤，可把老伴的遗物收藏起来，把注意力转到现在和未来的生活上。

❹追求积极的生活方式

丧偶妇女经常感到孤独凄凉，此时，积极的生活方式能够起到很好的缓解作用。

❺建立新的依恋关系

改变依赖老伴的心理，与子女或朋友建立新的依恋关系，以便改善悲痛情绪。

老年女性性欲增强是病态吗

性心理学家研究表明，性欲的增强或减退取决于生理改变、性机遇和夫妻感情等一系列因素。从生理学观点来说，性欲在绝经期应有理论上的增强。由于这种性欲增强的现象往往是一时性的，虽然存在激素水平的改变,但仍属于生理变化范围。所以,老年女性的性欲在绝经期有所增加并不是病态。

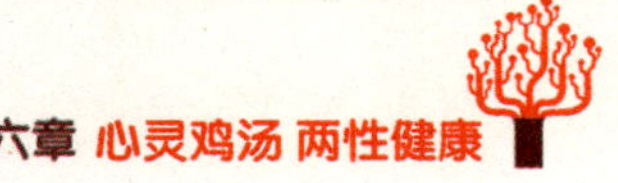

附录
养生益寿的8种超优质食物

食物名	入榜原因	食物主要营养素	食物功效	健康搭配公式
燕麦	燕麦中含有β—葡聚糖，可促进肠胃蠕动消化，减少肠胃负担，改善中老年人便秘的问题。	糖类、膳食纤维、B族维生素、维生素E、钾、镁、钙、磷、铁、锌	预防便秘与骨质疏松、提供热量	对：燕麦＋芦笋＝帮助人体吸收叶酸 错：燕麦＋苹果＝阻碍钙质的摄取
甘薯	甘薯中含有一种类似女性荷尔蒙的物质，有助于保持皮肤细腻，延缓衰老。	蛋白质、糖类、膳食纤维、维生素A、维生素C、类胡萝卜素、钾、钙	排便顺畅、预防骨质疏松、改善老年性黄斑部病变	对：甘薯＋鸡蛋＝减少胆固醇的吸收 错：甘薯＋香蕉＝容易胀气
南瓜	口感柔软的南瓜富含维生素A，有助于防止病菌入侵，增强抵抗力，非常适合老年人食用。	糖类、膳食纤维、维生素A、类胡萝卜素、钾、甘露醇	抗衰老、改善视力衰退、预防便秘	对：南瓜＋咖喱＝防治贫血 错：南瓜＋螃蟹＝影响人体吸收铜
香椿	香椿中含有大量的维生素A和维生素C，有助于预防有老年人视力杀手之称的老年性黄斑部病变。	糖类、膳食纤维、维生素A、维生素C、维生素K、钾、磷、钙、铁	预防骨质疏松、增强抵抗力	对：香椿＋竹笋＝滋补解毒、润肤健美 错：香椿＋动物肝脏＝降低营养成分
茄子	茄子中的类黄酮素能软化并增加毛细血管弹性，加强血液循环，使大脑得到足够的氧，可预防老年痴呆症。	膳食纤维、钾、钙、类黄酮素	抗衰老、增强抵抗力、预防便秘	对：茄子＋虾＝强化肝脏功能 错：茄子＋菠菜＝影响钙质的吸收
木耳	木耳所含的多糖体物质，能增强人体的免疫力，是很好的防老养生食材。	糖类、膳食纤维、B族维生素、维生素D、钾、磷、钙、铁、卵磷脂	抑制肿瘤生长、预防便秘	对：木耳＋蛋＝形成磷酸钙 错：木耳＋菠萝＝合成不易消化的鞣酸钙
番茄	番茄中具有维生素C、β—胡萝卜素、番茄红素等多种抗氧化物质，食用番茄可以达到最大的抗氧化效果。	膳食纤维、维生素A、维生素C、类胡萝卜素、钾、钙、类黄酮素	抗衰老、增强抵抗力、预防老年痴呆症	对：番茄＋松子＝加强维生素E的效果 错：番茄＋醋＝破坏类胡萝卜素
黄豆	黄豆富含卵磷脂，老年人食用可减缓记忆力衰退，预防老年痴呆症。此外还富含预防骨质疏松的钙质。	蛋白质、脂肪、膳食纤维、B族维生素、维生素E、钾、钙、镁、铁	预防骨质疏松、预防老年痴呆症	对：黄豆＋香菇＝促进钙质的吸收 错：黄豆＋猪肝＝影响铁质的吸收